식탐 해방

THE HUNGER HABIT

Copyright © 2024 by Judson Brewer, PhD.

All rights reserved including the right of reproduction in whole or in part in any form.
This edition published by arrangement with Avery, an imprint of Penguin Publishing Group, a division of Penguin Random House LLC.

이 책의 한국어판 저작권은 알렉스리 에이전시 ALA를 통해서
Avery, an imprint of Penguin Publishing Group, a division of Penguin Random House LLC사와 독점 계약한 ㈜도서출판 푸른숲에 있습니다.
저작권법에 의하여 한국 내에서 보호를 받는 저작물이므로 무단 전재와 복제를 금합니다.

살 찌지 않는 뇌를 만드는 21일 식습관 혁명

식탐 해방

저드슨 브루어 지음　김보은 옮김

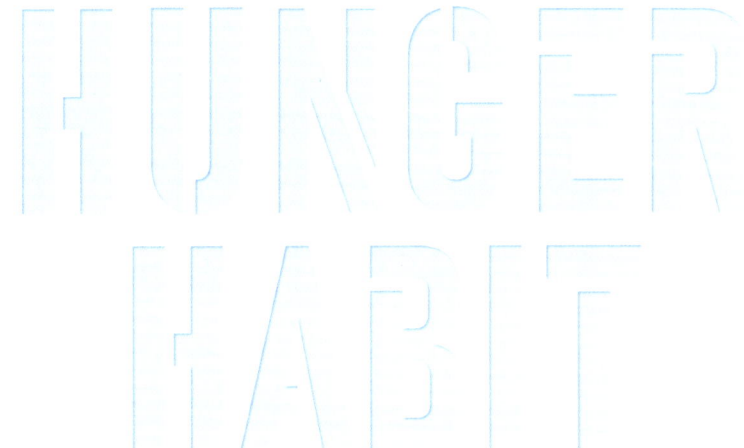

푸른숲

일러두기

- 본문의 각주는 저자 주이며, 옮긴이 주는 본문 내에 '옮긴이 주'로 표기했다.
- 본문에 굵은 표시로 강조된 부분은 원서에 이탤릭체로, 본문에 고딕체로 표기된 부분은 원서에 대문자로 강조된 부분이다.

재키와 롭에게,
그리고 음식과의 관계 때문에 고민하는 모두에게

머리말
식습관이 바뀌면 당신의 삶도 바뀐다

자신과의 싸움에서 매번 졌던 재키

반려견을 사랑하는 요가 및 마음챙김 지도사인 재키는 40대에 들어서면서 사기꾼이 된 기분이었다. 수련생들에게 수용과 평정을 지도하지만 정작 자신은 평온과는 거리가 한참이나 멀다는 사실을 숨겨왔기 때문이다. 재키의 고요한 외면 아래는 몰래 음식을 먹을 때마다 찾아오는 '수치심'이라는 악순환의 전쟁터이며, 이 악순환이 반복되면서 더 많은 수치심을 불러왔다. 재키는 전투에서의 패배만이 아니라 전쟁 자체, 즉 자신과의 싸움이 더 두려웠다.

　　재키와 음식의 복잡한 관계는 오랜 기억으로 거슬러 올라간다. 재키는 어렸을 때 느릿하게 먹고 편식하는 아이였다. 부모님은 그녀를 위하는 마음에 더 빨리, 많이 먹으라고 격려했고, 재키는 그런 부모님을 기쁘게 하려고 먹는 속도와 양을 늘렸다. 사춘기가 되자, 재키의 몸은 록 스타 핑크의 몸매와 비슷해지기 시작했다. 거울을 볼 때마다 재키는 록 스타가 된 기분을 만끽하는 대신 실망했다. 그녀가 원한 건 핑크처럼 굴곡진 근육질 몸매가 아니라,

기네스 펠트로처럼 호리호리하고 여린 몸매였다. 재키는 결코 과체중은 아니었다. 하지만 "날씬한 것만큼 달콤한 것은 없다"라고 말한 케이트 모스 같은 마른 유명인의 이미지에 둘러싸인 다른 사춘기 소녀들처럼, 더 날씬해질 **수만 있다면** 더 행복하리라고 생각했다. 이 목표를 이루기 위해 그녀는 먹는 음식의 양과 종류를 엄격하게 제한하기 시작했다. 친구들과 어울릴 때도 감자튀김과 탄산음료를 주문하는 대신 샐러드와 물만 먹었다. 까다롭게 골라 먹자 날씬해지긴 했지만 기대한 만큼 행복하지는 않았다.

10대 시절, 재키는 친구 앨리스와 많은 시간을 보냈다. 앨리스는 당시 가족을 잃고 우울한 시기를 겪고 있었는데, 재키는 앨리스의 심정에 크게 공감했다. 두 친구는 비참한 현실을 조금이나마 달래는 방법을 음식에서 찾았다. 바로 많은 음식을 한꺼번에 먹는 것이다. 두 사람은 초콜릿, 케이크, 튀김 등 재키가 날씬한 몸매를 유지하려고 애써 피해왔던 음식을 폭식함으로써 부정적인 감정을 억눌렀다. 폭식이 문제를 다 해결해주지는 않았기에, 여기에 담배와 술을 추가했다.

나이가 들면서 재키는 정상이라고 생각했던 몸무게로 돌아가고자 다시 엄격하게 소식하기로 했다. 얼마 지나지 않아 식사 제한은 강박이 되었다. 재키는 온종일 음식을 생각했고, 특히 먹지 않기로 한 음식 생각에 뇌가 점령당한 것 같았다. 그녀는 통제력을 잃을까 봐 세세하게 짜인 식단을 지키려고 전력을 다했다. 한 해 동안 철저히 식단을 지켰지만, 크리스마스 파티에서 입이 터지면서 엄청나게 폭식하고 말았다.

극단적인 식사 제한은 효과가 있기는 했다. 재키는 원하는 몸무게로 감량한 이후에도 계속 날씬한 몸을 유지했고 음식을 통제하고 있다고 되뇌면서 삶을 주도적으로 이끌고 있다고 믿었다. 이 상태는 서른 살에 담배를 끊을 때까지 계속되었다. 흥분제이자 식욕 억제제 역할을 했던 니코틴이 사라지자 몸무게가 18킬로그램이나 급격히 늘었고, 실패했다는 생각이 다시 덮쳐왔다.

무척 힘든 시기였으나 가족과 친구들은 전혀 도움되지 않았다. 그들은 재키가 모를 거라 여기고 뒷소리를 속닥거렸지만, 재키는 자신을 혹평한다는 사실을 눈치챘다. 가끔은 그런 생각을 숨기지 않는 사람도 있었다. 유독 힘들었던 어느 날, 가족의 지인이었던 사람이 재키의 가슴께를 쿡쿡 찌르며 "와, 너 살찐 것 좀 봐라"라고 말했다. 세상이 그토록 잔혹할 수가 없었지만, 재키가 스스로 쌓아 올린 수치심에 비하면 아무것도 아니었다. 가끔 재키는 자신이 전혀 쓸모없는 존재라고 느꼈다.

계속 이렇게 살 수는 없었다. 서른다섯 살이 되었을 때, 재키의 절식/폭식/절식 순환 회로는 1년에서 수개월로, 다시 수주에서 하루로 짧아졌다. 아침 식사 때는 칼로리를 주의 깊게 계산하고 식단을 절제했지만, 오후 3시가 되면 모든 생각은 멈췄다. 재키는 도넛, 과자, 중국식 테이크아웃 음식 등 손에 잡히는 것은 닥치는 대로 잔뜩 먹었고, 다음 날 이 모든 과정을 되풀이했다. 당연히 재키의 식이 제한은 무너졌고 걷잡을 수 없는 자기 비난이 들이쳤다. 늘어난 몸무게를 끔찍하게 여길수록, 스스로 통제하지 못했다는 사실이 더 끔찍해졌다. 이런 지독한 기분에서 잠시라도 벗어나는 길은 폭식뿐이었다.

야식을 폭식한 후, 재키는 죄책감에 억눌려 잠들지 못했다. 그럴 때면 옆에 누운 배우자에게 "내가 왜 이럴까?"라고 묻곤 했다. 패배자처럼 느껴졌다. 속상하기도 했다. 가장 최악은 이 악순환을 벗어날 길이 도무지 보이지 않는다는 점이었다. 음식과의 고통스러운 관계는 재키만의 문제가 아니다.

정신과 의사로 일하면서 나는 음식과 해로운 관계를 맺는 다양한 방식을 수많은 환자 수만큼 보았다. 그들 대부분은 가망이 없을 정도로 자기 몸과 단절되었고, 정말 배가 고파서 먹는 건지 그저 감정적으로 먹는 건지도 몰랐다. 아무리 노력해도 '나쁜' 음식을 끊을 수 없어서 나를 찾아온 사람도 있었다. 일단 한 입 먹으면 멈출 수 없는 사람도 있었다. '무의식적 식사'를 치료하고 싶어 찾아온 사람도 많았다. 입에 넣는 음식의 아주 적은 양까지 세세하게 따지는 사람도 만났다. 이들은 정확하게 오전 11시에 아몬드 일곱 알을 세어 먹고, 케일 샐러드 무게를 재며, 용의주도하게 설탕을 배제하지만… 저녁 7시가 되면 감자칩 한 봉지를 뜯어 걸신들린 듯 먹어 치웠다. 많은 사람들에게 음식에 관한 생각은 거의 모든 다른 생각을 밀어낼 만큼 강력해서, 삶을 즐기기는커녕 무슨 일이 일어나는지 인지하기도 어렵게 한다. 내 환자 중에는 이에 대처하려고 기름 금지, 소금 금지, 설탕 금지, 패스트푸드 금지 등 엄격한 규칙을 자발적으로 정한 사람도 있었지만, **음식 감옥**에 들어가 스스로 문을 잠근 기분이 들 뿐이었다고 고백했다.

세부적인 특징은 다양했지만, 음식과 해로운 관계를 맺는 환자들에게는 공통점이 하나 있었다. 바로 자신을 부끄럽게 여기는 것이었다. 자신을 **끔찍하다**고까지 생각했다. 좌절감, 죄책감, 불쾌감에서 절망, 역겨움, 자기혐오까지, 부정적인 감정 진열장을 보며 고통받았다.

괴로워하는 환자를 보는 나도 고통스러웠다. 이런 문제를 해결할 전형적인 조언은 아주 단순하다. 칼로리를 더 적게 먹는 것이다. 진료실에 오는 환자들은 식단과 운동량을 부지런히 기록해왔지만, 시간이 지나도 계속 비참할 뿐이었다. 단도직입적으로 말하자면 대부분의 사람에게 칼로리 제한은 아무 소용없다.

의과대학에서는 '몸무게 관리'가 **칼로리 섭취와 칼로리 소모**의 문제라고 가르친다. 환자의 식습관이 나쁘다면 샐러드를 많이 먹고 케이크는 먹지 말고 더 많이 운동하라고 지적하기만 하면 '짜잔!' 하고 몸무게가 줄어들 것이었다. 의대 교수 중 한 분은 이 규칙이 뉴턴의 운동법칙이라도 된다는 듯 무미건조하게 말했다. 이 공식을 따르면 결과는 보장된다. 그러니 환자들에게 필요한 것은 착즙기나 정교한 식단이 아니요, 의사도 필요 없었다. 그저 계산기만 있으면 충분했다.

하지만 현실은 그리 단순하지 않다.

정신과 진료를 시작했을 때, 나는 식습관 문제를 겪는 환자들이 왜 그렇게까지 끔찍하게 느끼는지 바로 알아채지 못했다. 그저 다른 고통, 말하자면 헤로인, 도박, 섹스, 알코올 등 갖가지 중독에 시달리는 다른 환자들처럼 음식과의 전투 하나하나가 모두 성가시고 파괴적이어서 극심한 괴로움에 빠진 사람들만 보였을 뿐이다. (최소한 처음에는) 스스로 선택한 알코올이나 담배와 달리, 음식은 생존과 직결되는 대상이다. 그러므로 음식 문제를 다룰 더 나은 방법이 필요했다.

나는 과학자로서 배운 대로 움직였다. 즉, 문제를 조사했다. 우선 식습관을 바꾸는 기본적인 방법을 주의 깊게 관찰하기 시작했다. 칼로리 제한 식단, 저칼로리 식단, 케토 식단 등 수많은 식단이나 유행 다이어트, 영양학자의 조언에는 대체로 공통점이 하나 있었다. 바로 **의무감**shoulding 이다. 거의 모든 방법이 오랫동안 변치 않았던 의과대학 강의로 귀결되었다. 칼로리를 더 적게 **먹어야 하고**, 더 건강한 음식을 **먹어야 하며**, 더 많이 **운동해야 한다**는 결론 말이다. 무엇을 **해야 하는지** 환자들이 이미 알고 있다는 사실은 명확했다. 다만 그렇게 할 수 없었을 뿐이다. 여기에 더해 의사의 조언을 따르지 못했다는 죄책감도 있었다.

그러다 문득 깨달았다(환자들에게 많은 걸 배웠지만, 그중에서도 첫 번째로 깨달은 사실이다). 환자 대부분을 불행하게 만드는 것은 식습관만이 아니었다. 환자들은 스스로 문제를 일으키고 있다고 느껴서 불행했다. 이들은 수치심과 자기 질책으로 가득 차 있었다. 우리는 식습관을 **주도적인** 행동이라고 여긴다. 따라서 건강하지 않은 식습관은 주도권을 상실한 채 스스로 해치는 행동이라고 생각하며 자신을 비난한다(대부분의 사람들이 식습관 탓을 하는 데서 그치지 않는다). 어떤 경우에는 해로운 식습관이 몸에 영향을 미치면서 문제를 악화하기도 한다. 날씬한 몸매와 개인의 통제력을 찬양하는 세상에서, 원치 않는 몸무게 몇 킬로그램을 더 가진 사람은 자신의 실패를 선전하는 광고판을 걸치고 있다고 느낀다. 이 광고판에는 "어서 나를 평가하세요. 나는 게으르고 통제력이 없답니다"라고 적혀 있다. 이런 사회적 평가는 기본적으로 식습관 회로를 움직이는 모든 것에 적용된다. 여기에는 유전자부터 트라우마, 가공식품, 더불어 결핍을 채우려면 뭔가를 사거나 X, Y, Z가 되어야만 행복해지리라고 주입하는 사회적 평가까지 다양하다.

만약 여러분도 식습관을 개선하려고 노력하고 있다면 추측하건대 이미 무엇을 **해야 할지** 알고 있을 것이다. 그리고 내 환자들처럼, 여러분도 그걸 하지 않거나 할 수 없을 때 자신이 실패했다고 느낄 것이다.

하지만 여러분 잘못이 아니다. 여러분은 실패하지도 않았다. 형편없다거나 나약하다거나 그 외 여러분이 '먹어서는 안 될' 것을 알고도 입에 넣으면서 자신에게 되뇌었던 다른 끔찍한 어떤 말도 여러분에게 해당하지 않는다. 실패한 것은 여러분이 아니라 우리가 구축한 시스템이다. 문제의 진짜 원인인 쓸모없는 습관을 버리는 대신 의지력, 측정 강박, 통제력 같은 엉뚱한 것에 신경 쓰느라 실패한 것이다.

문제는 습관이다

내가 수수께끼를 풀게 된 계기는 식습관과는 상관없는 논문 덕분이었는데, 이 논문은 식습관 문제의 거대한 원천이 다름 아닌 습관임을 보여주었다.

나는 정신과 의사이자 신경과학자다. 수십 년 동안 인간이 습관을 형성하는 이유와 과정, 그리고 습관을 끊어내기 위한 방법을 연구했다. 2000년대 초에는 마음챙김을 적용한 금연 프로그램을 만들었고 놀라운 결과를 얻었다. 내 연구팀이 실시한 임상 시험에서 마음챙김에 기반한 프로그램에 참여한 사람들은 '표준' 인지 치료법에 참여한 사람보다 금연 성공률이 5배나 더 높았다.

연구팀은 이 결과에 열광했지만, 같은 연구에서 또 다른 놀라운 사실을 밝혀냈기에 한편으로는 혼란스러웠다. 보통은 금연을 하면 재키의 사례에서 보듯 몸무게가 증가해야 했다(니코틴이 식욕 억제제 역할을 한다는 점을 잊지 말도록). 대개 이때 몸무게가 4.5~6.8킬로그램가량 늘어나는데 불안, 지루함, 초조함이 생길 때마다 담배에 불을 붙이는 대신 간식을 섭취하는 탓도 한몫했다. 그러나 이 시험의 피험자들은 몸무게가 늘지 않았다. 오히려 몸무게가 줄었다. 금연 프로그램에 참여했는데 말이다. 흡연 습관에 더해 식습관도 바꾸고 있다고 보고한 피험자도 있었다. 담배에 대한 갈망을 몰아내는 습관이 음식에 대한 갈망을 억제하는 데도 도움이 되는 듯 보였다.

대체 무슨 일이 일어났는지 면밀하게 알아내려고 식습관 관련 과학 문헌을 조사했다. 상황이 개선된 이유는 피험자들이 '갈망'에 대한 습관 자체를 바꾸었기 때문이었다. 이들은 간식이나 특정 음식을 먹지 않으려고 자신을 통제하지 않았다. 그저 **음식, 그리고 식습관과의 관계를 바꾸었다.** 수십 년의 연구 끝에 이제 우리는 오래된 습관을 새로운 습관으로 대체하도록 뇌를 재프로그램하는 방법을 알아냈다.

음식 관련 문제가 습관적 행동 탓이라면, 이 방법을 식습관 때문에 어려움을 겪는 환자들의 습관에 적용해서 식습관을 바꿀 수 있으며, 이에 따라 환자 스스로의 평가도 바꿀 수 있다는 뜻이다. 신경과학 원리를 활용하면 인간의 마음이 움직이는 방식을 파악해 환자들이 지루해서 그냥 먹는 일부터 폭식까지, 오래된 습관적 식사 패턴을 극복하게 도울 수 있다. 어쩌면 음식과의 관계를 영구히 바꾸도록 자신의 뇌를 재구성하게 될지도 모른다. 묵은 습관을 버리고, 악순환을 끊는다. 자신과 화해하면 전쟁도 자연히 멈춘다. 몹시도 흥분되는 일이었다.

내 연구팀은 식습관을 바꾸는 프로그램을 개발하기 시작했다. 온라인 모임('Eat Right Now'라는 단체다)과 함께 습관을 바꾸는 기본 훈련 과정을 앱으로 만들고 시험하기 시작했다. 결과는 매우 고무적이었다. 앱은 우리가 연구한 금연 프로그램과 똑같은 효과를 보였다. 캘리포니아대학교 샌프란시스코 캠퍼스의 애슐리 메이슨Ashley Mason 박사가 주도한 연구에서 식습관 문제가 있던 피험자들은 갈망으로 인한 음식 섭취를 40퍼센트까지 줄였다. 우리의 이론이 제대로 작용하는 듯했다. 폭식, 감정적 식사, 무의식적 식사, 습관적 식사, 과식 등 식탐과 관련된 식습관이 도움되지 않는 습관이라는 데 초점을 맞춰 접근하자, 악순환의 고리에서 벗어날 수 있었다.

 식습관에 이어 더 많은 변화가 일어났다. 프로그램은 먹는 방식뿐만 아니라 피험자들이 자신을 바라보는 시선까지 바꾸면서 감정도 변화시켰다. 수십 년 동안 식습관에 지배당했다고 생각했던 사람들이 더는 건강한 식사를 하려고 애쓰지 않는다. 금지 음식을 강박적으로 피하는 대신 적절한 양을 먹고 식사를 멈출 수 있게 되었다. 한 피험자는 "내 삶을 되찾은 기분이에요"라고 말했다. 이들은 음식과의 관계를 바꾸어나가면서 자신과의 전쟁도 마무리하고 있다.

 나로서는 환자들의 습관이 바뀐 것도 가슴 벅찬 일이었지만, 이 책을 집필하게 된 가장 고무적인 이유는 자기 자신을 바라보는 환자들의 관점이 변화했기 때문이다. 폭식을 멈춘 환자도 있다. 몸무게가 줄면서 건강을 되찾은 환자도 있다. 고통의 가장 큰 원인이었던 쓸모없고 엄격한 칼로리 제한 식습관을 버린 환자도 있다. 그러나 무엇보다 중요한 점은 프로그램에 참여한 사람들이 절망에서 벗어나 자신감을 얻었고, 자기혐오 대신 자기 연민을 품었다는 사실이다. 그들은 삶에서 주도권을 찾았고 더 행복해졌다.

의지력은 상관없다

나는 이 책에서 지난 20년간 습관 변화를 연구하면서 발견한 임상시험, 개념 정립의 결과를 설명하고, 쓸모없는 습관을 버리고 유용한 습관을 형성하는 방법을 밝히려 한다. 내가 **나쁜 습관**이라는 말을 은근히 피하고 있다는 사실을 눈치챈 독자도 있을 것이다. 나는 **좋은/나쁜**이라는 단어를 사용하지 않는데, 인간의 뇌가 가장 기본적인 생존을 위해 하는 행동을 찬양 혹은 비난하고 있다는 오해를 일으키고 싶지 않기 때문이다. 따라서 여러분도 **좋은/나쁜**이라는 말 대신 **도움되는/도움되지 않는**이라는 말을 사용하기를 권한다.

우리의 목표는 단지 몸무게를 줄이는 것이 아니다. 이 책은 식습관이 여러분을 지배하는 대신, 여러분 스스로 음식 감옥에서 빠져나와 식사 주도권을 잡도록 설계되었다. 결정적으로 이 계획은 습관을 의지력으로 극복하라면서 끊임없이 진을 빼거나 본질적으로 헛된 노력을 요구하지 않는다. 믿기 어렵겠지만, 우리 뇌가 어떻게 움직이는지 알면 이를 활용해 식습관을 바꾸고 **통제**라는 단어를 구식이자 무의미한 단어로 만들 수 있다.

여러분은 앞으로 습관 변화의 근거가 되는 뇌과학과 마음챙김이라는 강력한 조합을 활용해서 자신과의 관계를 치유하는 법을 배울 것이다. 지금 여러분은 자기 연민에 이르는 길 위에 서 있다. 자기 연민은 식탐과 수치심의 악순환에서 벗어나도록 도와준다. 단지 견고해져버린 식습관을 고칠 방법을 찾고 있다고 해도 역시 도움이 될 것이다.

이 책의 구성에 대해

'Part 1. 식습관은 어떻게 만들어지는가?'에서는 뇌가 습관을 형성하는 과정, 습관을 바꾸기 어려운 이유, 성공하기 위해 알아야 할 뇌 관련 지식을 살펴본다. 'Part 2. 식습관을 재설정하는 21일간의 도전'에서는 21일간의 도전 계획을 하루하루 단계별로 설명한다. 이 계획은 건강한 식습관을 책임지는 전능한 기관인 뇌와 맞서지 않고 함께 일하면서 식습관을 바꿀 해법들이다. 도전 계획은 행동 변화의 흐름에 따라 세 단계로 나누었다. 첫째, 자기를 너그럽게 대하면서 식습관 회로를 분석하고 파악한다. 둘째, 알아차림(의지력이 아니다)으로 식습관 회로를 끊어낸다. 셋째, 뇌를 활용해서 오래된 습관을 벗어나 정신 및 신체적인 면에서 우리를 발전시킬 새로운 습관을 형성한다.

나는 마음챙김 식사, 직관적 식사 같은 식사법의 토대가 될 새롭고 건강한 습관을 구축할 과학적인 방법을 제시하려 한다. 여러분은 여기서 주요하게 다룬 알아차림이 얼마나 강력한 도구인지 깨달을 것이다. 또한 **과학적인**이라는 단어는 다른 사람의 연구 결과나 논문이 아니라, 내 연구실에서 실제로 실험한 결과라는 뜻이다. 그 모든 연구 결과가 21일간의 도전 계획에 낱낱이 담겨 있다. 여러분은 이 도전을 통해 음식에 집착하지 않으면 삶에 더 충실해진다는 사실을 깨달을 수 있다. 이 책이 적합하지 않을 독자에 관해서도 짧게 말해두겠다. 식욕부진[anorexia] (몸무게가 늘어나는 것이 두려워 음식을 먹지 않는 증상 – 옮긴이)이나 신경성폭식증[bulimia nervo-

[sa](몸무게나 몸매에 대한 잘못된 인식으로 대량의 음식을 섭취하면서 통제력을 잃는 증상-옮긴이)처럼 심각한 제한적 섭식 장애가 있는 독자에게는 유감스럽지만 이 책을 권하지 않는다. 여러분을 도와줄 주치의나 정신건강 전문의를 찾아가도록 하자.

음식을 먹는 행위는 자기 존재에 대한 평가가 아니라 자기 돌봄, 건강, 기쁨, 타인과 관계 맺을 기회의 원천이 될 수 있다. 이 책의 목표는 하나다. 여러분과 식사의 관계를 바꾸는 것이다. 여러분은 마음이 어떻게 움직이는지 배우고 마음과 함께하게 될 것이다. 다시 몸과 연결되면서 몸에 축적된 방대한 지혜를 깨우칠 것이다. 또한 음식의 지배에서 벗어나 남은 삶에서 여유를 누릴 것이다. 전쟁이 끝나고 평화가 찾아올 시간이 얼마 남지 않았다.

이제 시작해보자.

차례

머리말　식습관이 바뀌면 당신의 삶도 바뀐다　007

Part 1　식습관은 어떻게 만들어지는가?

Chapter 1　우리는 왜 후회하고도 먹는 걸까?　025
Chapter 2　식습관은 어떻게 만들어지는가?　038
Chapter 3　기존의 다이어트 이론이 소용없는 이유　069

Part 2　식습관을 재설정하는 21일간의 도전

Step 1　`1~5일`　호기심과 자기 친절을 무기로 삼아 식습관 회로 파악하기　094

　Day 1　현실적이고 실천 가능한 식습관 설정　097
　Day 2　식습관 패턴의 기준 파악하기　106
　Day 3　식습관 회로를 분석하기　110
　Day 4　몸이 보내는 신호에 귀 기울이기　119
　Day 5　허기인지 갈망인지 식별하기　127

Step 2 6~16일 오래된 식습관 회로를 끊어내는 알아차림의 기술 142

Day 6   주의를 집중하면 안와전두피질에 일어나는 변화 146
Day 7   식욕과 식탐을 마주하는 경험, 마음챙김 식사법 157
Day 8   내 몸과 다시 연결되는 바디 스캔 명상 175
Day 9   쾌락 안정기와 탐닉의 절벽 탐색하기 187
Day 10 과식의 늪에서 벗어나기 : 갈망의 도구 1 196
Day 11 '작심삼일'에 빠지는 우리 뇌를 구해줄 환멸감 212
Day 12 앞으로 나아가기 위한, 돌아보기의 기술 223
Day 13 상상하면 바뀔 수 있다 : 갈망의 도구 2 233
Day 14 갈망을 달래는 기술, RAIN 훈련 243
Day 15 주목하기의 힘 260
Day 16 머릿속 위원회와 거리 두기 272

Step 3 17~21일 식습관 주도권을 되찾는 뇌의 힘과 몸의 지혜 285

Day 17 선택의 자유가 습관을 쉽게 바꾼다 292
Day 18 우리가 먹는 음식이 우리의 기분이다 301
Day 19 친절이라는 선물 312
Day 20 자신의 경험을 전적으로 신뢰하기 346
Day 21 가장 위대하고 훌륭한 제안 353

감사의 말 367
참고 문헌 371

Part 1

식습관은 어떻게 만들어지는가?

Chapter 1

우리는 왜
후회하고도 먹는 걸까?

가짜 허기를 불러일으키는 갈망

오후 5시가 막 지난 목요일 저녁이었다. 나는 둥글게 앉은 여성들에 둘러싸인 채 화이트보드 앞에 서 있었다. 나를 둘러싼 사람들은 폭식 장애Binge Eating disorder를 치료받으러 온 환자들이었다.

나는 최근 수료한 임상 과정에서 섭식 장애에 관해 전문적인 지식을 쌓았고 여기서 섭식 장애와 중독 증상의 공통점을 발견했기에 폭식 장애가 있는 환자들을 충분히 도울 수 있으리라 여겼다. 그들 모두 자신의 문제에 대해 차분하고 조리 있게 설명했다. 그런데도 나는 어쩐지 다른 행성에서 온 사람들과 대화하는 듯한 기분이었다.

고백건대 몸무게 때문에 걱정해본 적이 없었던 사람으로서,

식습관 문제로 고민한 적은 없었다. 뚱뚱하다고 괴롭힘을 당하거나 놀림받지도 않았다. 남성인 나는 사회가 '표준'이라는 명목 아래 정해놓은 외모를 유지해야 한다는 압박을 느끼거나 뚱뚱하다고 낙인찍히지도 않았다. 보통 배고프면 먹고 배부르면 수저를 내려놓았다. 손에 꼽을 만한 예외라면 '지렁이 젤리 사건' 정도지만 (더 솔직하게 말하면, 종종 커다란 아이스크림 한 통을 폭식하기도 한다), 여기에 대해서는 'Part 2'의 'Day 6. 주의를 집중하면 안와전두피질에 일어나는 변화'에서 자세히 설명하겠다.

나는 환자들이 무엇과 싸우는지 몰랐고, 그들의 관점에서 세상을 볼 수도 없었다. 그래서 본격적으로 치료를 시작하기 전에 상세하게 설명해 달라고 요청했다. 폭식하고 싶은 충동은 왜 생기는가? 음식에 대한 갈망은 대체 어떤 것인가? 언제 폭식하는가?

환자들은 일제히 대답했는데, 폭식하는 순간과 계기는 저마다 달랐다. 환자들은 다양한 시간대, 각양각색의 감정, 수많은 이유를 말했다. 감정인지 그저 갈망 자체를 없애려는 욕구인지도 모르는 채, 불안감을 완화할 뭔가를 찾아 부엌으로 끌려가는 갈망과 충동도 고백했다. '갈망'과 '충동'이라는 단어는 모두 대상을 향한 끊임없는 욕구를 뜻하므로 이 책에서는 계속 혼용할 것이다. 나는 마커를 집어 들고 목소리의 합창에서 건질 수 있는 사실을 최대한 빨리 화이트보드에 써 내려갔다.

또다시 제자리였다. 환자들의 말을 이해는 했지만, 여전히 혼란스러웠다. 환자들 개개인마다 폭식하는 때와 장소, 계기는 달랐어도 공통적으로 폭식과 중독에서 나타나는 전형적인 증상을 말했다. 흥미롭게도 실제로 허기 때문에 먹는다고 언급한 사람은 단 한 명도 없었다. 케이크 레시피 속 필요한 재료 목록에서 곧바로 오븐에서 완성된 케이크를 꺼내는 단계로 건너뛴 것처럼, 케이크를 굽는 과정에서 중요한 단계를 생략한 것 같았다.

나는 환자들을 진정시켰다. 환자들이 다시 돌아가며 말하던 중에 한 문장이 번뜩, 내 주의를 잡아끌었다. "갈망이 생기면 그냥 먹어요."

이해의 실마리가 머릿속에서 희미하게 떠올랐다.

나는 또 다른 질문을 던졌다. "배고플 때 생기는 갈망은 어떤가요?"

어리둥절한 얼굴로 한 여성이 조심스럽게 답했다. "모르겠는데요. 그냥 충동이 생기면 먹어요."

"그러면 배고픈지는 어떻게 압니까?"

내 질문에 그녀도, 다른 환자도 모두 침묵에 잠겼다.

나는 다시 물었다. "갈망이 아니라 허기에서 나오는 욕구는 어떻게 압니까?"

더 무거운 침묵이 맴돌았다. 환자들은 몰랐다. 허기? 분노? 외로움? 피로? 지루함? 슬픔? 심란함? 흥분? 이 모든 것에는 공통점이 하나 있다. 바로 갈망을 일으킨다는 점이다. 그리고 바로 이 갈망이 환자들을 폭식하게 한다. 더 이상 질문은 없었다. 갈망은 환자들의 위가 뭐라고 말하는지와는 상관없었다. 마치 뇌와 위를 연결한 신경 회로가 감정 회로와 뒤얽힌 듯했다. 환자들이 대부분의 시간을 뇌와 몸이 단절된 채로 지낸다는 점은 더 심각한 문제였다.

나는 인간의 가장 기본적인 생존 기전인 허기가 아주 굳건하고, 매우 명확하며, 너무나 **확실해서** 느끼는 즉시 알아차리리라고 여겼다. 하지만 완전히 틀린 생각이었다. 허기는 만들어지고, 변화하고, 교묘히 위장되며, 다른 갈망과 합쳐질 수도 있었다. 오랫동안 다이어트와 제한 식이요법으로 진짜 신체적 허기를 무시해온 사람들에게는 뇌와 몸의 단절이 특히나 의미심장했다. 다양한 곳에서 흘러든 갈망은 모두 여기, 즉 식탐 충동으로 수렴했다. 내가 허기와 스트레스로 인한 식탐을 구별할 수 있다고 해서 세상 모든 사람도 그렇지는 않았다. 그 순간, 나는 식습관에 대한 내 관점을 영구히 바꾸어놓은 깨달음을 얻었다. 이 깨달음은 지속적인 발견의 길로 나를 이끌었으며, 불안이나 우울 같은 보편적인 임상 문제를 치료하는 방법까지 바꾸어놓았다.

내 환자들, 그리고 건강하지 못한 식습관으로 고생하는 모두는 뇌와 몸에 주의를 기울이는 방법을 다시 배워 뒤섞인 신경 시냅스를 재설정하고 습관 회로를 끊을 방법을 찾아야 했다. 때마침 나는 강화학습을 활용해서 중독 행동을 극복하는 방법을 연구하고 있었다. 나는 진료실에 둘러앉은 환자들이 발견하고 발전시켜야 할 바로 그것, 즉 알아차림awareness과 자기 친절self-kindness을 활용하는 프로그램을 만들고 있었다.

몰두할 때마다 씹을 것을 찾던 트레이시

트레이시와는 2013년에 처음 만났다. 20대 중반이었던 트레이시는 예일대학교 공중보건대학원 석사 과정생이었다. 트레이시는 내가 캠퍼스에서 진행하던 월요일 저녁 명상 모임에 나왔다. 어느 저녁, 명상 모임이 끝나자 트레이시는 사람들이 모두 나갈 때까지 기다렸다가 내게 와서 주간 명상 모임이 자기 삶에 큰 영향을 미쳤으며, 더 많이 배우고 싶다고 말했다. 나는 그녀를 제자로 받아들였다. 제자들과 연구할 때 나는 가장 먼저 각자가 자기 삶에서 맞닥뜨리는 '전투'를 탐색하게 한다. 무엇이 고통스러운지 스스로 찾고 확인하고 나면 인간의 마음이 움직이는 방식을 배울 때 이 지식을 밑거름으로 삼아 문제를 더 잘 다룰 수 있다.

트레이시의 경우 불안감에 시달렸지만, 처음에는 이 사실을 인지하지도 못했다. 탐색을 시작한 트레이시는 이내 학업에 치열하게 몰두할 때 뭔가 먹는다는 걸 찾아냈다. 그녀는 통계 강의를 들을 때 자신이 당근을 먹는다는 사실을 깨달았다. 트레이시는 이렇게 말했다. "통계학엔 영 소질이 없는지, 그게 가장 어려워요." 그녀는 생물통계학 과제를 할 때면 스트레스와 불안 때문에 "당근이나 바삭한 음식을 갉아 먹었다."

사실 '케이크 대신 당근을 먹어라'나 '칼로리를 섭취하면 칼로리를 소모하라'는 명제에 시달린 적이 있다면, 당근을 먹는다는 게 과연 문제라고 할 만한지 의아스러울 것이다. 케이크 대신 당근을 먹는 습관을 지닐 수만 있다면! 하지만 트레이시의 사례에서 주목해야 할 점은 '갉아 먹는' 행위 바로 그 자체다. 무엇을 먹느냐 보다 어떻게 먹느냐가 더 중요하다. 기본적인 문제를 이해하고 대처하지 못하면 우리는 모든 노력이 일관된 결과를 보여주지 않는 이유도 모른 채 영원히 에너지를 엄청나게 낭비하면서 좌절하고 패배할 것이다.

당근은 중요하지 않다. 허기도 문제가 아니다. 트레이시의 몸에는 '불안 에너지'가 가득 차 있어서 뭔가를 씹어야만 했을 뿐이다. 더불어 씹는 행위는 과제를 하는 트레이시의 기분을 달래기 위해 반복되어야만 했다. 이때 씹을 뭔가는 트레이시의 뇌를 방해하지 않으면서 쉽게 손에 닿을 수 있어야 했다. 식습관 경험을 탐색한 트레이시는 아주 중요한 사실을 발견했다. "내 생애 처음으로 불안에 시달린다는 사실을 깨달았어요." 그녀는 당근과 불안의 연관성을 몰랐다. 그저 과제를 하면서 당근을 먹었을 뿐이다.

이 깨달음은 트레이시가 불안과 음식과의 관계를 바꾸는 출발점이 되었다. 폭식 장애를 겪는 내 환자들처럼, 트레이시도 진짜 배고플 때 먹지 않았다. 단지 감정을 먹고 있었다.

이 사소한 진화적 좌절은 어떤 의미가 있을까?

인간의 진화적 생존 엔진을 감정 열차에 연결하면, 감정 열차는 빠르게 추진력과 가속도를 높여 통제를 벗어난다. 그러면 우리는 안절부절못하다가 밤늦게 간식을 찾아 부엌으로 자석처럼 끌려간다. 정말 배가 고픈지는 모르지만(물론 배고프지 않을 때가 더 많다), 그저 **뭔가**가 필요하다는 것만은 분명히 안다. 회사 휴게실에 있는 과자를 게걸스럽게 먹어 치우는 이유는 위가 불평하기 때문이 아니라 자신이 인사 고과에서 평가절하될까 봐 두렵기 때문이다. 데이트 상대가 갑자기 잠수를 탔을 때 그릇에 아이스크림을 한 숟갈 더 떠 담는 이유는 벤앤제리스나 하겐다즈 아이스크림만큼 거절당한 감정을 잘 치유해주거나 최소한 다른 데로 관심을 돌릴 만한 것이 없기 때문이다.

우리가 먹는 건 감정이다

함께 연구해나가면서 트레이시는 연구에 유용한 이야기를 여럿 들려주었다.

식습관을 바꾸기 시작하면서 트레이시는 자기를 돌볼 때 나타나는 패턴을 정리해보기로 했다. 그녀는 어려운 일을 해내려고 전력을 다하면 스스로 보상을 주고 싶다고 했다. 보상은 대개 쿠키나 빵처럼 탄수화물이 가득하고 설탕이 듬뿍 든 음식이었지만, 더 건강한 음식으로 바꾸려 노력했다(당근은 보상으로 적절하지 않았다). 어느 오후, 불안감에 시달리던 트레이시는 자신에게 주는 보상으로 블랙베리를 샀다.

아마 여러분은 이렇게 생각할 것이다. **대단해! 정말 건강한 음식을 골랐네!** 소위 선진국에서나 나올 법한 반응이지만, 일단 지금은 다음에 무슨 일이 일어났는지에 집중하자. 트레이시는 블랙베리를 샀고, 카페에 앉아서⋯ 곧바로 블랙베리 한 통을 "모조리 먹어 치웠다."

그녀는 블랙베리를 천천히 음미하려 했지만, 심지어 스스로 이미 충분히 먹었다는 사실을 알고 있는데도 더 많이 먹고 싶다는 설명할 수 없는 절박감이 계속 남아 있었다고 했다. 왠지 블랙베리 한 통을 다 먹으면 기분이 훨씬 좋아질 것만 같았다.

블랙베리는 **정말** 맛있었다. 그러나 슬프게도 트레이시는 빈 통을 확인하고도 원하던 것을 얻지 못했다. 한 통을 게걸스럽게 먹어 치워도 풀리지 않은 응어리가 몸속 깊은 곳에 남은 듯했다. 그녀는 "통 바닥까지 싹싹 긁었는데도 만족할 수 없었어요"라고 말했다. 아직도 채우고 싶은 구멍이, 달래고 싶은 불안감이 남았다고 덧붙였다.

나는 블랙베리 한 통을 다 먹은 적은 없지만, 트레이시가 말한 구멍이 뭔지 이해한다. 이 구멍은 아주 흔하다. 뇌의 생존 기전이 탈선하면서 만들어지는 끔찍한 파생물로, 배고플 때 먹고 배부르면 멈추도록 도와야 할 기전이 감정을 달래려는 시도와 뒤얽혀 배배 꼬인 결과다. 감정적인 이유로 먹고 싶어지는 쾌락성 허기_hedonic hunger_를 느낄 때, 우리는 삽을 들고 이 구멍을 더 깊이 판다.

바닥이 없는 이 구멍은 현대 심리학과 신경과학이 미처 생겨나기도 전인 수천 년 전에 발견되었다. 나는 한 스님에게 아귀餓鬼 이야기를 처음 들었던 때를 아직도 기억한다.

보통 크기의 입을 가진 귀신을 상상해보자. 귀신에게 **보통**이라는 개념이 어떨지는 차치하고라도, 아귀라는 이 귀신의 입은 음식을 내려보내는 길고 좁은 식도를 통해 어마어마하게 큰 위로 이어진다. 아무리 많이 먹어도, 아무리 빨리 먹어도 아귀는 위를 채울 수 없다. 따라서 아귀는 절대 포만감을 느끼지 못한다.

실제로 우리 위가 허기를 느끼지 않음에도 특정한 감정을 느껴서, 혹은 지루해서 먹을 때마다 우리는 아귀가 된다. 음식이 필요하지 않은 상황이지만, 우리는 감정을 음식으로 달래도록 학습했다. 그래서 계속 먹고 싶어진다. 필요를 충족하는 대신 욕구를 채우기에 이 공허는 절대로 채워지지 않는다. 트레이시의 말에 따르면, "내가 먹고 있으니까 내 문제는 당장은 해결되지 않을 거예요"라는 결론이다.

Eat Right Now의 한 참여자가 최근 다음과 같은 글을 올렸다. "설탕을 먹는 순간, 식탐 충동을 일으킨 생각, 감정, 불쾌한 몸의 감각이 무엇이었든 간에 모든 것이 사라진다. (…) 지나친 후회, 분노, 수치심까지도. 먹는 즉시 이런 감정에서 벗어나고, 기분 나쁜 것들을 해결하지 않고도 다음 단계로 넘어가는 보상을 얻는다. 단점은 바로 이 장점과 더불어 끝없는 건강 문제, 후회, 그리고 자기혐오의 악순환이다."

트레이시처럼 과제를 할 때마다 당근을 갉아 먹거나 포만감을 넘어설 때까지 블랙베리를 흡입하는 식의 감정적 식사는 뇌와 몸이 인간의 생존을 위해 함께 일하며 진화해온 방향과 **정확하게 반대**다. 몸이 보내는 신호를 뇌가 무시하면서 우리는 실제로 배고픈지, 언제 배고픈지도 모른 채 아삭아삭 씹고 우적우적 삼킨다.

애석하게도 우리가 감정을 먹는다는 사실을 알아차려도 마술처럼 이 행동을 멈출 수는 없다. 뇌에서 자기 통제를 담당하는 작고 연약한 부위인 전전두엽피질은 억센 '생존 뇌'를 당해낼 수 없기 때문이다. 내가 의과대학에서 배웠던 '칼로리를 섭취하면 칼로리를 소모하라'는 공식에 따라 감정적 식사 습관을 끊으려 노력해본 사람이라면 누구나 이 사실을 알고 있을 것이다.

우리를 음식 중독으로 이끄는 식품 산업계

설상가상으로 생존에 유리한 음식을 선택하는 우리의 능력은 뇌뿐만 아니라 다른 요인에 의해 방해받기도 한다. 바로 식품이다. 식품은 항상 다양한 방식으로 우리를 홀려서, 결국 우리는 레이 감자칩이 내미는 도전장, "하나만 먹고는 못 배길걸요!"에 무릎을 꿇고 만다(사소하지만 재미있는 사실: 레이 감자칩은 이 광고문을 1963년부터 내걸었는데, 같은 해에 다이어트 제품 및 앱 서비스 브랜드 웨이트워처스 Weight Watchers 가 설립되었다).

식품 산업계는 소비자와의 내기에서 이기기 위해 능수능란하게 식품을 조작한다. 그리고 지금까지는 도박장, 즉 여기서는 식품 산업계가 항상 이기도록 잘 해내왔다. 〈뉴욕타임스 The New York Times〉 탐사보도 기자 마이클 모스 Michael Moss 는 놀랍기만 한 식품 산업계의 관행을 취재해서 '중독성 강한 정크푸드의 놀라운 과학'이라는 기사를 보도했다. 이 기사의 표지에는 도리토스 칩 그림 위에 다음 공식이 가로질러 쓰여 있었다.

$$\frac{소금 + 지방^2}{만족스러운 바삭함} \times 입안에 감도는 만족감 = 중독되도록 설계한 음식$$

나는 여러 이유로 이 수식을 좋아하는데, 그 이유 중 하나는 풍자적 성격의 매체인 〈디 어니언 The Onion〉에서 낸 또 다른 기사 '도리토스는 100만분의 1에 불과한 성분을 찬양한다'에서도 강조되었다. 〈디 어니언〉은 "새로운 성분인 구아닐산이나트륨은 유화제 역할을 하는 동시에 도리토스의 가장 중요한 맛을 더욱 극대화한다"라고 "보도했다."

풍자는 제쳐두고라도, 정제당과 과식은 당뇨와 비만처럼 건강에 부정적인 결과를 불러온다. 현재 미국에서 비만은 예방할 수 있는 사망 원인 목록에서 흡연에 이어 2위를 차지하는 **불명예**를 떠안았다. 먼 과거에 선조들은 밤하늘을 올려다보며 미래를 예견하고자 애썼지만, 아마 화학적으로 변형된 식품이 비만과 당뇨 같은 현대 유행병을 이끌리라는 사실은 헤아리지 못했을 것이다. 또한 1백만 년 후에 현대 식품 기업이 수조 원을 뿌려가면서 사람들

- 이쯤에서 과학 전반에 미묘한 부분이 있다는 점을 짚고 넘어가야겠다. 사망 원인을 추정하는 연구는 그 자체로 불완전한 과학이며, 특히 비만 같은(그 자체로 마음 상하는 단어지만 의학 용어다) 단 하나의 변수를 찾아내려는 연구는 더 그렇다. 이런 연구는 비만의 직접적인 사망 기여도를 과대평가할 수 있다.

이 더 많이 먹게 하는 것만이 유일한 목표인 음식 비슷한 것을 제조하리라는 사실도 절대 예측하지 못했을 것이다.

식품 산업계는 수조 원을 태워가며 편의성부터 형태, 냄새, 맛은 물론 식감까지 고려한 식품을 제조하는데, 이들의 목적은 단 하나, 바로 소비다. 당연하게도 여러분이 많이 먹을수록 식품 산업계는 여러분의 돈을 더 많이 긁어 간다.

모스의 기사와 더 상세한 내용을 담은 저서 《소금, 설탕, 지방: 식품 산업계의 거인이 우리를 낚는 방법 Salt Sugar Fat: How the Food Giants Hooked Us》은 이런 사실을 밝히고 있지만, 여기서 더 자세히 설명하지는 않겠다. 여러분이 정말 알아야 할 것은 따로 있다. 현대 식품은 단 한 가지, 즉 중독을 목적으로 설계된다. 식품 산업계는 식품을 영양분의 한 형태로 다루기보다 화학품으로 취급한다. 이윤이라는 동기를 가슴속에 숨긴 채, 우리가 몸에 좋지도 않은 식품을 사 먹도록 조종한다. 화학자와 식품 연구자는 소위 블리스 포인트 bliss point (먹었을 때 느끼는 행복한 순간-옮긴이), 즉 소금·설탕·지방이 최상의 조화를 이루어 인간의 뇌를 온통 욕망으로 뒤덮는 지점을 발견했다. 식품 산업계는 소비자에게 편리함과 '주도권을 쥐었다'는 생각을 심어주면, 간식을 습관으로 정착시키기 더 쉽다는 사실도 발견했다. 여러분 중에 런처블(미국의 점심 대용 포장 식품-옮긴이) 먹어본 사람? 내 수업을 듣는 대학생들은 어렸을 때 별로 맛있지도 않은 런처블을 얼마나 좋아했는지 기억하고 있다. 이제는 모두 이유를 안다.

편리함, 식품공학, 감정이 상호작용하면 형편없는 식습관에 갇히기 쉽다. 그러면 우리 뇌는 이렇게 말한다, **좋아, 제대로 돌아가는구먼. 이 전략을 계속 밀고 나가자.** 이럴 경우 다른 시도를 하거나 상상하는 것조차 **정말로 어려워진다.**

반원으로 둘러앉은 내 환자들은 사회가 감정적 식사라는 골칫거리에 대한 '해결책'을 판매하는 방식에서 여전히 반복되는 문제를 지적한다. 기분이 안 좋거나 우울할 때 음식을 먹으면 얼마간은 주의를 딴 데로 돌릴 수 있거나 짧은 안도감이 들지만, 이런 식으로 생존 기전을 이용하면 앞으로 문제는 더 커진다. 음식/감정 회로가 더 복잡하게 얽힐수록, 행동은 한층 강력한 습관으로 굳어진다. 뒤얽힘을 풀어내는 대신 우리는 자신을 비난하면서 수치심과 죄책감을 자극한다. 자신이 어딘가 잘못되었다고 생각하기 때문이다. 하지만 걱정하지 말자. 이 난장판에서 벗어날 길은 **분명히** 있다. 그러려면 우리 뇌가 움직이는 방식을 알아야 한다.

Chapter 2

식습관은 어떻게 만들어지는가?

잭이 처음 내 진료실에 왔을 때, 나는 정중하고 예의 바르면서도 친근하게 대하는 그를 보고 장시간 비행기 여행 시 옆 좌석에 앉으면 좋을 타입이라고 생각했다. 대개 환자와의 첫 만남에서는 반갑다는 진심이 담긴 인사로 시작하고, 그런 후에 "무슨 일로 오셨을까요?"라고 묻는다. 잭은 내 시선을 약간 의식하는 듯 머뭇거리더니 식습관에 문제가 있다고 털어놓았다.

저런, 그거라면 수백만 가지가 있을 수 있지, 라고 생각했다. 보통 사람들은 식습관에 문제가 있어도 정신과를 먼저 찾지는 않는다. 나는 잭이 무슨 문제로 고심하는지, 혹은 과거에 이 문제를 해결하기 위해 어떤 노력을 했는지 성급하게 결론 내리지 않으려고 주의했다.

잭은 콘넛츠가 문제라고 설명했다. 콘넛츠는 옥수수알을 사흘 동안 물에 불렸다가 굽거나 튀긴 후, 소금을 **대량**으로 뿌려 만든다. 이 맛있는 간식은 미국 남쪽 국경 지역에서 유래했다. 페루에서는 칸차, 에콰도르에서는 출피라고 부른다. 미국에서는 주유소, 편의점, 상점의 과자 코너에서 봉지에 담긴 콘넛츠를 판다.

잭과 이 짭짤한 과자의 관계는 오래전, 잭이 콘넛츠를 처음 먹었던 열 살 무렵까지 거슬러 올라간다. 60대에 접어든 지금도 그는 콘넛츠를 "한 번에 100개씩" 먹는다고 했다. 아마 약간의 과장이 섞였겠지만, 한 번에 그저 몇 봉지만 먹는 수준이 아니라는 사실을 제대로 전달했다. 콘넛츠를 한 번이라도 먹어봤다면 "어떻게 **그렇게 많이 먹을 수** 있지?"라는 의심이 들 것이다. 그도 그럴 게, 콘넛츠는 **굉장히** 짜다. 한 번에 몇 줌을 연달아 먹으면 물 한 통은 마셔야 한다. 잭이 얼마나 과장했는지 몰라도 의사들이 환자의 말을 가로막는다는 선입견을 없애려고 나는 입을 꾹 다물고 계속 이야기를 들었다. 잭이 점점 핵심으로 다가가고 있다는 게 느껴졌다.

"나는 습관적으로 먹습니다"라고 잭은 말했다. "그냥 입에 집어넣습니다. 제대로 먹는 게 아니에요. 무의식적으로 퍼 넣는 겁니다." 이어서 잭은 자신이 파스타를 어떻게 먹는지 설명했다. "만약 그게 파스타였고, 파스타가 앞에 있었다면, 역시 그냥 먹었을 겁니다." 잭은 폭식 장애 환자들과 비슷한 뇌-몸 단절 현상을 겪는 듯했지만, 폭식 대신 습관적으로 식탐하고 있었다.

"파스타가 당겨서 먹는 겁니까?" 내가 제대로 이해했는지 확인하려고 물었다.

"파스타뿐 아닙니다. 아이스크림, 베이글, 그 비슷한 음식도 그냥 먹어요. 베이글 가게에 가면 하나를 가게에서 먹고, 집에 오는 길에 2개를 더 먹습니다. 꽤 많은 양이죠. 불편한 기분이 들지만, 다른 날에 가도 똑같은 일을 또 반복합니다."

흥미로운 이야기였다. 잭이 왜 나를 찾아왔는지 알 수 있었다. 나는 특히 언제 그렇게 먹는지 물었다. 그러자 우울하거나 불안하거나 스트레스받을 때 먹는다고 대답했고, 잠시 생각하더니 "사실, 기분이 좋을 때도 먹습니다"라고 덧붙였다. 거의 모든 범주의 가짜 허기를 늘어놓은 잭은 이렇게 요약했다. "충동이 들 때 먹으면 충동이 충족되기에 무작정 먹게 됩니다."

폭식 장애를 겪는 내 환자들처럼, 잭도 식습관을 통제하지 못해서 정신과 신체의 행복을 망가뜨리고 있었다. 그는 트럭 한 대 분량의 콘넛츠를 먹으려던 게 아니었다. 단지 어떻게도 할 수 없었을 뿐이다. 잭의 뇌가 그렇게 만들었다. 대체 무슨 일이 일어나고 있는 걸까?

생존 뇌와 계획하는 뇌

뇌가 있는 모든 동물과 마찬가지로, 인간도 주요한 목적이 있다. 바로 생존이다. 인간의 가장 오래되고 깊숙한 곳에 숨어 있는 신경계는 우리를 살아 있게 하고 후손을 잇도록 설계되었다. 인간 뇌에서도 원시 조직에 속하는 이 영역은 비대뇌성 활동인 호흡과 체온 유지는 물론 식사와 포식을 회피하는 일까지, 중대한 기능을 책임진다. 이런 것은 즉각적인 욕구다. 만약 우리가 검치호(긴 송곳니가 특징인 호랑이와 비슷한 고양잇과의 화석 동물-옮긴이)에게 쫓기고 있다면 차분히 앉아서 선택사항을 재보고 도출될 결과를 비교해 결정하는 게 아니라, 당장 **달리자!** 라고 결정해야 할 것이다. 나는 이런 결정을 내리는 우리 뇌의 영역을 **생존 뇌**라고 부른다.

음식과 관련한 생존 뇌의 임무는 단 하나, 몸이 살아 있게 하는 것이다. 원시인이었던 우리 선조들은 빠르게 구할 수 있고 쉽게 소화되는 음식을 가장 선호했다. 이 사실은 수십만 년 동안 변하지 않았다. 유튜브나 소셜미디어에서 아기가 태어나 처음으로 아이스크림을 맛보는 영상을 본 적 있는가? 아이스크림이 혀에 닿는 순간, 아기는 "우와!" 하는 표정을 지으며 콘을 움켜잡고 더 먹으려 든다. 엄청난 놀라움의 순간에 아기 뇌의 보상 중추에서는 도파민dopamine이 분비되면서 **방금 먹은 것을 잊지 말라**는 요란하고도 명확한 신호를 준다. 단 몇 초 만에 아기는 평생 잊지 못할 사실을 학습한다. "아이스크림이 좋아." 이를 생존 뇌의 관점에서 설명하면 이렇다. "먹기 쉬운 이 물질은 최적의 비율을 이룬 지방과 설탕이 고밀도로 꽉 차 있어. 최대한 많이 먹어두자. 그리고 어떻게 생겼는지 잘 기억해둬야지."

기억의 양상이 핵심이다. 기억은 학습에서, 그리고 계획에서 매우 중요하다.

계획을 세우는 전전두엽피질

지난 수백만 년 동안 인간은 원시적인 생존 뇌 위에 새로운 뇌를 진화시켰는데, 이를 전전두엽피질prefrontal cortex이라고 한다. 나는 뇌의 이 부위를 **계획하는 뇌** 또는 **사고하는 뇌**라고 부른다. 해부학적 관점에서 이 '새로운' 뇌 영역은 눈과 이마 바로 뒤에 있다. 전전두엽피질은 생존 뇌와는 조금 다른 방식으로 인간의 생존을 돕는다. 창조와 계획을 다루는 전전두엽피질은 지금 여기에 집중하기보다는 과거 경험을 바탕으로 미래에 무슨 일이 일어날지 예측하는 데 더 초점을 맞춘다.

계획하는 뇌는 생존 뇌가 기록한 기억을 활용해서 예측한다. 이를 예측 처리predictive processing(뇌가 환경을 바탕으로 미래를 예측하고 그에 따라 현재 감각을 조절 및 해석한다는 이론-옮긴이)라고 한다. 미래 예측은 삶에서 실제로 행동하기 전에 어떤 일이 일어날지를 모의실험을 하는 방식으로 인간의 생존을 돕는다. 예를 들어, 우리가 대초원에서 식량을 찾으러 어디로 갈지 선택할 때, 계획하는 뇌는 과거에 일어났던 일을 바탕으로 무슨 일이 일어날지 예측한다.

여러분이 예전에 산딸기나무가 무성한 어느 평화로운 강가와, 식량이 될 만한 건 전혀 없고 간혹 호랑이가 출몰하는 벌판 두 곳을 가본 적 있다고 가정해보자. 다음 날 잠에서 깨어 배가 고플 때, 뇌는 두 지역을 떠올리면서 과거 경험을 바탕으로 예측한 뒤 쉽게 한 곳을 선택한다. 즉, 호랑이는 없고 산딸기나무가 있었던 강가로 갈 것이다.

고양이의 형태와 행동부터 케이크의 맛까지, 모든 것을 예측하는 계획하는 뇌는 우리의 시간과 에너지를 절약해주는 한편, 우리를 타락시키기도 한다. 우선은 잭의 식습관이 습관적 식탐으로 굳어진 과정부터 살펴보자.

정적 강화: 식량이 있는 곳을 기억하는 학습 과정

수백만 년 동안 진화를 거치면서 인간은 가장 기본적인 생존 기전, 즉 먹고 먹히지 않는 기전을 지켜왔다. 이유라면 이 기전이 잘 먹혔기 때문이다. 인간이 행동을 취하는 데 있어 신경과학자이자 노벨상 수상자인 에릭 칸델$^{Eric\ Kandel}$(그리고 여러 과학자들)이 주장한 **강화학습**$^{reinforcement\ learning}$만큼 효과적인 근거도 없다.

강화학습에는 두 가지 요소가 있다. 정적 강화와 부적 강화다. 식량이라는 측면에서 설명하면, 정적 강화는 식량이 어디에 있는지 기억하고, 나중에 다시 찾아가서 더 먹을 수 있도록 식량 공급원을 학습하는 것으로 요약할 수 있다. 선조들이 식량을 찾아다니다가 좋은 식량 공급원을 발견하면 위에서 도파민 신호를 뇌로 보내서 "이봐, 이거 맛있다. 여기 위치를 잘 기억해놓으라고. 내일 배고프면 다시 오자"라고 전달한다. 이런 유형의 학습은 매우 중요해서 우리 몸에는 이런 신호를 뇌로 보내서 제대로 기억하게 하는 부위가 여럿 있다.

정적 강화를 통해 학습할 때는 세 가지 요인만 있으면 충분하다. 계기(단서), 행동, 그리고 결과(보상)다. 생애 처음으로 아이스크림을 먹은 아기의 예를 기억하는가? 아기가 아이스크림을 먹으면, 뇌는 보상을 알아차린다. **이거 정~말 맛있는걸.** 정적 강화를 통해 우리는 생존에 유리한 행동을 반복하도록 학습한다. 이를 다른 용어로 **접근행동**approach behavior 이라고도 하는데, 인간은 좋은 것에 접근하도록 학습하기 때문이다. 계기: 아이스크림을 본다. 행동: 아이스크림을 먹는다. 결과: 냠냠! 반복한다.

이제 잭의 관점에서, 아니 잭의 생존 뇌 처지에서 생각해보자. 잭의 뇌는 콘넛츠가 칼로리로 가득하며 쉽게 소화되는 탄수화물·지방·소금의 블리스 포인트를 충족한다는 사실을 학습했다. 그는 콘넛츠를 보면 먹는 습관을 만들었다. 무의식적 군것질이 습관이 된 것이다.

부적 강화: 먹히지 않기 위한 학습 과정

우리 선조들은 식량을 찾고, 식량을 어디서 찾았는지 기억하는 데 대부분의 시간을 보냈을 것이다. 하지만 중요하게 집착하는 것이 또 하나 있었으니, 바로 자신이 식량이 되지 않는 것이었다. 선조들은 부적 강화를 통해 이를 학습했다. 부적 강화는 크게 보면 정적 강화와 같은 방식으로 작용한다. 즉 단서, 행동, 결과의 과정을 거친다. 하지만 보상이 나오는 행동(즐거운 경험)을 촉진하는 대신, 고통스러운 상황(불쾌한 경험)을 예방하도록 학습한다.

선조들이 한 번도 가본 적 없는 대초원이나 숲을 탐험하러 나설 때, 그들은 해당 지역을 어슬렁거리는 포식자가 있을지 없을지 확신할 수 없으므로 항상 경계심을 바짝 세우고 위험이 도사리고 있는지 망을 봐야 했다. 덤불 속에서 바스락거리는 소리와 함께 호랑이를 발견하면, 다음번에 덤불이 바스락거리는 소리가 들리면(단서) 도망가는 법(행동)을 배워 잡아먹히지 않도록(확실히 불쾌한 '처벌'이다) 주의할 것이다.

조금만 더 깊이 파고들어보자. 인간은 생존에 유리한 행동을 선호하기보다는 생존에 불리한 행동을 회피하는 쪽을 더 빨리 학습한다. 새로운 음식을 먹을 때, 부패한 냄새나 쓴맛이 나면 우리는 의식하기도 전에 입에 든 것을 뱉는다. 죽음에 이를 만큼 위험할 수 있기 때문이다. 질 좋은 초콜릿이나 훌륭한 와인을 맛볼 때와 달리, 우리를 죽음으로 내몰지도 모르는 것은 특징조차 음미하지 않는다. "흐음, 오크통에서 숙성한 향이랑 비슷하네?" 혹은 "와, 청산가리는 정말 아몬드 맛이 나는구나!" 같은 말은 오랜 시간을 들여 음미한 감상이라기보다는 제일 마지막에 스치는 생각에 더 가까울 것이다. 달리 말하면, 음식 섭취에 있어서는 부적 강화를 통한 학습이 정적 강화를 통한 학습보다 훨씬 더 빠르게 일어난다. 가장 최근에 먹었던 역겨운 음식을 떠올려보자. 정말 맛이 끔찍했다면 먹은 걸 뱉어내기 바빴을 것이다. 즉, 자기 행동을 인지하기도 전에 뱉었을 것이다(안심해도 좋다. 이런 행동은 여러분의 뇌가 생존을 위해 하는 일이다). 요약하자면 우리는 맛있는(즐거운) 것보다 끔찍한(역겨운) 것을 더 빨리 기억한다.

다시 잭의 사례로 돌아가보자. 그는 거의 자동적으로 콘넛츠를 먹는 습관이 있다. 부적 강화는 잭의 스트레스, 불안, 그 외 식습관에도 영향을 미쳤을까?

부적 강화는 우리가 감정을 먹게 한다

감정을 먹는다라는 말을 들어본 적이 있다면, 아마 두려움이나 스트레스를 느낄 때 인간의 몸에 가장 먼저 나타나는 충격이 먹기를 **멈추는** 일이라는 사실에 놀랄 것이다.

몸을 최대한 가볍고 날렵하게 유지하기 위한 방법으로 인간은 혈액을 모든 장기에 동시에 공급하기에는 조금 빠듯하게 보유하는 방향의 진화를 선택했다. 마치 목적지에 도착할 수 있을 만큼만 비행기에 연료를 채우듯이(엄밀히 말하면 비상 상황을 대비해 조금 더 싣는다), 인간의 몸에는 평균 5리터 정도의 혈액이 있다. 이는 대략 몸무게의 8퍼센트가량이고, 나머지는 대부분 물(대략 60퍼센트), 근육, 지방, 뼈로 이루어져 있다.

엔진 가동이라는 한 가지 주된 목적으로 연료를 사용하는 비행기와 달리, 우리 몸은 위장의 음식물 소화를 돕는 것부터 근육에 산소를 공급하는 것까지 체내 모든 곳에 혈액을 사용한다. 인간은 체내 기관이 서로 소통하면서 필요에 맞춰 조화롭게 움직이는 정교한 체계를 진화시켰다. 어떤 기관에 혈액이 부족하다면 다른 기관에 신호를 보내 필요한 곳으로 혈액을 이동시킨다. 예를 들어, 배가 고프면 위는 이제 곧 들어올 음식을 소화할 수 있게 혈액을 보내 달라고 근육에 신호를 전한다. 근육은 이런 상황에서 기꺼이 휴식을 취한다. '15분 뒤에 돌아옵니다'라는 안내판을 내건 근육은 혈관을 수축해서 혈액이 위장관으로 돌아가게 한다. 배고플 때라면 몸은 계속해서 혈액을 소화기관에 보낸다. 다른 기관에서 긴급 경보를 울려 혈액을 보내 달라고 하지 않는 한 말이다.

여러분이 직장이나 학교, 집 셋 중 어딘가에 있다고 해보자. 마침 점심시간이라 배가 고파서 샌드위치를 꺼내 먹고 있다. 혈액은 소화관으로 순조롭게 이동하는 중이다. 그런데 어디선가 타는 냄새가 나더니 화재 경보가 울린다. 여러분은 **이런 젠장, 뭔가 잘못됐구나,** 라고 생각한다. 이때 여러분의 몸에서는 어떤 일이 벌어질까? 근육이 재빨리 SOS 신호를 보내면 뇌와 위는 즉시 동의한다. "점심 식사는 끝났어!" 위는 혈관을 닫고 모든 혈액을 근육으로 보낸다. 그러면 여러분은 벌떡 일어나 빠르게 밖으로 달려 나갈 것이다.

안전해질 때까지 식사가 중단되거나 무기한 연기되는 상태를 전문 용어로는 **식욕부진**^{anorexia} 이라고 한다. 사전에서는 '음식에 대한 식욕이 사라지거나 부족한 상태'라고 정의한다. 이 단어 뒤에 신경성^{nervosa} 이라는 단어가 붙으면 신경성식욕부진^{anorexia nervosa} 이 되며 '체중을 줄이려는 강박적인 욕구가 특징인 정서 장애'로 정의한다. 우리 몸이 스트레스를 처리하기 위해 배고픔 신호를 자연스럽게 차단하는 현상을 강조하기 위해 위와 같은 가정을 들어 설명했다. 이는 퍼즐에서 중요한 조각이다.

문제는 우리 뇌가 중앙선을 넘어온 차처럼 목숨과 직결된 진짜 생존 위협과 직장 상사의 윽박질과 같은 문화적 압력을 구분하지 못한다는 점이다. 스트레스 요인을 마주하면 뇌는 '위험' 신호를 읽고 대응하려고 하는데, 두려움과 고통을 불쾌감이라는 보편적인 범주에 같이 묶어버린다. 두려움은 불쾌하다. 고통도 불쾌하다. **감정적** 고통은 불쾌하다.

Eat Right Now 모임에 참여하는 에스더는 극심한 스트레스로 식욕이 사라졌던 경험을 들려주었다. 보통은 스트레스를 받으면 폭식하지만, 그날은 달랐다. "오늘은 정말 지독하게 스트레스 받는 날이었어요. 아침으로 달걀 2개와 호박씨를 먹고, 점심에도 달걀 2개를 먹었는데, 그 후로는 뭘 먹을 수가 없었어요. 끔찍한 스트레스 때문에 엄청난 양의 아드레날린이 온몸에서 뿜어져 나왔거든요. 정말 신기했어요. 예전에는 스트레스 때문에 폭식했다고 생각했는데, 오늘은 오히려 먹을 수 없었어요." 에스더는 식욕이 사라지는 정상적인 적응 반응이 갑자기 튀어나오자 놀랐다. 스트레스성폭식이라는 학습된 행동이 삶을 지배하던 와중에 폭식을 억누른 이 상황은 충격적이고도 남았다.

미셸도 에스더와 비슷한 경험을 했다. "오늘은 검사받으러 병원에 가는 날이었어요. 병원에 가는 게 정말로 싫었거든요. 병원에 가는 일이 신경 쓰여서 아침 내내 불안했고, 아침도 못 먹고 차도 못 마셨어요. 아침에 으레 하는 명상이나 간단한 방 청소도 하나도 못 했어요. 땀을 너무 많이 흘려서 집에서 나서기 전에는 셔츠도 새로 갈아입어야 했다니까요!"

여러분도 알다시피, 현대 사회의 스트레스 요인은 검치호만큼이나 빠르게 식욕을 억누를 수 있다. 이 모든 일은 빠르게 일어나며 학습이 필요 없다. 명확하고도 즉각적인 위험에 대처하는 적응 생존 기전은 우리 몸에 깊이 새겨져 있다. 위험하지 않은 상황이라면, 진화적 관점에서 허기는 비명이고 포만감은 속삭임이다. 말하자면 식량을 매일, 혹은 매주 확보할 수 없다면 한동안 굶어야 할 때를 대비해서 칼로리를 잔뜩 저장하는 편이 낫다.

냉혹한 이야기지만, 시간이 흘러 검치호 같은 즉각적인 위협이 사라지고 고칼로리 식량을 쉽게 구할 수 있게 되자, 인간은 검치호를 따돌리려고 혈액을 다리와 폐로 공급해 고통을 회피하는 대신 감정적 고통을 쾌락이나 주의 분산으로 억누르는 방법을 학습했다. 감정적 고통에는 신체적 고통이 따르지 않지만 상당히 괴롭다. 이제는 위험을 피하기 위해 뛰지 않아도 되지만 뇌는 고통에서 달아나라고 외친다. 이 고통을 멈추도록 무엇이든 하라고. 바로 여기서 부적 강화가 일어나면서 뇌의 음식 회로와 감정 회로가 얽힌다.

감정적 고통은 정말로 괴롭지만, 대동맥에서 일어나는 출혈과는 다르다. 굶주린 호랑이나 빠르게 다가오는 버스 앞에 서 있는 것처럼 즉각적인 생명의 위협을 받지 않기에 뇌는 도망칠 필요가 없다는 걸 알지만, 그래도 **무엇이든** 하려 한다. 따라서 우리가 부정적인 감정에 빠져 있으면 뇌는 "이 고통스러운 느낌을 없애서 기분이 나아질 방법을 알아"라고 말할 것이다. 인간이 조금 더 이성적인 존재였다면, 뇌에서 사고와 계획을 담당하는 부위인 전전두엽피질(인간의 뇌 영역은 실제로는 독립적으로 활동하지 않지만, 이해를 돕기 위해 계속 이렇게 설명한다)은 이렇게 제안할지도 모른다. "이봐, 감정적 욕구를 처리할 방법을 좀 더 조사해보고 최선의 길을 찾아보자고. 네 감정이 어디서 생기는지 이해하는 걸 도울 심리 치료는 어때? 아니면, 대처 방법을 개발할 인지행동 치료는? 어쩌면 실존 상담(인간 존재를 통합적으로 다루는 상담 방식 - 옮긴이)이 세상에서 네 위치를 파악하고 삶의 의미를 이해하는 데 도움이 되지 않을까?"

유감스럽게도 인간의 전전두엽피질은 생긴 지 얼마 되지 않았고 뇌에서 가장 연약한 부위여서 강렬한 감정이 솟아오르면 기능하지 못한다. 그러면 전전두엽피질보다 더 오래되었지만 반드시 더 현명하다고는 할 수 없는 생존 뇌 네트워크가 이 어려운 일을 도맡게 된다.

슬프거나 화날 때, 생존 뇌는 우리의 주의를 분노에서 다른 곳으로 돌리거나 기운 차리게 할 것을 찾는데, 애석하게도 뇌의 몇 안 되는 비장의 무기 중 하나가 지금 당장 우리의 기분을 낫게 해줄 음식의 강렬한 맛이다.

아이스크림이 맛있다는 걸 기억하는 생존 뇌는 배고프지 않다는 사실을 무시하고 얼른 아이스크림 한 숟가락을 먹으라고 말한다. 우리는 이 달콤한 음식을 먹는 기쁨이 감정의 진창에서 뒹구는 것보다 낫다는 사실을 빠르게 학습한다. 뇌는 이 사실을 기억하고 훗날을 위해 저장한다. 이것이 인간의 뇌가 음식과 감정을 연결하는 주요 방법 중 하나다. 기분이 나쁠 때, 뇌가 불쑥 끼어들어서 음식을 먹으면 기분이 좋아지거나 최소한 나쁜 기분을 일시적이나마 비워낼 수 있다고 속삭인다.

감정을 달래려고 음식을 먹기 시작하면 생존 뇌와 계획하는 뇌의 회로가 뒤얽히게 된다. 여러분이 건강한 음식을 먹거나 간식을 끊으려 계획해도 습관이 주는 위로의 힘에 넘어가는 경우가 잦아진다. "이제 간식은 안 먹어"라는 선의의 결심은 오히려 여러분이 계속 음식을 생각하게끔 한다.

여기서 요점은, 스트레스를 받으면 최근에 임시 운전 면허증을 받았지만 위험이 지나갈 때까지 안전하게 운전하려는 전전두엽피질 대신, 생존 뇌가 운전대를 잡는다는 사실이다. 그러면 일단 도로 옆에 정차한 뒤 여러분은 컵케이크를 먹으면서 자신을 위로하게 될 것이다. 이런 일이 반복될수록 이 패턴은 점점 습관으로 굳어진다.

인간은 불쾌한 감정을 외면하거나 그로부터 주의를 돌리려는 경향이 강하다. 불쾌한 감정이 일으키는 고통을 피하고 싶기 때문이다. 스트레스가 뇌를 휩쓸 때 딴 데로 주의를 돌리면 당장 그 순간에는 기분이 나아지긴 하지만, 정작 스트레스의 원인이 되는 일을 방관하는 의도치 않은 결과를 가져온다.

앞으로 여러분은 이런 상황을 바꾸기 위해 뇌를 활용하는 법을 배울 것이다. 뇌를 재설정해서 음식 감옥에서 벗어나거나 주의를 기울여서 무의식적으로 간식을 집어 먹는 행동을 멈출 수 있다. 몸이 보내는 작지만 뚜렷한 포만감 신호를 듣고 관심을 기울이는 법도 배울 수 있다. 그러나 우선 음식/감정 습관이 애초에 어떻게 이렇게나 강력해졌는지 그 과정을 먼저 살펴보자.

롭이 처음 내 진료실에 왔을 때, 그는 40대였고 82킬로그램이나 나가는 과체중이었다. 롭은 운전할 때 심한 공황발작 panic attack 이 자주 일어나 괴로워했다. 내 저서《불안이라는 중독》에서도 롭의 이야기를 익명인 '데이브'로 소개한 적 있다. 당시에는 롭이 실명을 드러내면 직장에서 해고당할까 봐 걱정했기 때문에 가명을 썼다. 롭은 불안감을 잘 치료했고 이제는 다른 중증 불안증 환자들을 돕고 있다. 나는 롭이 자신의 이야기를 다른 환자들에게 **들려준다**는 사실이 매우 기쁘다.

당시 롭은 상당히 명확한 불안증 사례자였다. 진료실로 들어오는 순간에도 그는 불안해 **보였다**. 어깨가 거의 귀에 닿을 것 같았고, 손은 주먹을 꽉 쥐고 있었으며, 헐떡거리는 숨소리에는 짧은 파열음이 섞여 있었다. 롭이 불안을 해소하고자 취한 대처 방식은 패스트푸드를 먹는 것이었다. 그는 수십 년에 걸쳐 이 습관을 강화해왔다.

불안증이 심하게 악화되면서 공황발작이 시작된 건, 롭이 5학년이 되었을 때였다. "내 어디가 잘못된 건지 아무도 몰랐습니다. 나는 그저 학교에 가고, 온종일 불안과 공포에 떨고, 집에 와서 폭식하면서 스스로를 마비시켰습니다. 그게 내가 생각해낸 해결책이었죠."

다른 사람들처럼 롭도 문제를 해결하기 위해 어릴 때부터 어른이 돼서까지 다이어트와 운동을 했다. "몸무게가 점점 줄기 시작했고 운동을 병행하면서는 거의 13~18킬로그램을 뺐습니다. 하지만 어떤 순간이 오면 악순환이 반복되었습니다. 대개는 불안과 공포 때문이었죠." 롭은 오랫동안 "아무도 몰래 도망치고 싶을 때", 불안과 공포를 마비시키고 "외로움과 그 외 모든 것"을 피하려고 먹었다고 털어놓았다.

자신으로부터 달아나고 싶은 많은 사람들이 술이나 마약에 의존한다. 롭은 마약 대신 패스트푸드에 매달렸다. 롭의 행동은 마약이나 알코올 중독과 싸우는 그의 친구들이나 내 환자들의 모습을 빼닮았다. 그는 혼자 차에서 햄버거를 왕창 먹고 가족과 친구들에게 들키지 않으려 먹고 난 쓰레기를 한 톨도 남기지 않고 치웠다. 그러고는 "내일부터는 건강한 음식을 먹을 거야. 내일부터 시작하면 돼"라고 다짐했다. 중독 환자들이 뭔가를 끊지 못하는 행동 패턴을 그저 '습관'이라고 말하는 것처럼, 롭의 습관도 그를 갉아먹는 의도된 말장난에 불과했다. 롭의 건강은 재난 수준이었다. 과도한 몸무게 때문에 혈압도 높았고, 수면 문제와 간 질환도 있어서 도저히 출구가 보이지 않았다.

습관의 속성

아침에 눈을 떴는데, '걷는 법'에 대한 기억이 지워져서 일어설 수 없다면 어떨까. 이제, 여러분의 뇌가 평생에 걸쳐 자동화한 여러 자질구레한 비법을 하나하나 떠올려본다. 아침 일과부터 살펴보자. 옷을 입고, 양치질하고, 샤워하고, 커피를 내리고, 아침 식사를 차리고 먹는다(턱받이는 필요 없다. 첫 시도에서 숟가락을 정확하게 입에 넣는 방법은 기억했으니까!). 생각하지 않고도 할 수 있는 모든 행동을 헤아려보면 이 목록은 금세 수백, 심지어 수천 가지로 불어난다. 왜 그럴까? 이것들은 습관이기 때문이다. 구체적으로 말해, 도움되는 습관이다.

기본적으로 인간의 뇌는 같은 순서로 반복하는 행동을 자동화해서 새로운 것을 학습할 에너지를 아낀다. 훌륭한 전략이다. 이 과정은 무척 능률적이라 의식하면 잘 안 된다. 가령 운동화 끈을 묶는 행동을 의식하면 오히려 잘 묶이지 않는다. 또 걷는 과정을 의식하면서 걷다 보면 꼭 어딘가에 걸려 넘어진다.

인간의 뇌는 습관을 무척 빠르게 익히기 때문에 어떤 행동은 한 번만으로도 습관으로 정착된다. 단 한 번이면 끝이다. 아기가 아이스크림을 처음 먹을 때처럼 한번 해봤는데 보상이 너무나 크면, 이는 곧바로 습관이 된다. 대부분의 경우에는 상관없다. 하지만 음식이라면 문제가 될 수 있다.

　이 책을 읽으면서 머릿속에 새겨둘 **습관**의 단순한 정의는 다음과 같다. '정착된 혹은 규칙적인 경향성이나 관행, 특히 그만두기 힘든 것.' 여러분은 몇 번 해보는 것만으로 아침 일과에 정착하고 운동화 끈을 묶는 습관을 들였다. 일단 습관이 되면 어떻게 하는지 기억할 필요가 없다. 반쯤 잠든 상태로도 할 수 있기 때문이다. 한 번 습관으로 설정된 뒤에는 세부적인 과정은 다 잊어버린다.

　습관은 우리가 익히는 기술과 비슷하면서 다르다. 기술은 운동화 끈 묶기처럼 의식조차 하지 않고 해내는 몇 단계보다는 조금 더 복잡하다. 자전거 타기나 악기 연주 같은 기술은 일단 익히면 훗날 중단하더라도 그 부분부터 다시 시작할 수 있고, 시간이 지나면 어느 정도 수준까지 실력을 향상할 수 있다. 한편, 한동안 기술을 연습하지 않거나 사용하지 않으면 그동안 익힌 기술을 잃을 수도 있다.

　인간의 뇌는 순간순간 사용하는 에너지를 절약하려고 수많은 예측을 한다. 뇌는 과거 경험을 바탕으로 미래에도 같은 행동이 비슷한 결과를 내리라고 추측한다. 과거에 좋은 결과를 냈다면 미래에도 좋은 결과를 낼 것이다. 바로 여기서 습관이 설정되면 잊어버리는 일이 시작된다. 한 번 습관이 설정된 다음에는 세부 사항은 잊어버리고 여기에 드는 에너지를 아껴서 새로운 것을 학습한다. 이 과정은 쇼핑부터 감정적 식사, 음식/감정 회로와 그 밖의 습관적인 식사 회로를 차단하는 일까지, 우리 일상의 모든 부분에서 매우 중요하다.

잭이 콘넛츠를 비롯해 그 밖의 습관적 식사에서 발견했듯이, 그리고 여러분도 각자 경험을 돌아봤을 때, 습관이 항상 유익하지는 않았을 것이다. 습관의 95퍼센트 정도는 유용하겠지만(매일 아침 커피 내리는 법을 다시 배울 필요가 없으니까), 나머지 5퍼센트는 문제가 될 수 있다. 흡연이나 무의식적 식사, 과식 같은 습관은 암이나 당뇨 등 온갖 건강 문제로 이어질 수 있다.

사소한 습관도 심각한 결과를 초래할 수 있다. 퇴근길에 자연스럽게 상점을 들르는 습관 때문에 집에 도착해서야 군것질거리가 두 손 가득 들려 있는 자신을 보고 매번 실망한 적 있는가? 스트레스나 불안 때문에 끝없이 일을 미룬 끝에 산더미처럼 쌓여 있는 업무를 보고 매번 망연자실한다면? 이 모든 게 은근히 우리를 좀먹는, 도움되지 않는 습관들이다.

그렇다면, 우리 뇌는 애초에 어떤 것을 습관으로 만드는 걸까?

안와전두피질: 보상 체계 결정권자

전전두엽피질에서 가장 중요한 부분은 안와전두피질 orbitofrontal cor-

^{tex}이다. 안와전두피질은 우리의 모든 행동이 생존에 유리한지 불리한지를 계속 비교한다. 새로운 맛의 아이스크림을 먹거나 새로운 노래를 듣거나 처음 해보는 행동처럼 우리가 새로운 것을 시도할 때마다 안와전두피질은 새로운 맛(혹은 행동)을 과거에서 가장 비슷했던 맛(혹은 행동)과 비교한다. 그다음, 어느 쪽이 더 나은지 결정한 뒤 다음 결정에 참고할 수 있도록 새로운 맛(혹은 행동)을 계속 확장되는 보상 체계에 집어넣는다. 안와전두피질은 결정권자라고 생각하면 된다. 하지만 그렇다고 해도 무작위로, 즉흥적으로, 혹은 독단적으로 결정하지는 않는다. 안와전두피질에는 계획이 있다. 그리고 이 계획은 특정 행동이 어떤 감정을 일으키는지를 바탕으로 수립된다.

안와전두피질의 주요 책무는 보상 체계를 세워 특정 행동의 보상 가치를 결정하는 것이다. 원시인이었던 선조들 덕분에 안와전두피질은 단 하나의 규칙을 고수한다. 즉, 생존이라는 관점에서 A가 B보다 보상이 크면 A를 선택한다. 우리는 항상 두 가지 행동 중 하나를 선택하는데, 바로 이때 안와전두피질은 최소한 지금 당장 최상의 선택이 무엇일지를 결정한다.

보상 체계가 결정되는 과정을 살펴보기 위해 아기가 어떤 음식을 처음 먹는 상황으로 돌아가보자. 아기가 아이스크림 **혹은** 브로콜리를 먹어본 적이 없다고 가정했을 때, 아기가 아이스크림을 한 입 먹으면 무슨 일이 일어날지 우리는 충분히 짐작할 수 있다. 그러면 이제 아기에게 브로콜리를 주었다고 해보자. 아기는 맛있게 먹을 수도 있고, "왜 나를 괴롭혀요?"라는 듯 찡그린 표정으로 브로콜리를 뱉어버릴 수도 있다. 하지만 아기에게 아이스크림과 브로콜리를 동시에 보여주면 아기는 아이스크림을 선택할 것이다. 언제나, 항상.

브로콜리와 아이스크림이 대결하는 순간에 우리 뇌에서는 대체 무슨 일이 일어날까? 안와전두피질은 아이스크림과 브로콜리의 칼로리를 비교한다. 칼로리는 곧 생존이므로 칼로리가 더 높은 쪽을 선택한다. 문제는 이런 선택에 세상이 과거와 달라졌다는 사실은 고려되지 않는다는 점이다. 원시 시대에는 냉장고나 패스트푸드점이 없었다. 그러나 이제 대부분의 사람들은 음식을 언제라도 먹을 수 있으므로 생존이라는 관점에서 고칼로리 여부는 더는 유일한 고려 사항이 아니다. 이성적인 전전두엽피질은 의무감을 가지고 브로콜리를 먹으라고 권할 테지만, 그보다 오래된 생존 뇌는 "나는 아이스크림을 먹을 거야"라고 주장한다.

여기서 안와전두피질의 주요 역할은 둘을 비교하는 것이다. 하지만 이 문제는 음식 자체를 넘어선다. 안와전두피질은 감각, 감정, 행동 정보가 통합되는 영역에 있다. 수많은 정보를 나누고 분류하여 세세한 부분까지 기록한 거대한 목록을 만드는 대신 안와전두피질은 특정 상황에서 어떤 행동을 하고 어떤 감정을 느꼈는지 살펴본 다음, 행동의 복합적인 보상 가치를 결정한다. 이 과정을 **덩이 짓기**chunking라고 한다.

어렸을 적 생일파티를 떠올려보자. 여러분의 뇌는 생일파티

현장에서 받아들인 모든 감각 및 감정 정보를 연결한다. 생일 케이크의 맛부터 친구들과 함께한 놀이, 웃음소리, 눈길을 잡아끄는 장식들, 목청껏 노래했을 때의 들뜬 마음까지, 모두를 하나의 복합적인 보상 가치로 통합한다. '생일 케이크 = 즐거워!' 이것이 뇌가 능률적으로 일하는 과정이다.

따라서 먹을 음식을 고를 때, 우리는 칼로리만 고려하지는 않는다. 안와전두피질은 전후 맥락에 연관된 정보, 즉 언제 먹었는지, 누구와 함께였는지, 당시 기분은 어땠는지, 왜 먹고 있는지(예를 들어 축하하기 위해서인지 위안을 얻기 위해서인지)도 고려하며, 모든 변수를 합쳐서 최종 답안을 제시한다. 여기에는 문자 그대로 공식이 있다.

보상 가치: 레스콜라-와그너 모델

1970년대에 두 과학자 로버트 레스콜라^{Robert Rescorla} 와 앨런 와그너^{Allan Wagner} 는 동물의 학습 행동을 연구했다. 두 사람은 강화학습의 허점을 상당히 보완해 좀 더 특별한 수학적 공식을 완성했다. 바로 레스콜라-와그너 모델^{Rescorla-Wagner model} 이다. 이 모델은 예측한 것과 실제 받아들인 것을 비교하는 인간 뇌의 능력을 고려하는데, 이 둘 사이의 괴리를 뇌가 인지할 때 학습이 일어난다. 또한 레스콜라와 와그너는 행동을 바꾸려면 보상 체계에서 해당 행동이 차지하는 위상을 바꾸는 것만이 유일한 방법이라고 주장했다. 주목할 점은 이 과정에서 인간의 의지력은 필요 없다는 사실이다.

먼저 안와전두피질이 보상 체계를 설정하는 방식부터 살펴보자. 뇌는 과거의 보상을 근거로 특정 행동의 현재 보상 가치가 얼마나 될지를 계산한다. 하지만 이게 다가 아니라 약간의 재량권이 개입되기도 한다. 뇌는 마지막으로 행동을 한 뒤 상황이 바뀌었을 경우를 대비해서 보상 가치를 최신 정보로 업데이트할 수 있는 여지를 남겨두고, 다른 행동과 비교하여 이 행동이 보상 체계의 어디쯤 위치하는지를 결정한다.

예시를 들어보겠다. 어렸을 때 생일파티를 여러 번 했지만 내 마음속에는 초콜릿케이크가 확실한 보상 가치로 저장되었다. 즉 내 보상 체계에서 초콜릿케이크는 꽤 높은 위상을 차지한다. 어느 날, 동네에 새로 생긴 제과점을 지나다가 창문 너머로 초콜릿케이크를 발견한다. "와, 정말 맛있어 보이는군!"이라는 내 위의 의사 표현을 알아채곤, 나는 가게에 들어가 한 조각을 사서 먹는다. 한입 먹은 후 머릿속이 즐거움으로 가득 차면, 즉 내가 먹어본 것 중 가장 맛있는 케이크라는 생각이 들면, 안와전두피질은 잭팟이 터졌다고 내게 속삭인다. 나는 이 제과점 케이크가 너무나 맛있어서 앞으로 자주 들르게 되리라고 학습한다.

어떻게 학습할까? 내 안와전두피질은 마음속에 보상 가치의 기준을 세웠다. 이 기준에 따르면 케이크는 안와전두피질의 기대를 충족하거나, 훨씬 넘거나 충족하지 않을 수 있다. 케이크가 그럭저럭 기대를 충족하면 내 세상은 크게 변하지 않을 것이다. 그러니까, 새 제과점을 초콜릿케이크를 살 만한 가게 목록에 올리겠지만 일부러 사러 오지는 않을 것이다. 하지만 케이크가 기대보다 훨씬 더 맛있다면 내 뇌는 소위 긍정적 예측오류positive prediction error를 일으킨다. 뇌의 보상 중추 여기저기에서 도파민이 분비되면서, 이제 나는 케이크를 사려면 꼭 이 제과점에 와야겠다고 학습한다. 내 뇌는 이제 다른 제과점보다 이 제과점을 선호하게 되었다. 의식적인 작용이 아니다. 내 뇌는 이 제과점을 케이크와 연관 짓도록 학습했다. 따라서 훗날 내가 이 제과점을 지나간다면 창문 너머로 케이크를 보든, 지난번에 먹었던 케이크 맛을 떠올리든 일단 들어가서 케이크를 먹어야겠다는 충동을 느낄 것이다.

한데 케이크가 영 맛이 없었다면 내 뇌에서는 어떤 일이 일어날까? 기대보다 뛰어날 때 긍정적 예측오류를 일으킨다면, 기대에 못 미칠 때는 부정적 예측오류negative prediction error를 일으킨다. 게다가 케이크를 먹었다가 식중독에라도 걸렸다면, 내 뇌는 이 제과점을 전염병의 온상처럼 여기고 절대 가지 말라고 할 것이다

대부분은 아닐지라도 이것이 뇌가 습관을 설정하는 방법을 학습하는 중요한 경로 중 하나다. 음식뿐만 아니라 어떤 습관이라도 마찬가지다.

그러면 긍정적 및 부정적 예측오류를 통해 습관을 형성하는 과정을 살펴보자. 순서가 중요하다.

먼저, 우리는 정적 혹은 부적 강화를 통해 행동을 학습한다. 생일을 예로 들면, 우리는 케이크가 맛있다는 사실을 배우고 좋은

감정과 연관 짓는다. 다음으로, 안와전두피질이 다른 행동과 비교하여 이 행동의 위상이 어디쯤일지 분류하고 뇌의 보상 체계에 집어넣는다. 우리는 브로콜리보다 케이크가 더 좋다는 사실을 학습한다. 이를 몇 번 반복해서 보상 체계에서 케이크의 위상을 굳힌 뒤, 습관으로 설정해서 세부 사항에 신경 쓸 필요가 없게 한다. 이제 우리는 자동으로 보상이 더 낮은 행동보다 보상이 더 높은 행동, 즉 케이크 먹기를 선택한다. 케이크는 브로콜리보다 보상 체계가 높다. 케이크는 지루함을 이긴다. 케이크는 나쁜 감정을 억제한다. 이 예시에서 케이크는 아주 맛있지 않아도 괜찮다. 나쁜 감정을 잊을 만큼만 맛있으면 된다. 더욱이 우리가 자동 조종 상태에 이르면 그냥 음식이 있어서 먹는다. 케이크를 보면 케이크를 먹는다.

뭔가가 우리를 뒤흔들어서 자동 조종 상태에서 빠져나오게 하기 전까지 우리는 이런 습관 패턴에 파묻힌 채 살아간다. 한 번 더 강조하면, 행동을 바꿀 유일한 방법은 보상 체계 내에서 행동의 위상을 바꾸는 것이다. 바로 여기서 긍정적 및 부정적 예측오류가 중요해진다. 기대를 뛰어넘는 뭔가를 발견하면 우리는 이를 찾아서 더 많이 반복한다. 만약 어떤 행동이 기대보다 나빴다면 그 행동을 많이 하지 않을 것이다. 이는 식중독에 걸려서 (최소한 잠시라도) 케이크를 먹지 못할 때처럼 다소 무작위로 일어날 수 있다. 혹은 의도적으로 일으킬 수도 있다. 의도적이라고 해도 이성이나 의지력과는 아무 상관없다. 이 공식에서 **의무감**이 차지할 자리는 없다. 여기서 의도는 단순하고도 중대하며 유일한 요소인 알아차림을 기반으로 한다. 이제부터 재키, 잭, 롭, 그 외 다른 사람들이 알아차림을 어떻게 활용했는지 살펴볼 것이다.

하지만 아직은 뇌에 관해 여러분이 알아야 할 것이 하나 더 남아 있다.

탐색 대 활용 균형

식사를 할지 말지, 혹은 언제 먹을지를 결정하기 전에 먼저 식량부터 찾아야 한다. 수렵채집인이었던 선조들에게는 식량 찾기가 전일제 업무나 마찬가지였다. 여러분이 선조들의 관점에서 음식을 선택한다고 생각해보자. 옛날에는 냉장고나 음식 배달 서비스가 없었으므로 선조들은 온종일 식량 공급원을 찾아다녀야 했다. 선조들은 이동하는 동물 무리를 따라다니면서 먹을거리를 사냥했다. 아니면 산딸기가 많은 장소를 발견하면 그곳에 자리를 잡고 산딸기를 다 먹을 때까지 머물렀다. 산딸기를 다 먹으면 채집할 식량을 찾아 다시 이동했다. 신경과학계에서는 이를 탐색(보상 가치와 상관없이 다양한 행동을 시도해보는 경향-옮긴이) 대 활용(가장 좋다고 판단한 행동에 집중하는 경향-옮긴이) 균형이라고 한다.

선조들은 새로운 영역을 탐색해서 고품질의 식량 공급원을 새롭게 찾아낼지, 아니면 이동하기 전까지 충분히 오래 머무르면서 식량을 먹을지 효율적으로 선택해야 했다. 너무 빨리 이동하면 쉽게 식량을 얻을 기회를 잃을 수 있었다. 반대로 한 장소에 오래 머무르면 식량 공급원이 바닥나서 굶주리거나 더 나은 식량이 많은 장소를 찾을 기회를 놓칠 수도 있었다. 그러므로 탐색과 활용 사이에서 균형을 잡는 일은 생존에 중요하다.

오늘날 인간의 뇌는 **여전히** 탐색 대 활용 균형이라는 개념에 사로잡혀 있다. 최근에 단골 식당에 갔던 일을 떠올려보자. 항상 먹던 메뉴를 주문했는가, 아니면 새로운 메뉴에 도전했는가? 좋아하는 메뉴를 고집하면 맛있는 식사가 보장된다. 그러나 메뉴판에 있는 모든 요리를 먹어보지 않고서 그 메뉴가 정말로 가장 좋아하는 요리인지 어떻게 확신하는가? 어쩌면 여러분은 더 맛있는 요리를 놓치고 있을지도 모른다.

끊임없이 변화하는 세상에서 우리는 새로운 환경에 적응해야 한다. 단골 식당을 고수할지 아니면 새로 연 식당에 도전할지를 두고 탐색 대 활용 균형을 적용해볼 수 있다. 이런 방식은 안와전두피질이 작용하는 방식과 똑같다. 인간의 뇌는 가능한 한 최상의 생존 방식을 찾아 적용하려고 한다는 점을 잊지 말자. 안와전두피질은 새로운 곳을 탐색할지, 익숙하고 좋은 것을 고수할지 결정한다.

자원을 활용할 때 인간은 현재의 보상을 극대화한다. 우리는 좋은 것을 찾는다. 좋은 것을 먹는다. 이 음식이 당장 먹을 수 있는 좋은 것이며 식량을 찾을 훌륭한 장소라고 학습한다. 탐색하면서 얻은 정보는 장기적인 보상을 극대화하기 위해 나중에 활용할 수도 있다. 불확실하고 시시각각 변하는 환경에서 보상 가치는 당장 알 수 없고 시간에 따라 바뀌므로 우리는 탐색과 활용을 번갈아 이용해 유연하게 대처해야 한다. 유연성이 핵심이다. 탐색에 지나치게 몰두하면 항상 더 나은 것을 찾아다니면서 지금 바로 우리 앞에 있는 것에 만족하지 못한다. 반면 활용에 지나치게 쏠리면 습관에 매몰되고 만다.

생존법 학습부터 습관이나 중독에 매몰되기까지 모든 곳에서 나타나는 도파민은 탐색 대 활용 균형에서 중요한 역할을 하는 신경전달물질이다. 새로운 도시에 새로 개업한 식당에 가려면 자동차 연료를 소모해야 하듯이, 새로운 영역을 탐색하려면 에너지가 소모된다. 새 업무를 시작하면 처음 두 주 정도는 기진맥진해지는 이유가 여기에 있다. 새 업무를 계속 살피고 일이 어떻게 돌아가는지 배워야 하기 때문이다.

반대로 제자리에 가만히 있으면 연료통을 채울 필요가 없다. 정적 강화를 통해 학습할 때처럼, 새로운 것을 탐색하고 학습할 때는 뇌에서 도파민이 짧게 분비되는데, 이를 **위상성 활성**^{phasic firing}이라고 한다. 우리가 새 직장에서 프린터나 화장실 위치를 찾으면 도파민 신호가 분출되면서 위치를 기억한다. 위상성 활성과 달리 도파민이 전전두엽피질 같은 영역에서 규칙적으로 분비되면 **강직성 활성**^{tonic tone}이라고 한다. 강직성 도파민 활성이 늘어나면 탐색을 촉진하고, 그 반대의 경우 그대로 머물면서 활용을 촉진한다고 여겨진다. 이렇게 뇌의 어디서 어떻게 활성화하는지에 따라 하나의 신경전달물질이 다양한 기능을 한다.

현재 정착한 곳에서 벗어나 새로운 영역을 기꺼이 탐색해보려는 마음에 영향을 미치는 것은 유용한 정보의 양이다. 식당 비유를 계속 들어보겠다. 단골 식당 근처에 새 식당이 개업했다면, 새 식당을 먼저 방문한 사람들의 경험담을 기다릴 수도 있고, 직접 가서 운에 맡긴 채 새로운 요리를 주문할 수도 있다. 신경과학 이론은 "새 식당에 가볼까?" 딜레마를 해결하는 탐색 방법으로 두 가지가 있다고 주장한다. 바로 지시 탐색과 무작위 탐색이다. 둘 다 각각 장점이 있다.

여러분은 거리를 걷다가 우연히 오늘 개업한 새 식당을 발견했다. 그러면 일단 집에 가서 새 식당과 관련된 온라인 리뷰가 올라오기를 기다릴 수 있다(리뷰가 믿을 만하기를 바라면서). 이러한 탐색은 지시 탐색이다.

지시 탐색의 장점은 정보가 많을수록 최적의 결과를 얻을 수 있다는 것이다. 하지만 시간과 에너지가 소모되고, 결과는 정보의 질에 따라 달라진다. 가령 음식 평론가의 평가와 문외한이 쓴 옐프Yelp(미국 맛집 평가 앱-옮긴이) 후기가 정반대일 수도 있다. 많은 정보가 항상 더 좋은 결과를 가져오지는 않는다. 인터넷에서 뭔가 검색해본 경험을 떠올려보라.

아니면 그냥 식당에 가서 직접 먹어볼 수도 있다. 여러분이 직접 가서 뭔가를 해보는 것은 무작위 탐색에 가깝다. 무작위 탐색은 시간과 에너지가 적게 들지만 좋은 결과가 보장되지는 않는다.

뇌는 여러 선택지를 탐색해 최적의 선택을 한 다음, 그 효용이 사라질 때까지 활용하는 방식으로 우리의 생존을 돕는다. 우리는 균형(머무를지 이동할지) 사이에서 전환하는 편법을 개발했지만, 이 편법은 우리가 주의를 집중하고, 사용하는 전략이 과거와 똑같이 작용할 때만 제대로 작동한다.

해마다 질 좋은 농작물이 생산되는 비옥한 토지를 항상 같은 방식으로 경작하는 농부를 생각해보자. 그런데 토양의 양분이 모두 소진되는 시기를 놓쳐버리면, 토지를 몇 년간 휴한지로 돌리면서 이를 대체할 다른 땅을 탐색해야 할 것이다. 이런 사고방식이 좀 더 현대적으로 적용된 예를 들어보겠다. 절친한 친구와 싸운 뒤 좋아하는 피자를 몇 조각 더 먹거나 아이스크림을 먹으면서 위안을 얻는 일은 어렸을 때라면 부정적인 결과를 야기하지는 않는다. 그러나 어른이 되어서도 계속 똑같이 행동한다면 어딘가에 갇힌 듯 갑갑한 기분이 들 것이다.

뇌가 작동하는 방식과 이에 관한 이론들이 실제 삶에서 어떻게 나타나는지 연결해보면 다음과 같다.

정적 강화를 통해 잭은 어릴 때 콘넛츠가 맛있다는 사실을 학습했다. 그는 지금 콘넛츠를 습관적으로 먹는다. 재키와 롭은 (강도는 낮지만 잭도) 부적 강화를 통해 우울과 불안에 대응하는 전략으로 먹는 방법을 학습했다. 스트레스받으면 당근을 갈아 먹는 '선진국형' 식습관 문제가 있는 트레이시의 사례는 간식이나 과자를 건강한 음식으로 대체하더라도 자기 안의 아귀가 더 허기에 시달리게 할 뿐이라는 점을 보여준다. 재키와 롭의 사례는 안와전두피질이 건강한 음식보다 블리스 포인트를 충족하는 음식을 더 선호한다는 사실을 여실히 드러낸다. 더불어 불편한 감정에 제대로 대응하지 않고 음식으로 감정을 억누르면 이 행동이 더 높은 보상 가치로 자리매김한다는 사실도 알려준다.

우리 뇌는 일단 효과가 있는 듯한 전략을 찾아낸 다음, 이보다 더 나은 전략을 찾을 수 없다면 활용 상태로 전환한다. 그러면 전략은 공고해져 기존 행동은 바꾸기 어려운 습관으로 굳어진다. 이는 잭, 재키, 롭 모두가 공유하는 과정으로, 세 사람은 변화하려고 의무감과 의지력을 불태웠지만 모두 (여러 번) 실패했다. 그들은 뇌가 어떻게 작동하는지 이해하지 못했다. 결정적으로 해결책이 바로 눈앞에, 동시에 '눈 뒤에' 있다는 사실을 몰랐다. 이들이 안와전두피질의 힘을 이용하려면 알아차림을 활용하는 법을 먼저 배워야 했다. 하지만 그보다도 세 사람은 (그리고 우리도) 애초에 의지력이 실패하는 이유부터 알아야만 했다.

Chapter 3

기존의 다이어트 이론이 소용없는 이유

문제의 답은 단순해 보인다. 우리는 계획하는 뇌와 감정과 식품 산업계가 우리 인간의 생존 본능을 혼란스럽게 만들기 전에는 언제, 무엇을, 어떻게 먹었는지를 알아내서 그냥 예전의 식습관으로 돌아가면 그만이다. 작가이자 저널리스트인 마이클 폴란 Michael Pollan 의 말을 인용해보면, "증조할머니께서 음식이라고 생각하지 않으셨던 것은 무엇이든 먹으면 안 된다." 또 너무 많이 먹어도 안 된다.

아주 간단해 보인다. 이 조언을 따르면 여러분은 문자 그대로 저울의 균형을 무너뜨리는 일 없이 건강하게 살 것이다. 이 규칙은 우리가 필요한 영양소를 충족하게 돕는 동시에 적정량보다 더 많이 먹도록 꾀는 뇌의 속임수에 넘어가지 않게 한다. 그러나 이 규칙을 지키기는 본질적으로 쉽지 않으며, 특히 감정이 연관되면 더 그렇다.

'이건 먹고 저건 먹지 않는다'는 규칙은 보기보다 복잡하다. 우리의 뇌는 감정을 다루는데 미숙하고, 식품 기업은 우리의 생존 신호를 해킹하거나 심지어 우회하는 제품을 만들 수 있다. 흥미롭게도 체중 감량 산업은 100년 전의 유행 다이어트까지 거슬러 올라간다. 역사적으로 유명한 다이어트로는 레모네이드 다이어트(1941)가 있다. 열흘 동안 하루에 여섯 번, 레몬주스, 메이플시럽, 물, 카엔페퍼 혼합물만 마셔서 정크푸드, 마약, 알코올을 해독하는 다이어트다. 1950년대에는 7일 동안 양배추 수프만 먹는 다이어트가 유행했다.

다이어트를 어엿한 하나의 산업으로 발전시킨 상징적인 기업은 웨이트워처스(지금은 WW 인터내셔널로 이름을 바꿨다)라고 할 수 있다. 웨이트워처스는 뉴욕 퀸스에 사는 가정주부 진 니데치Jean Nidetch가 1963년에 설립했다. 앞서 잠깐 언급했는데, 공교롭게도 같은 해에 레이 감자칩이 "하나만 먹고는 못 배길걸요!"라는 슬로건을 내걸었다.

웨이트워처스를 설립하기 몇 년 전, 몸무게가 97킬로그램에 육박했던 진은 뉴욕시 보건위원회가 운영하는 10주 체중 감량 프로그램에 참여했다. 엄격한 다이어트를 거쳐 9킬로그램이나 몸무게를 줄였지만, 체중계 눈금은 거기서 멈췄다. 진은 친구들의 도움을 받아 지지 모임을 만들었다. 짜잔, 바로 웨이트워처스의 탄생이었다. 이후 반세기 동안에도 다이어트 산업계는 여전히 '칼로리를 섭취하면 칼로리를 소모하라' 공식, 즉 '적게 먹고 많이 운동하라'는 관념에 갇혀 있었다. 웨이트워처스는 매주 몸무게 측정을 통해 사람들이 다이어트를 유지하도록 도우면서 유명해졌다. 내 환자 중에도 이 프로그램에 참여했던 사람이 많았는데, "굴욕스럽고" "뚱뚱하다고 조롱당하는" 일로 묘사했다.

다이어트 산업은 선한 의도로 생겼지만, 몸무게를 줄이는 일에서 의지력을 강조하면서 치명적인 결함을 드러냈다. 인간의 뇌는 의지력만으로 움직이지 않기에 그토록 많은 사람들이 전통적인 다이어트 방법을 따르다가 좌절을 맛보곤 하는 것이다.

의지력 신화

나는 1970년대에 선풍적인 인기를 끈 텔레비전 코미디 프로그램 〈밥 뉴하트 쇼 The Bob Newhart Show〉를 좋아한다. 풍자극이 시작되면 한 여성이 심리학자 로버트 '밥' 하틀리의 진료실로 들어온다(전설적인 코미디언 밥 뉴하트가 심리 치료사 역할을 맡았다).

여성은 산 채로 상자에 갇혀 묻힐 것 같다며 공포를 호소하고 뉴하트는 치료를 돕겠다고 대답한다. 두 사람은 우왕좌왕하면서 치료하는 데 얼마나 걸릴지, 진료비는 얼마나 받을지 대화를 주고받는다. 뉴하트는 치료를 끝까지 받지 않더라도 환불은 안 된다고 당부한다. 여성은 진료 내용을 메모해야 하는지 묻는다. 뉴하트는 치료는 아주 간단하고 누구나 기억할 수 있다면서 여성을 안심시킨다. 그러고서 그는 여성을 향해 책상 위로 몸을 기울인 채 소리친다. "그만!"

"네?" 여성이 놀라 되묻는다.

"**그거** 그만하라고!" 그는 조금 길게 늘여 소리친다.

"그거 그만하라고요?" 여성은 이해하려고 애쓰면서 되묻는다. 치료가 이게 전부라는 사실이 믿기지 않는다. 아이러니하게도 풍자극은 겨우 5분 남짓이다. 유튜브에서 공짜로 볼 수 있다는 사실만으로도 이 풍자극은 충분히 가치가 있다.

뉴하트의 풍자극은 오늘날에도 통한다. 우리는 정신 및 신체 행동을 스스로 통제할 수 있다고 믿는다. 정신력이 강하면 어떤 유혹에도 저항할 수 있다고 생각한다. 하지만 우리 뇌는 그렇지 않다는 사실을 안다.

여러분은 이미 경험으로 알고 있다. 의지력이 패배했던 모든 상황을 되새겨보라. 이런저런 일로 고객지원 상담원과 전화할 때마다 항상 화를 냈던 일을 떠올리면 나는 몹시 민망해진다. 인내심을 잃었을 때마다, 목소리가 커졌을 때마다, 통제력을 잃었을 때마다 나는 나중에 크게 후회했다. 상담원의 잘못이 아니기 때문이다. 사실 상담원은 최대한 우리를 도우려 한다(세상 모든 고객지원 센터 상담원에게 용서를 구한다. 다음에는 더 노력하겠다. 의지력만 조금 더 있으면 할 수 있을 것 같다).

많을수록 해로운 길티 플레저나 성가신 습관은 누구에게나 있다. 컨디션이 좋은 날에는 충분히 통제할 수 있다고 생각하지만,

컨디션이 나빠 통제하지 못한 날에는 자신을 탓하면서 시간을 허비한다. 자신을 속이려 해도 소용없다. 확률상 우리는 성공하지 못할 테니까.

절제 위반 효과

갖고 싶은 것을 얻지 못하면 어떻게 될까? 당연히 더 강렬하게 갖고 싶어진다. 아이스크림이나 컵케이크, 초콜릿을 먹지 않겠다고 결심하면, 헤어진 연인처럼 금지된 음식이 머릿속에 들러붙는다. 사방에서 금지된 음식이 눈에 띈다. 꿈에도 금지된 음식이 나온다. 심리학에서 유명한 흰곰 효과(특정한 생각이나 욕구를 억누르려고 할수록 자꾸 떠오르면서 더 하게 되는 현상. 심리학자 대니얼 웨그너가 한 실험에서 유래한 용어로, 웨그너는 A 그룹에는 '흰곰을 생각하라'고 지시하고 B 그룹에는 '흰곰은 생각하지 마라'고 지시했다. 실험 결과, '흰곰은 생각하지 마라'는 지시를 받은 그룹이 역설적으로 흰곰을 더 많이 떠올렸다-옮긴이)처럼, 생각하지 않으려 할수록 더더욱 머릿속에서 떨어지지 않는다. 저항하면 갈망은 지속된다.

이 책의 후반부인 '갈망 괴물' 부분에서 자세히 설명하겠지만, 저항/지속 순환 회로는 엄청난 시간과 에너지를 소모한다. 홍수로 불어난 물은 계속 차오르다가 결국 댐을 무너뜨린다. 중독 정신의학에서는 댐이 무너지는 일이 너무나 흔해서 절제 위반 효과abstinence violation effect라는 용어도 있다(금욕 위반 효과라고도 한다). 절제 위반 효과는 1980년대에 워싱턴대학교 중독 연구자 앨런 말레트 Alan Marlatt 와 주디스 고든 Judith Gordon 이 처음 소개했다.

말레트와 고든은 알코올 중독을 연구하다가 다음과 같은 패턴을 발견했다. 한동안 술을 끊었던 사람이 한 번 실수하면 다시 금주하지 못하고 심각한 상태에 빠진다. 알코올을 한 모금만 마시는 데 그치지 않고 진탕 마시는 예전의 음주 습관으로 되돌아가는 것이다. 코카인 중독을 극복한 사람이 코카인에 다시 손대면, 한 차례 흡입하는 것에서 멈추지 않고 걷잡을 수 없이 빠르게 옛 습관으로 되돌아간다. 금연한 뒤 20년쯤 후에 담배를 입에 문다? 당장 하루 한 갑 피우던 예전으로 되돌아간다.

내 환자들은 절제 위반 효과의 사전적 정의를 몸소 보여주는 사례다. 환자들은 '빌어먹을!'이라며 한탄한다. **내가 망쳤어, 통제력을 잃어버렸어. 계속 먹지 않아야 했는데. 빌어먹을!**

재키는 이렇게 설명한다. "항상 음식만 생각했어요. 그러다가 끔찍한 하루를 보내면 폭식하고 싶다는 생각이 머릿속에 들어차기 시작하죠. 모 아니면 도라는 생각에 사로잡히면 일단 뛰어들고 봅니다. 식사 규칙을 어기면 '망할!' 하고 말한 뒤, 먹을 수 있는 모든 것을 먹어 치우는 뷔페 모드로 돌입해서 금지했던 음식들을 먹어요. 브로콜리를 폭식할 수는 없으니까요."

충분히 훈련하면 욕망을 다스릴 수 있다고 생각하는 사람도 있다. **식욕을 억제하는 법을 익힐 수만 있다면 더 잘 할 수 있을 텐데.** 하지만 연구 결과를 보면 자기 통제라는 중요한 정신 근육을 단련하기 위해 의지력이라는 팔굽혀펴기를 할 수 있는지에 의구심이 생긴다. 연구 결과에 따르면, 극소수의 운 좋은 사람만이 유전적으로 의지력을 타고난다. 그 외 연구들은 의지력이 사실은 유용한 정신 근육이라기보다는 신화에 불과하다고 지적한다. 의지력을 실제 독립체로써 검증하려 했던 연구들은 자기 통제력을 더 많이 발휘한 사람들이 실제로는 목표를 더 성공적으로 달성하지는 못했다는 사실을 발견했다. 더 듣고 싶은가? 이들은 더 노력할수록 더 기진맥진해지고 피폐해졌다. 허리띠를 졸라매고, 이를 악물고, "일단 해보자"라고 자신을 다그치면 오히려 역효과를 낳는다고 밝혀졌다. 기껏해야 단기적으로나 도움이 될 뿐(혹은 최소한 뭔가 하고 있다는 위안은 받을 수 있다), 장기적으로는 정작 중요한 일에서 실패한다.

　의지력을 바탕으로 '칼로리를 섭취하면 칼로리를 소모하라' 공식을 따르는 칼로리 제한 다이어트를 예로 들어보자. 이 다이어트는 하루에 먹는 칼로리 양을 최대 40퍼센트까지 크게 제한한다. 공식에 따르면 이 방법은 몸무게가 빠르게 줄어야 한다. 하지만 칼로리 섭취를 제한하면 우리는 생존 본능과 싸워야 하고, 우리 몸은 기아 상태에 돌입하면서 신진대사를 줄이고 모든 칼로리를 저장하게 된다. 진화론적 관점에서, 식량이 부족했던 고대 선조들은 에너지를 저장해야 했다. 신경과학자 샌드라 아모트 Sandra Aamodt 는 저서 《다이어트는 왜 우리를 살찌게 하는가》와 테드 강연에서 다음과 같이 말했다. "인간 역사를 살펴보면 기아는 과식보다 훨씬 중

대한 문제였다. (…) 몸무게를 줄이고 7년이 지나도 뇌는 우리를 다시 살찌우려고 노력한다. 몸무게 감소가 오래 이어진 기근 탓이라면 이는 합리적인 반응이다. 하지만 드라이브스루에서 햄버거를 사 먹는 현대 사회에서는 뇌의 이런 반응이 적절하지 않다."

다이어트할 때 통제력을 잃지 않기란 무척이나 어려운 일이다! 웨이트워처스든 다른 다이어트 프로그램을 했든 다른 사람들 앞에서 매주 체중계에 올라가야 한다면, 자신이 실패했다고 느낄 수밖에 없다. 공식은 견고해 보인다. 사람들은 공식을 안다. 몸무게가 줄지 않는 것은 공식 탓이 아니라 자기 탓이다. 혹은 그렇다고 생각한다….

다른 주제로 넘어가기 전에, 과학이 밝힌 사실을 요약해보자.

의지력이 갖는 네 가지 문제점

1. 가질 수 없는 것은 더 바라게 된다(부인할수록 욕망은 커진다).
2. 저항하면 갈망은 지속된다(흰곰은 생각하지 마라).
3. 실패하면 예전으로 되돌아가기 쉽다(절제 위반 효과. 빌어먹을!).
4. 습관 변화 전략에 도움되지 않는다(안와전두피질은 행동의 보상 가치에만 관심 있다).

최신 유행 다이어트를 따라 해보려고 노력했지만 살 빼는 데 실패했다고? 절대 여러분의 잘못이 아니다. 의지력이 모자라서도 아니다. 원인은 바로 보상처럼 보이는 단기적 해결책을 주지만 장기적으로는 문제 해결에 도움되지 않는 여러분의 생존 뇌 때문이다.

하지만 일반적인 다이어트에서 문제는 이뿐만이 아니다. 현시대의 측정에 대한 집착이 식습관 회로를 끊어내는 능력을 약화하는 과정을 살펴보도록 하자.

'통제할 수 있다'는 환상

"고백할 게 있어요."

올해 밸런타인데이 저녁 식사의 시작을 장식한 말이다.

군중들의 소란과 예약 경쟁을 뒤로하고, 아내와 나는 함께 요리한 먹음직스러운 식사가 놓인 우리 집 식탁에 방금 앉은 참이었다. 우리 부부는 부엌에서 손발이 제법 잘 맞아서, 저녁 식사를 준비하는 시간이 더없이 즐거웠다. 나는 신선한 채소를 다듬고 음식을 조리하는 과정을 사랑했고, 아내는 부주방장으로서 단순한 보조자 이상의 역할을 해냈다.

아내의 눈을 유심히 들여다보았지만, 수년 동안 억눌려 있다가 오늘처럼 특별한 저녁에 터뜨리길 기다린 깊은 혼란 같은 건 보이지 않았다. "나 바람피웠어요"나 "우리 이혼해요" 같은 말이 도사리고 있지는 않았다는 뜻이다.

나는 눈썹을 치켜 올리고 아내가 입을 떼길 기다렸다.

"추적 앱을 사용하고 있었어요." 아내는 무미건조하게 말했다. 아, 아내의 거대한 비밀이 바로 이거였군. 여러 해에 걸쳐 내 아내 마리는 식사량과 운동량을 추적하고 있었다. 마이피트니스팔MyFitnessPal(식사, 운동, 몸무게 등을 추적 및 기록하는 앱-옮긴이)은 아내가 가장 최근에 저지른 비행이었다.

여러 해 동안 우리는 식사량을 추적했었고 이런 종류의 추적 앱이 얼마나 부정확한지도 알아냈다. 하지만 아내는 앱을 끝끝내 삭제하지 못했다. 마이피트니스팔을 스마트폰에서 지우고 며칠 뒤 다시 설치해서 사용하기를 여러 번 반복했다. 죄책감을 느낀 아내는 앱을 몰래 사용했다. 코카인이나 헤로인에 비할 바는 아니지만, 이 앱 때문에 아내는 무엇을 얼마나 먹을지를 정할 때 자기 몸에 주의를 기울이지 않고 화면 속 숫자만 쳐다보았다.

결국 죄책감에 비밀을 털어놓은 아내는 자신이 얼마나 잘하고 있는지 딱 일주일만 써보려 했다고 실토했다. "**무슨 일을** 얼마나 잘한다는 거야?" 내가 물었다. 내 말에 아내는 수면 아래에서 들끓던 것을 결국 토해냈다.

"결국, 딱 한 가지 문제예요." 아내는 천천히 말을 이었다. "통제." 또다시 침묵이 찾아왔다. "통제할 수 있다는 환상."

통제. 당연하다. 측정하고 추적하면서 우리는 통제한다고 생각한다. 숫자로 표시된 결과는 모호함과 불확실성을 줄인다. 측정은 기분 좋게 **느껴질** 수 있다. 화면 속 숫자만 바라보고 있는 자신을 알아채기 전까지는…. 아마 여러분은 하루 동안 걸어야 하는 걸음 수를 채우려고 잠들기 전, 원을 그리며 빙빙 도는 사람을 보았거나 알고 있을 것이다. 어쩌면 그게 여러분일 수도 있다. 참고로 아내는 원을 그리며 걷는 모임의 회원이다. "이제 200걸음밖에 안 남았어. 5분만 기다려요, 금방 누울 테니까!"

식단 계획과 추적의 역설

인간의 생존 뇌는 불확실성을 싫어한다. 불확실한 상황을 마주할수록 우리에게 일어나는 일을 통제하고 있다는 느낌이 줄어들기 때문이다. 인간의 생존 뇌에 불확실성은 잠재적 위험을 의미한다. 덤불 속에서 바스락거리는 소리가 들리는데 그게 무슨 소리인지 불확실하다면, 조심스럽게 다가가서 원인이 무엇인지 살펴봐야 한다. 우리가 도망칠지 말지를 정하고자 정보를 모으는 과정에서 주변을 어슬렁거리는 사자를 본다면 투쟁-도피 반응이 작동하고, 그저 가족 중 한 명이 근처를 둘러보고 있던 중이라면 경보 시스템은 꺼질 것이다(천만다행이다!). 이렇게 생각해보자. 정보는 뇌가 먹는 음식과 같다. 위는 비어 있으면 꾸르륵 소리를 내면서 식사하라고 신호를 보낸다. 뇌도 비슷한 방식으로 신호를 보내는데, 바로 만족할 때까지 충분한 정보를 찾게 한다.

불확실할수록, 특히 미래 예측이 불확실할수록 불안은 더 커진다. 한 달, 1년, 혹은 10년 후처럼 먼 미래를 예측하려 할수록 더 큰 불확실성과 마주하게 될 것이다. 불확실성에 자극받은 우리는 통제감을 느낄 방법을 찾는다.

계획은 우리의 일상, 출장, 휴가가 더 순조로워지도록 도와준다. 그러나 통제감을 얻고자 과도하게 계획을 세우면 오히려 회피 기전이 작용할 수 있다. 미루는 버릇이 불안을 회피하게 돕는 것처럼, 항상 바쁘게 움직이는 습관도 통제력이 없다는 사실을 회피하게 돕는다. 이처럼 계획은 추적과 밀접하게 연관되며, 이 둘은 모두 우리 스스로 삶을 통제한다고 믿게 한다.

금지 음식이나 식사량을 과도하게 계획하든 집착적으로 추적하든, 이런 행동을 자극하는 숨은 원인을 억누를 수 없으면 자동차 엔진이 과열되듯이 종종 뇌도 그냥 멈추고 생존 모드로 진입한다. 스마트폰 배터리 잔량이 극히 낮아지면 전화가 긴급 모드로 전환된 채 최소한의 기능만 남는 것과 같다. 긴급 모드는 습관의 형태를 띠는데, 이는 습관이 에너지를 가장 적게 소모하기 때문이다. 역설적이게도 이때가 바로 오래된 식습관이 튀어나오는 시점이다.

우리 뇌를 질주하게 만드는 확실성

내가 개발한 새 치료법의 효과를 시험할 때, 나는 치료를 시작했던 시점(기준선)부터 어느 정도 시간이 지난 뒤(특정 종점)의 변화를 측정한다. 이때 새 치료법이 얼마나 타당한지를 다른 치료법과 비교하기도 한다. 내 연구팀은 종종 이를 '경마'라고 부르는데, 어떤 치료법이 '우승하는지', 다시 말해 기본적으로 어느 치료법이 더 나은지 궁금하기 때문이다.

우리도 우리만의 소규모 경마를 해보자. 1번 경주마는 확실성이다. 2번 경주마는 불확실성이다. 두 경주마가 어떻게 경주할지는 곧 알려주겠다. 만약 여러분이 "매일 먹는 음식량을 측정하면 건강한 식사에 도움이 됩니까?"라고 묻는다면, 나는 이렇게 대답하겠다. "정확한 답은 알 수 없습니다. 내가 할 수 있는 대답은 상황에 따라 다르다는 겁니다."

0부터 10까지 점수를 매긴다면, 위 대답은 얼마나 만족스러웠는가?

0 = 매우 불만족. 이 페이지를 책에서 찢어버릴 테다.
10 = 매우 만족. 과학이 어떻게 작동하는지 완벽하게 이해하니까.

이제 두 번째 시나리오를 살펴보자. 같은 질문을 해본다. "매일 먹는 음식량을 측정하면 건강한 식사에 도움이 됩니까?"

이번에는 이렇게 대답하겠다. "네, 여러분이 목표를 이룰 수 있도록 완벽하게 돕습니다."

0부터 10까지 점수를 매긴다면, 위 대답은 얼마나 만족스러웠는가? 어느 대답이 더 마음에 드는가? '상황에 따라'인가, '완벽하게'인가?

아마도 '완벽하게'일 것이다, 맞는가? 그렇다! 완벽하게! 이 작은 실험은 뇌의 중요한 특징을 보여준다. 우리 뇌는 확실성을 추구하도록 설계되었다. 확실성은 우리가 미래를 예측할 수 있고, 일단 하기만 하면 모든 것이 어떻게 될지 알고 있으므로 X나 Y 방향으로 달려가야 한다고 재촉한다. 사실이든 아니든, 확실성이라는 약속은 우리의 뇌를 질주하게 한다. 여러분이 두 종류의 다이어트 중 하나를 할 수 있는 기회를 제안받은 상황을 가정해보자. 첫 번째 다이어트 회사의 소개 글은 이렇다. "이 다이어트를 한 사람의 약 20퍼센트가 몸무게가 줄었고, 줄어든 몸무게를 6개월간 유지했습니다." 두 번째 다이어트 회사의 소개 글은 다음과 같다. "단 6주 만에 당신의 몸을 할리우드 배우처럼 만들어 드립니다! 효과 보장!" 여러분이라면 두 회사 중 어느 회사의 제안에 마음이 더 가는가? 그렇다, 확실성이 경주에서 이긴다. 언제나, 항상.

뇌는 불확실성을 줄이는 데 많은 시간과 에너지를 소모한다. X가 Y라는 결과를 내리라고 확신할 때까지 같은 정보를 반복적으로 인지해서 안심시키는 것도 방법이다. 내일 태양이 동쪽에서 뜨리라고 얼마나 확신하는가? 상당히 확신할 것이다. 안 그런가? 측정해야만 확신하는가? 아니다. 왜? 여러분은 이미 직접 봤기 때문이다. 하루도 아니고 매일, 반복해서. 생각할 필요도 없다. 여러분은 그렇게 되리라는 걸 **안다**. 이것이 확실성이 주는 느낌이다. 어떤가? 상당히 기분 좋지 않은가?

과학에서는 결과에 확신이 들 때까지 실험을 계속 반복한다. 이를 신호 대 잡음비 signal-to-noise ratio 라고 한다. 잡음 속에서 신호가 더 뚜렷이 나타날수록 다음에 실험을 반복했을 때 어떤 결과가 나올지 예측할 수 있으므로 더 기분이 좋다. 물리학의 괴이한 비틀림으로 인해 태양이 동쪽에서 뜰 확률이 66퍼센트라면, 내일 태양이 어디서 뜨냐고 물었을 때 우리는 자신 있게 답할 수 없을 것이다. 확신할 수 없기 때문이다. 확신이 적어질수록 불쾌한 충동이나 다시 측정하고 싶은 욕망은 커진다.

덤불 속 바스락거림을 기억하는가? 사자가 있다는 뚜렷하고도 명확한 신호라는 사실을, 혹은 사자가 아니라 가족 구성원이라는 사실을 100퍼센트 확실하게 안다면 그다음에 어떻게 해야 할지는 자명해진다. 확실성이 주는 좋은 기분은 우리에게 이렇게 말한다. "이봐, 정보는 충분하니까 다시 측정하는 데 시간 낭비할 필요는 없어. 시간도 에너지도 아껴서 다른 일을 하자고."

칼로리 추적이 우리를 구원한다는 착각

자신의 감정이나 기분, 생각을 통제할 수 없다는 느낌은 스스로를 어떻게든 통제할 방법을 찾게 한다. 인간은 모두 먹어야 하므로, 식사와 운동은 자연스럽게 통제력을 되찾으려는 노력의 목표 대상이 된다. 바로 여기가 식사 추적이 우리의 구원자라는(대체로 정당하지 않은) 평판을 굳히는 지점이다. 식사 추적과 측정은 우리에게 과도한 정보를 제공하면서 불확실성이 주는 불쾌한 기분을 누그러뜨려줄 수 있다고 약속한다.

여러분은 식품이 든 상자나 캔에 붙은 영양성분표를 읽을 때 불확실성을 느끼는가? 그렇지 않을 것이다. 어떤 성분이 얼마나 많은지 정확하게 표시되어 있기 때문이다. 영양성분표는 어떤 종류의 지방이 얼마나 들어 있는지, 설탕은 얼마나 들어있으며 원래 성분에 있는 양보다 얼마나 더 첨가되었는지도 알려준다. 여러분은 정보를 얻는다. 이 식품을 먹으면 무엇을 먹는지 상당히 정확하게 알 수 있다.

식품(칼로리 섭취)이나 운동(칼로리 소모) 추적은 우리가 스스로 통제하고 있다는 착각을 심어준다. 저칼로리 토르티야를 선택한 건 나 자신이다. 다른 누구도 아닌 나 자신이 1만 보를 걷기로 선택했다. 사람들은 대부분 적정한 몸무게를 유지하라는 사회적 압력을 받으면서 식사를 통제하려고 노력한다. 많은 사람들에게 이러한 노력의 보상은 건강해진다는 약속이다. 여전히 많은 사람들이 삶의 통제력을 잃은 기분이 들면 자신이 통제할 수 있는 안정적이고, 믿을 만하고, 확실한 것을 찾는다.•

다시 말하지만, 이 책에서 섭식 장애를 세세하게 설명하지는 않을 것이다. 신경성식욕부진과 신경성폭식증에 관한 훌륭한 책이 시중에 이미 많다. 다만 어떤 섭식 장애를 겪든 간에 통제력은 너무나 큰 보상이어서 인간의 기본 생리 현상(즉 공복 신호)을 건강에 위험한 수준까지 무시할 수 있다는 점을 강조하고 싶다. 신경성식욕부진은 젊은 여성에서 사망률이 가장 높은 정신질환이다. 건강한 식사에 심하게 집착하면 이 또한 장애의 영역에 포함된다. 이를 건강식품 탐욕증orthorexia이라고 부르는데, 그리스어로 '바른' 혹은 '옳은'이라는 뜻의 orthos와 '식욕'이라는 뜻의 orexis에서 나온 말이다. 이 개념은 꾸준하게 영양학 조언을 펴 나르는 인터넷 덕분에 지난 수십 년 동안 그야말로 불타올랐다.

측정하면 더 건강해질 수 있을까?

선조들은 사물을 어떻게 측정했을까? 그때는 저울도 시계도 없었다. 하루의 길이는 태양이 뜨고 지는 때로 측정했다. 허기는 위장이 꼬르륵거리는 소리가 얼마나 큰지로 미루어 측정했다.

현재 인간은 측정 수준을 한 단계(어쩌면 100단계) 끌어올렸다. 세계에서 가장 정확한 시계인 원자시계는 1초를 세슘-133 원자가 92억 번 진동하는 데 걸리는 시간으로 정의하며(정확하게는

- 환자들에게 공식적으로 설문조사를 하지는 않지만 건강하지 못한 몸무게를 가진 많은 환자는 성범죄로 인한 트라우마가 있다(이에 관한 연관성을 연구한 최근의 대규모 연구가 아동기의 부정적 경험 연구인 ACE연구다). 학교와 직장, 공개적인 장소에서 지속적이며 때로는 공격적인 접근에 저항해야 했다고 말한 환자들도 있다. 언제, 어떻게 이런 상황에 부닥칠지 모르는 불확실성은 이들이 먹는 행위를 대응 기전으로 삼도록 이끌었으며, 몸무게가 늘어나면 자신의 상황을 어느 정도 통제할 수 있다는 점을 우연히 학습했다. 나는 20대 초에 대학에서 여러 번 성폭행을 당한 환자가 남성들의 시선을 끌지 않도록 살을 90킬로그램까지 찌웠다고 말한 것을 생생하게 기억한다. 이 주석에 다시 주석을 달자면, 트라우마는 부차적 주제가 아니다. 이에 대해서는 책의 후반부에서 다시 살펴보기로 한다.

9,192,631,770Hz다), 세계에서 가장 정확한 저울은 단백질 한 분자의 질량도 측정할 수 있다(단위는 젭토그램 zeptogram 으로 대략 1그램의 10억 조 분의 1그램, 즉 10^{-21}까지 측정한다).

　10년도 안 되는 기간 동안 비약적으로 기술이 발달하면서 웨어러블 모바일 감지기와 스마트폰 앱이 나왔고, 이 기술로 우리가 무엇을 얼마나 먹는지, 얼마나 많이 걷는지, 걷는지 달리는지, 얼마나 오래 (그리고 잘) 자는지, 혈당이 얼마나 낮은지, 혈압은 얼마나 높은지, 기분이 어떤지 측정한다. 2017년에는 전 세계 20억 명이 디지털 기기로 건강 상태를 추적했다고 추정된다. 이는 세계 인구의 약 25퍼센트에 달하는 숫자로, 세계인의 4분의 1이 디지털 기기로 어떤 식으로든 건강을 추적했다고 볼 수 있다(지금도 여전히 그럴 것이다). 사회 전체가 측정에 집착하고 있다고 해도 과언이 아니다.

　아마 여러분도 칼로리, 운동, 몸무게, 체성분, 생물학적 표지자 같은 건강 상태를 측정하고 추적해왔고, 하고 있으며, 할 수 있었던 일들로 긴 목록을 만들 수 있을 것이다. 최신 기술은 아니지만, 식품 포장에 씌어 있는 영양성분표를 읽는 것만으로도 영양소 섭취를 추적할 수 있다. 더 많은 정보를 더 많이 추적하는 것이 곧 더 나은 건강 상태를 가리키는 상황이다.

　하지만 몸무게를 줄이고, 습관적 간식 섭취를 막으며, 음식과의 관계를 바꾸는 데 추적이 능사가 아니라는 사실을 누구나 알고는 있다. 그런데 우리는 왜 그토록 추적에 집착하는 걸까? 이유가 궁금하다면 다음에서 뇌의 작동 방식에 대해 알아보자. 일단 이 사실을 이해하면 음식 측정과 추적 대신에 삶과의 관계를 변화시킬 단서를 발견할 수 있을 것이다.

측정도 중독이다

인간의 뇌는 만족을 위해서라면 온갖 속임수를 쓰기도 한다. 이 중 하나가 완성 편향completion bias이다. 우리 뇌는 업무를 완수할 때의 만족감을 추구하는데, 이를 바로 완성 편향이라고 한다. 완성 편향의 예는 일상에서 쉽게 찾아볼 수 있다.

손목에 찬 애플워치를 확인한 여러분은 설정한 운동량을 '아쉽게' 채우지 못했다는 사실을 발견한다. 그때 뇌는 어떻게 할까? 도파민이 뿜어져 나오면서 우리에게 움직이라고 재촉한다. 임무를 완수하려는 갈망은 음식을 향한 갈망과 상당히 비슷해서 우리는 벌떡 일어나서 걷기 시작한다. 1만 보 걷기를 달성하여 운동량을 표시하는 원을 완성하는 순간, 워치 화면에 한바탕 불꽃놀이가 벌어진다. 계기: 목표에 거의 다다랐다는 점을 깨닫는다. 행동: 일단 한다! 결과: 도파민 치료(이게 전부다). 냠냠.

사실 우리는 언제 1만 보라는 결승선에 닿을지 알 수 없다. 이런 무작위적 요소는 뇌가 받을 수 있는 보너스로, 예측하지 못한 긍정적인 행동 강화에 관해서라면 더 열심히 학습하도록 도파민을 더 많이 분비한다. 이 현상을 간헐 강화intermittent reinforcement라고

하며, 기본적으로 무작위 보상을 받는 일을 가리킨다. 언제 도파민 불꽃놀이가 터질지 모르는 것이다. 슬롯머신이 설정된 방식도 이와 같은 원리다. 우리는 언제 돈을 딸지 알 수 없다. 바로 그 점 때문에 우리는 슬롯머신 앞을 떠나지 못한다.

여기서 잠깐, 이런 양상이 습관과 중독이 형성되는 과정과 어딘가 비슷하지 않은가? 그렇다. 무작위 보상은 중독성이 가장 강한 보상이다.

중독을 가장 단순하게 정의한다면 부정적인 결과가 나타나도 어떤 일을 계속 하거나 어떤 대상을 계속 탐닉하는 상태다. 우리는 무엇에든 중독될 수 있다. 여기에는 순수하게 건강을 향상하려 시작했지만, 점차 극단으로 치달으면서 곧 삶을 집어삼키는 행동까지 포함한다. 앞서 간략하게 살펴본 측정이 바로 이런 종류에 속한다.

굿하트의 법칙: 측정의 역설

브라운대학교에서 마음챙김 측정법 강의를 시작할 때, 나는 학생들에게 하루 동안 측정한 모든 것을 목록으로 만들게 했다. 학생들은 아침 등교 준비에 소요하는 시간부터 자동차를 운전하는 속도까지 모든 것을 적어왔다. 나는 칠판에 이렇게 적었다. "측정이 목표가 되는 순간, 더는 좋은 측정이 아니다."

이는 보통 굿하트의 법칙Goodhart's law으로 부른다. 영국의 경제학자 찰스 굿하트^Charles Goodhart 는 1975년에 "어떤 통계적 규칙이든 일단 통제를 목적으로 압력이 가해지면 붕괴할 것이다"라고 했다. 내가 칠판에 적은 문구는 이 규칙을 단순화한 것이다.

식사와 운동을 측정하는 데 과하게 집중하는 경향은 굿하트의 법칙의 완벽한 사례다. 우리는 칼로리 섭취량이나 운동 횟수처럼 목표나 대상에 근시안적으로 초점을 맞춘다. 또 대상을 목표로 대체하는 과정에서 우리 자신과의 단절을 겪기도 한다. 칼로리 양이나 운동 횟수를 계산하기에 급급해서 이 모든 일을 수행하는 몸의 반응을 무시하고 숫자만 노려보다가 숫자를 달성하면 흥분한다. 추적에 집착하게 되면, 추적하기 쉽다는 이유만으로 규격화된 포장 식품만 먹기도 한다! 칼로리를 계산하면서 우리는 스스로 통제하고 있다는 느낌을 받는다.

〈가디언^Guardian〉은 '너무 멀리 간 한 걸음? 건강 추적기가 우리 삶을 장악하는 법'이라는 기사에서 제임스 태퍼^James Tapper 가 걸음 수 추적에 집착하게 된 마틴 루이스라는 남성을 인터뷰한 내용을 실었다.

1만 보 걷기가 건강에 좋다는 상식을 전적으로 신뢰한 루이스는 1만 보 걷기를 완전히 다른 수준으로 끌어올렸다. 그는 지난 몇 년 동안 하루 평균 2만 5,000보 가까이 걸었다. "1만 보만 걸어서는 성에 차지 않았습니다. 전 거기에 완전히 매달렸죠."

이 기사를 쓴 태퍼는 운동심리학자인 조시 페리^Josie Perry 박사도 인터뷰해서 부상당한 운동선수를 대상으로 한 그의 연구를 취재했다. 페리는 연구 대상이었던 한 선수에 대해 이렇게 설명했다. "처음 달리기를 시작했을 무렵에는 매일 아침이 아름답게 느껴졌다고 합니다. 그는 강가를 달리는 매 순간을 사랑했죠. 언젠가부터 달리기를 마치고 그날의 기록을 운동 추적 앱 스트라바Strava에 올렸을 때, 동생이 자기보다 조금 더 오래 뛰었고, 친구는 조금 더 빨리 뛰었다는 사실을 알게 되었죠. 그 이후로는 자신이 실패자가 된 듯 느껴졌고, 모든 즐거움이 사라졌다고도 했습니다."

즐거움이 어디서 오는지 주목하자. 외부 보상 체계와 통제력이라는 환상은 우리의 시선을 몸에서 분리한다. 우리는 혹사당한 몸이 보내는 피로, 통증, 그 외 다른 신호를 무시하는 대신 '통제한다'는 느낌에 집중한다. 목표 달성에 따르는 보상을 갈망하면서 자신의 경험이나 몸의 지혜보다 측정과 숫자를 신뢰한다. 몸무게나 칼로리, 걸음 수에 더욱더 집착할수록 점점 더 자기 몸과 단절된다. 측정은 목표가 되고 결국엔 진정한 즐거움도 목표도 잃게 한다. 허기 같은 내부적 단서를 알아차린 뒤 음식을 즐기는 대신 음식에 대한 갈망으로 욱여넣는 것처럼.

걸음 수에 목맨 마틴 루이스나 매일 아침 체중계에 올라서기가 두려운 사람은 모두 추적과 목표 달성에의 조급한 의지가 빠르게 집착으로 변한다는 점을 보여준다. 더불어 무엇이든 간에 우리 자신을 측정하면 할수록 자신을 평가할 장작을 던져 넣는 격이다. 우리는 좀처럼 자신에게 "잘했어, 목표를 달성했어!"라고 말하지 않는다. 대개는 더 나아지지 못한 자신을 비난하고 부끄럽게 여길 때가 더 많고, 특히 소셜미디어가 다른 사람들이 얼마나 잘하는지 상기시키는 시대를 살기에 더 그렇다. 통제라는 그럴듯한 만족감의 유혹에 빠져 우리는 빌어먹을 것들만 안겨주는 순환 회로에 갇힌 채 불온한 만족감을 더더욱 탐닉하게 된다.

예기치 못한 함정이라면, 목표 달성에 실패했을 때 자신을 비난하면서 기분이 나빠지고, 이는 당연히 더 많은 감정적 식사로 이어진다는 사실 정도다. 칼로리 계산과 측정법이라는 우상을 숭배할 때 상황은 악화된다. 우리는 우상 대신 우리 몸의 지혜처럼 자유롭고 신뢰할 만한 방법으로 눈을 돌려야 한다.

생존 뇌와 식품 선택 사이에 더 많은 장애물을 늘어놓을수록 우리는 더 도움되지 않는 선택을 하게 된다. 뇌와 몸의 연결이 단절되면 무슨 일이 일어나는지는 이어지는 'Part 2'에서 설명하겠다.

Part 2

식습관을 재설정하는 21일간의 도전

Step 1 1~5일

호기심과 자기 친절을 무기로 삼아
식습관 회로 파악하기

식습관을 바꾸기는 어렵다. 살면서 했던 일 중 가장 어렵게 느낄 사람도 있을 것이다. 불가능하다고 생각할 수도 있다. **말도 안 돼, 난 할 수 없어. 여러 번 실패했으니 더는 시도하지 않을 거야.**

맞다. 필패할 수밖에 없는 체계를 이용하면 반드시 실패한다. 영화 〈미션 임파서블Mission Impossible〉과 오리지널 텔레비전 시리즈는 늘 같은 장면, 즉 "이 임무는 수행 불가능하다. 선택은 당신의 몫이다. 원한다면 지금 이 기기를 꺼도 좋다"로 시작한다(하지만 이 영화는 좋은 사람들이 불가능한 임무를 해내는 이야기이며, 따라서 주인공이 그러지 않으리라는 것을 우리는 안다). 내가 해줄 말도 여러분의 머릿속에서 반복되는 유명한 대사와 똑같다. "당신의 임무는, 만약 수락한다면…."

여러분에게 불가능한 일을 하라고 권하지는 않겠다. 다만 나는 여러분을 똑같이 되풀이된 이야기인 "난 할 수 없어"에서 구한 뒤, 새로운 이야기인 "와, 방금 내 뇌가 움직이는 방식을 잔뜩 알았어. 어쩌면 이걸 잘 활용할 수 있을지도 몰라"로 초대할 것이다.

나는 이 새로운 도전을 참여자들이 완수할 수 있다는 사실을 알기에, 웃으면서 권한다. "당신의 임무는, 만약 수락한다면…."

지금부터 여러분에게 권할 도전에서는 두 가지 요소가 가장 중요하다. 바로 호기심과 자신에 대한 친절이다. 우리는 모두 이 특성을 갖추고 있지만, 어떻게 발현할지 잊고 살 때가 많다. 나는 여러분이 도전 계획을 실천하는 과정에서 이 특성들을 가꾸고 키우도록 도울 것이다. 단언하지만, 나는 불가능한 일을 하라고 권하지는 않겠다.

따라서 여기서 여러분이 수락할 임무는 딱 3개다. 먼저 이 책에서 제시하는 길을 가는 동안 호기심을 갖고 자신에게 친절하게 대하라. 또한 이 여정을 불가능한 것으로 여기게 했던 오래된 사고나 접근 방식의 습관 회로를 벗어나보자. 그러기 위해서는 날마다 제시된 내용을 주의 깊게 읽고 관련된 훈련을 직접 해보는 게 중요하다. 최소 3주 동안 각 Day에 해당하는 내용을 하루에 하나씩 읽고, 내용을 어느 정도 이해한 다음 실천하기를 권한다. 아주 중요한 사항이니 다시 한 번 강조하겠다. 여러분은 할 수 있다.

매개체가 책이라 여러분이 앉은 자리에서 이 책을 단숨에 읽어 내린다고 해도 막을 수는 없다. 한 번에 전체를 읽어야 감을 잡는 사람들도 있다. 그런 독자들은 일단 완독하고, 각 Day에 해당하는 내용을 하나씩 다시 읽어본 뒤에 훈련을 시작한다. 어떤 날의 도전 계획이 실제로 정착하기까지 며칠, 혹은 일주일(더 길 수도 있다) 정도 더 필요하다면, 필요한 시간만큼 여유를 갖도록 한다.

계획을 실천하면서 변화되기를 바라는 습관이 순조로이 정착되고 있는지 계속 확인한다. 물론 빨리 변화하고 싶어 조급할 수도 있고, 실천 결과를 확인하고 싶은 마음도 앞서겠지만, 하루하루의 임무에 집중하자. 우리의 최종 임무이자 목적은 음식과의 관계를 바꾸고 더 나아가 자신과의 관계도 새롭게 구축하고 지지하는 것이다. 여러분이라면 충분히 가능하다.

Day 1

현실적이고 실천 가능한 식습관 설정

급작스러운 깨달음의 순간은 화이트보드를 세워놓고 진료하던 2014년에 찾아왔다. 나는 환자들, 그리고 건강하지 않은 식습관과 싸우는 모두가 자기 몸과 마음에 주의를 기울이는 법을 다시 배워 습관 회로를 끊어야 한다는 사실을 깨달았다.

이제 우리는 배운 것을 행동으로 옮길 것이다. 학습하려면 정보와 경험을 하나로 통합해야 하며, 이것만이 삶에서 우리를 전진시킬 지혜를 얻는 방법이다. 여정을 시작하면서 길가에 박힌 바위나 나무뿌리의 위치를 파악하면, 가는 도중에 넘어지거나 발을 헛디디거나 길을 잃는 일은 없을 것이다.

시작하기 전에 주의할 점이 하나 있다. Eat Right Now 프로그램에 참여한 사람들과 대화를 나누다 보면 참여자들은 몸무게가 줄거나 야식을 멈추려면 얼마나 걸릴지 묻는다. 이런 질문에 나는 이 프로그램을 시작한 지 얼마나 됐느냐고 되묻는다. "2주 정도요"라고 대답하면 "이 습관을 얼마나 오래 가지고 있었나요?"라고 다시 묻는다. 참여자들은 잠시 생각하다가 대체로 30~50년쯤 된다고 답한다(과장이 아니다). 70년 동안이나 지속되었다고 답한 사람도 있다. 나는 이들이 자기가 한 대답을 곰곰이 생각해보도록 기다린다. **이 습관은 ××년 동안 이어져 왔습니다. 프로그램에 참여한 지는 2주 되었습니다.** 그러면 참여자들은 머릿속에서 이런 목소리를 듣게 된다. **더 빨리 할 수는 없을까?** 종종 사람들은 자기 안에서 비롯되는 인내심 없는 말을 직접 들어야만 한 걸음 물러서서 바라볼 수 있다.

혹시 여러분도 같은 마음이라면 조금만 인내심을 발휘하도록 하자. 지금은 자신에게 과하다 싶을 정도로 친절해야 한다. 어떻게 하면 스스로에게 친절을 베풀 수 있을지 간단하게나마 요령을 몇 가지 알려주겠다. 명심하자. 뇌가 여러분에게 뭐라고 하든 간에, 이 습관은 여러분의 잘못이 아니다. 프로그램을 잘 따르다가 설령 11일째 되는 날 망치더라도 낙담하거나 포기하지 말자. 그때는 조급해하지 말고 오히려 자신을 너그럽게 대하고 여유를 갖는 편이 좋다. 앞으로 펼쳐질 21일간의 도전은 하드디스크 드라이브를 완전히 지우는 게 아니라 체계를 '재설정'하는 과업이다. 21일간의 도전은 여러분에게 평생 음식과 좋은 관계를 맺고 즐기는 방법을 알려줄 테지만, 오래된 습관을 재설정하려면 시간이 걸릴 수 있다. 그래도 걱정할 필요는 없다. 40년 묵은 식습관이라고 해도 벗어나는 데 40년이 걸리지는 않을 테니까. 우리 뇌는 적응력이 높아서 새로운 것에 대한 학습도 빠르다.

누군가는 "습관을 바꾸는 데 21일이 걸린다니… 어디서 들어본 것 같은데?"라고 생각할지도 모른다. 온라인 건강 관련 기사에서 그런 내용을 어렴풋하게 보고 들은 기억이 누구에게나 있으리라 짐작된다. 그도 그럴 것이, 인터넷을 검색해보면 '습관을 바꾸는 21일'이라는 문구가 온갖 곳에서 발견된다. 하지만 인터넷에 파다하게 퍼진 과학적 사실은 그대로 믿기보다는 반쯤만 믿는 것이 좋다. 기실 21일은 실재라기보다는 환상에 가깝다.

'습관을 바꾸는 데 21일이 걸린다'는 통념이 퍼지게 된 맥락은 다음과 같다. 성형외과 의사 맥스웰 말츠$^{Maxwell\ Maltz}$는 1960년대에 《사이코 사이버네틱스$^{Psycho\text{-}Cybernetics}$》라는 책을 펴냈다. 이 책에서 그는 코를 성형한 환자가 달라진 자기 얼굴에 익숙해지는 데 21일이 걸린다는 사실을 발견했다고 밝힌다. 더 나아가 그는 절단수술을 받은 환자들이 사지를 잃은 충격에서 회복하기 위해서도 똑같이 21일이 걸린다고 주장했다. 한 사람의 자아상을 바꾸는 데 초점을 맞춘 이 책의 주장은 수십 년이 지나 인터넷의 선택을 받았다. 우와! 21일이면 습관은 물론 무엇이든 바꿀 수 있어. 인터넷에서 찾았으니까 진짜일 거야.

그러나 실제로는 해로운 습관을 고치거나 이로운 습관을 형성하는 데 시간이 얼마나 걸리는지를 탐구한 연구 결과는 많지 않고 **훌륭한** 논문은 더 적다. 변화에 걸리는 기간은 개인의 습관에 따라 다르고 그 사람의 유전자에 따라서도 달라진다. 환경도 영향을 미친다. 사회적 습관을 고려해서 사회적 결정 요인까지 더하고 나면 과학적으로 연구하기 어려운 거대하고 복잡하며 골치 아픈 공식이 남는다. 우리가 어떤 유전자를 물려받을지는 통제할 수 없다. 가끔은 사회 환경도 통제할 수 없다. 예를 들어, 경제적 능력이 없는 사람에게 식품 사막(가까운 지역에 슈퍼마켓이나 상점이 없어서 신선 식품을 구하기 어려운 지역-옮긴이)에서 이사하라고 권거나, 요리할 시간이 없는 사람에게 유기농 식품 배달 서비스를 구독하라고 말하기는 쉽지만, 현실적으로 이는 불가능에 가까운 일이다.

그럼에도 불구하고 자기 마음은 다루기가 수월한 편이다. 게다가 내 연구 결과를 미루어 볼 때 식습관은 다른 습관에 비해 상대적으로 빠르게 바꿀 수 있다. 나는 "내 계획을 따르기만 하면 여러분은…"이라는 식의 호언장담은 하지 않을 것이다. 여러분은 앞서 마음이 움직이는 방식에 대해 많은 것을 배웠으므로 이것만 약속하겠다. 여러분은 앞으로 자기 마음을 살피며 변화하는 법을 배울 것이다.

그러면 왜 이 책에서는 '21일'을 선택했을까? 디지털 치료법을 개발하면서 나는 프로그램의 핵심 내용을 전하기에는 3~4주 가량이 적당하다는 점을 발견했다. 이 정도 기간이면 개념과 경험의 균형을 잡고 적절한 양의 정보를 얻어서 꾸준히 시험해볼 수 있다. 한꺼번에 너무 많은 정보를 접하면 사람들은 당황하거나 압도된다. 예를 들어, 634일간의 도전은 어떤가? 듣기만 해도 벌써부터 질린다. 그래서 나는 우스갯소리에 가까운 인터넷 밈을 참고해서 21일이 여러분이 실제로 식습관을 바꿀 때 알아야 할 지식을 전하기에 적당한 기간이라고 판단했다.

질적 연구와 수년 동안 운영한 식습관 모임(나는 이 모임들이 지지 모임이기보다는 집단 훈련에 더 가깝다고 생각한다)에서의 관찰을 통해 식습관을 바꾸는 특별한 과정이 있다는 점도 발견했다. 이 과정은 세 단계로 나눌 수 있다.

1. 습관적인 식사 패턴과 식습관 회로를 도식화해 분석한다.
2. 뇌에서 식습관의 보상 가치를 바꾼다.
3. 보상 가치가 더 높은 행동을 찾아 새로운 식습관을 설정한다.

위의 세 단계는 유용한 지침이기도 하며 변화를 위한 여정에서 길잡이 노릇을 한다. 21일간의 도전 계획은 현실적으로 실천할 수 있는 단계로 나누었으며, 각 단계는 음식과 식사, 그리고 여러분 자신과의 관계를 새롭게 정립할 것이다.

여기에는 특별한 기술, 탁월한 의지력, 운 좋은 소수만이 물려받은 유전자 따위는 필요 없다. 비싼 보조 장비나 추적 앱도 살 필요 없다. 여러분에게 필요한 것은 오직 변화의 과정에 있어 가장 중요한 요소인 알아차림을 기꺼이 연습하겠다는 마음뿐이다. 다행히 알아차림은 누구나 충분히 갖출 수 있는 능력이다. 자신을 비난하고 질책하며 의심하는 데 습관적으로 낭비하던 에너지를 알아차림 능력을 키우는 데 사용하자. 이 여정에서 자신에게 친절해지는 방법을 배워서 낭비하던 에너지를 잘 활용하도록 한다. 자기에게 친절을 베푸는 일은 부정적인 식습관을 극복하고, '이 프로그램'에 실패했다고 느낄 때 자신을 질책하는 습관에서 해방되는 데 중대한 역할을 한다.

이 여정의 중요 요소로서 자기 친절/자기 연민의 역할을 간단하게 탐색하겠지만, 우선은 이 점을 기억하자. 변화를 일으키려면 알아차림이 학습을 이끌어야 하는데, 그러기 위해서는 친절이 핵심이다. 하나라도 없으면 제대로 효과를 발휘하지 못한다. 따라서 알아차림과 친절을 '땅콩버터 젤리 샌드위치(식빵에 땅콩버터와 잼을 같이 바른 샌드위치-옮긴이)'의 땅콩버터와 잼처럼 떼려야 뗄 수 없는 관계라고 여기면 편하다.

때로는 주의를 집중하거나 자신에게 친절을 베푸는 것이 익숙하지 않을 수도 있다. 그러면 좌절감이 들거나 비정상이라고 느껴지기까지 한다. 하지만 걱정하지 말자. 21일간 호기심을 가지고 찬찬히 도전할 마음만 있다면 자신의 뇌를 활용해 성공하는 법을 익히게 될 것이다.

✅ **오늘의 실천**

도전 목표를 정하자

1일 차에는 목표를 정하자. 가치 있는 여정을 위해서는 목적지를 정해야 한다. 여러분이 가야 할 곳을 정한다. 어디로 가고 싶은가? 몇 분간 진지하게 자신의 의도가 무엇인지 생각해본다.

여러분이 이 도전을 하는 이유에 따라 목표는 상당히 달라진다. 그러니 자신에게 묻자. **왜 이 일이 중요한가? 외부 요인으로 생겨난 동기인가**(특정 사회 기준에 맞추고 싶은가), **아니면 내부 요인에서 발생한 것인가**(자신을 돌보려는 의도인가)**?** 변화가 왜 여러분에게 중요한가? 이 여정 끝에 무엇을 얻기를 바라는가? 더 깊이 들어가서, 여러분이 이 여정을 시작하게 만든 진정으로 가치 있는 것은 무엇인가?

일단 식습관을 바꾸면 어떤 일이 일어나기를 바라는가? 이를 도전 목표로 삼자. 아래는 내 환자들이 정했던 도전 목표들이다.

- 건강에 좋은 음식을 즐긴다.
- 배고플 때 먹고 배부르면 수저를 내려놓는다.
- 몸무게나 치수에 상관없이 건강해진다.
- 접시 비우기 클럽을 탈퇴한다(접시에 음식이 남았다는 이유만으로 배가 불러도 먹는 일을 멈춘다).
- 무의식적으로 간식을 먹지 않는다.
- 강박적으로 먹지 않는다.

- 내 감정을 살피며 먹는다.
- 강박이나 충동 대신 의도를 가지고 먹는다.

여러분의 도전 목표는 무엇인가? 글로도 써보자. 동경할 만한 목표로 세울 수 있을지 생각해본다. 동경할 만한 목표란 새끼 새를 안듯이 가볍게 잡고 지지할 목표나 의도를 뜻한다. 변화가 일어나리라는 희망을 품고 절박하게 움켜잡거나 힘껏 붙드는 것, 아득바득 쥐는 것(그러지 않으면 희망이 날아가 버릴 테니까)과는 전혀 다르다.

도전하는 중간중간 갈팡질팡하거나 화나거나 패배했다고 느낄 때, 목표를 떠올리면서 애초에 왜 이 도전을 하고 있는지 상기한다. 혹시 습관적으로 하는 건 아닌지, 혹은 강제로 하는건 아닌지 확인하고, 이것은 다른 누구의 것이 아닌 '내 염원'이라고 스스로 타이른다. 여정을 다시 시작할 수 있도록 크게 심호흡하고 의도나 열망을 다시 한번 떠올리자.

목표가 너무 많아서 걱정이라고? 여러분만 그런 건 아니다. 목표가 너무 많다고 느껴진다면 처음에는 집중할 목표를 한두 가지만 골라내도록 한다. 일단 핵심 개념을 이해하고 진전을 보이면 다시 돌아와서 다른 목표를 고를 수 있다. 한 번에 너무 많은 걸 하려고 하면 감당하기 버겁다.

노트북을 열거나 다이어리를 펼쳐라. 그리고 목표를 적는다.

지금은 자기 비난에서 벗어나자. 적은 목표 아래에는 예전에 목표를 이루려 시도했던 다양한 방법들도 모두 적어본다. 그러고서 각각의 방법마다 얼마나 노력해야 했는지 점수를 매긴다(0=노력이 필요 없었음, 10=매우 힘들게 노력했음). 이제 그 옆에, 그렇게 노력하면서 얼마나 즐거웠는지 혹은 불쾌했는지 점수를 매긴다(0=고문이다-이건 앞으로 금지, 10=너무나 즐겁다-이건 기적의 치료법으로 돈 받고 팔아야 한다). 이 책 후반부에서는 뇌와 함께 일하면 식습관을 조절하기 위해 얼마나 노력해야 하는지도 살펴볼 것이다.

Day 2

식습관 패턴의 기준 파악하기

재키의 특이한 식습관은 어떻게 형성되었을까? 어렸을 때, 그녀의 안와전두피질은 식사를 제한하면 목표, 즉 깡마른 기네스 펠트로에 가까워진다는 사실을 학습했다. 깡마른 몸매는 식이 제한의 보상이다. 이에 더해 그녀가 슬플 때 음식이 슬픔에서 구해줄 거라는 도움 안 되는 제안도 했다. 재키의 안와전두피질은 기분 나쁜 상태를 견디기보다는 마비시키는 편이 낫다고 학습했고, 그녀는 결국 식이 제한과 폭식을 오가게 되었다. 이 극단적 상황을 더 자주 오가면서 이 곡예에서 균형 잡기는 점점 어려워졌다. 재키의 뇌는 이 곡예를 주기적으로 반복되는 습관으로 굳혔다. 곡예가 습관이 되자 재키는 습관을 유지하려는 충동을 강하게 느꼈고, 자신과 단절될 때까지 하루도 빠짐없이 곡예를 이어 나갔다. 결국 이 패턴은 일상생활의 기준이 되었다.

재키는 대략 열두 살 무렵부터 식사 규칙을 정하기 시작했고 이는 성인이 된 이후 식사 규칙의 토대로 자리 잡았다. 재키는 어머니를 기준으로 삼았다. "엄마의 식사 규칙을 관찰했어요. 엄마는 유행하는 다이어트는 빼놓지 않고 했죠. 그런 뒤에 폭식하고 쉬지 않고 먹었지만요. 나를 뚱뚱하게 만드는 음식은 나쁜 음식이라고 생각했어요. 샐러드와 코티지 치즈는 좋은 음식이고요."

재키가 들려준 이야기는 감정적 식사, 식이 제한, 폭식, 다이어트 후에 오는 요요 현상, 자기 몸이나 식습관 때문에 스스로 비난하는 사람에게서 흔히 들을 수 있다. 길을 걷다가도 문득 위축되고, 자신이 게으르다고 느끼거나, 그저 외모 때문에 수치심을 느껴본 적 있다면 누구든 이 이야기에 공감할 것이다.

역설적이게도 재키는 "정말 깡말라지고 싶어서" Eat Right Now 프로그램을 이용했다고 털어놓았다. 그녀는 44 사이즈가 되고 싶다는 생각의 매듭에 평생 묶여 있었다. 44 사이즈가 되고 싶다는 바람은 여성이 존재하되 침묵하면서 자리를 차지하면 안 된다는 문화에 세뇌되었을 때만 이해할 수 있다.[•] 재키는 다른 수많은 여성들처럼 세상에서 될 수 있는 한 공간을 차지하지 않으려 했

• '보이지 않는 여성'이라는 관점은 과체중인 여성에게 더 엄격하게 적용된다. 극히 드문 예외도 있었지만, 역사적으로 뚱뚱한 여성은 텔레비전이나 미디어에서 볼 수 없었다(이 부분은 서서히 바뀌고 있다). 이는 뚱뚱한 여성의 이야기는 가치가 없으며 이들의 삶 역시 의미가 없다고 암시한다.

다. 매번 다이어트에 '실패'하고 뭔가 잘못되었다는 생각이 들 때마다 재키는 이 매듭을 더 단단하게 옥죄었다. 결국 그녀는 평생 다이어트를 해야 한다고 마음먹기에 이르렀다.

다행스럽게도 재키의 이야기는 해피엔딩을 맞았다. 정확하게는, 재키가 더 깊은 지혜를 갖추고 자신과의 관계를 바꾸어나가면서('자기 연민을 쌓아 올리는' 관계) 진정한 행복을 느끼는 여정은 여전히 진행 중이다. 재키가 자기의 몸과 마음이 움직이는 방식과 몸과 마음을 살피며 변화하는 법을 어떻게 학습했는지는 이 책 후반부에서 설명하겠다.

재키가 들려준 이야기가 우리에게 희망을 준다는 점은 매우 유의미하다. 이미 자신에게 잠재된 알아차림 능력과 친절을 일깨우고, 배운 대로 이들을 도구로 활용했다는 점에서 재키는 여러분이나 다른 누구와도 다르지 않다. 그녀는 자신의 상태를 명확하게 인식하는 것부터 시작했다. 그러려면 자신이 먹고, 대응하고, 조정하는 패턴의 기준을 파악해야 했다.

✓ 오늘의 실천

식습관 패턴의 기준을 파악하자

문제를 해결하려면 먼저 문제를 식별해야 한다. 과학자들은 실험할 때 대상이 다양한 자극에 반응해서 얼마나 변화하는지 평가할 기준을 먼저 설정한다. 여러분도 가장 먼저 기준을 파악하기를 권한다. 여러분 버전의 '재키 이야기'를 써보자. 하나도 빠짐없이 쓴 다음, 과거에 무엇을 잘못했는지 분석하고 살면서 저질렀던 '실수'를 평가한다. 다만 여러분의 역사에서 식습관에 조금 더 초점을 맞춘다.

이 훈련에 도움이 될 만한 질문을 몇 가지 준비했다. 음식이 관련된 가장 오래된 기억은 무엇인가? 어릴 때 좋아했던 음식은? 그 음식은 여름방학이나 생일파티처럼 특별한 순간과 연관이 있을까? 음식에 대한 감정은 어떠했는가? 음식은 항상 풍족했나? 부모님 중 한 분이 과식했는가? 어릴 때 뚱뚱하다고(혹은 말랐다고) 놀림 받은 적이 있는가? 청소년기에 몸무게가 크게 변했나? 언젠가부터 자기 모습이 마음에 들지 않았는가? 알레르기가 있거나 운동하기 위해 특정 식단을 지켜야 했는가? 삶에서 음식과의 관계가 변한 시점이 있을까? 삶에서 획기적인 사건이 일어난 후(예를 들어 연애, 결혼, 출산, 자녀 양육) 식습관 패턴을 바꾸었는가? 지금 여러분이 가진 식습관은 무엇인가?

Day 3

식습관 회로를
분석하기

여러분은 앞에서 마음이 움직이는 방식과 습관이 형성되는 과정에 대해 알아본 바 있다. 실용적인 측면에서 관련 개념은 세 가지로 나눌 수 있다. 바로 식습관의 **원인**, **대상**, 그리고 **방법**이다.

원인은 우리가 먹도록 자극하고 몰아가는 충동이나 갈망이다. "왜 지금 당장 간식을 먹어야 하지?" **왜냐하면 간식을 먹고 싶으니까.** 정말로 배고플 때 먹는 것은 스트레스받거나 지루하거나 그저 습관적으로 먹는 것과 전혀 다르다.

대상은 우리가 먹는 음식의 종류다. "뭔가 달달한 걸 먹고 싶은데?" 설탕이나 단당류가 많은 음식과 영양분이 많은 음식이 우리 뇌에 미치는 영향은 완전히 다르다. 이는 음식 맛과는 상관없다.

방법은 먹는 태도다. 점심에 샌드위치를 빠르게 입에 욱여넣거나, 텔레비전을 보거나 인터넷 서핑을 하면서 무의식적으로 감자칩을 먹으면 포만감을 인식하는 능력이 정식으로 식사를 차려 먹을 때보다 현저히 떨어진다.

식습관의 원인, 대상, 방법 같은 요인에 주의하지 않으면 건강에 해롭고 완벽하게 습관적인 식사 패턴을 무의식적으로 형성할 가능성이 크다. 바로 이것이 내 환자 잭이 고군분투를 벌이는 대상에 대한 내 작업가설이다.

잭과 같은 사례는 너무나 흔하다. 그의 뇌는 생존 기전과 감정 기전이 얽혀 있다. 잭에게 먹는 행동은 그저 뇌와 신체를 움직이는 데 필요한 에너지를 얻는 행위가 아니다. 그에게는 먹을 당시의 기분이나 지루한 정도, 의미 있다고 여기는 음식에 대한 탐닉 자체가 더 중요했다. 콘넛츠든 파스타든 아이스크림이든 베이글이든, 잭은 일단 '음식을 보면' 식사를 했다. 음식을 보고 갈망이 치솟으면, 배고프든 아니든 습관적으로 눈에 띈 음식을 먹었다.

잭이 처음 진료실에 왔을 때, 그의 병력을 모두 듣고 신체 기질을 빠짐없이 파악했다고 확신한 뒤, 나는 그에게 강화학습을 통해 식습관이 형성되는 과정을 자세하게 설명했다.

먼저, 빈 종이를 꺼내 **계기 → 행동 → 결과(보상)**이라고 썼다. 그런 뒤 잭의 습관 회로를 도식화해 분석했다.

계기: 콘넛츠가 담긴 접시를 본다.

행동: 무의식적으로 콘넛츠를 먹는다.

결과(보상): 충동을 만족시킨다.

주의를 기울이지 않으면 습관적인 식사 행동의 결과를 인지하기 어렵다. 이 점이 정말 중요하다. 밑줄을 그어도 좋다. 이에 대해서는 'Day 5. 허기인지 갈망인지 식별하기'에서 더 자세히 다루기로 하자.

잭과 나는 다른 식습관 회로 두어 개도 함께 분석했다. 잭은 파스타를 좋아해서 파스타를 먹을 때마다 과식했다. 베이글을 먹는 습관은 대체로 상황이 계기였는데, 가게에서 하나 먹고 집에 돌아가는 길에 2개를 더 먹는 습관은 허기 때문이 아니라 순전히 베이글이 맛있기 때문이었다. 또한 우울증은 "먹으면 기분이 나아지는" 식습관의 계기였다. 그런 뒤 보상에 기반한 학습 과정이 잭을 습관 회로에 가둔 과정을 설명했다. 그는 습관적 식사 외에도 슬픈 감정과 행복한 감정이라는 두 가지 이유로 촉발되는 감정적 식사도 하고 있었다. 과식으로 기분이 나쁠 때까지 먹고도 똑같은 행동을 계속 반복하는 등 먹는 행위가 통제를 살짝 벗어났다는 징후도 있었다.

잭은 안도한 듯 보였다. 나는 곧 잭에게 매우 중요하고 입자물리학보다 훨씬 더 복잡한 것, 즉 그의 마음이 작동하는 과정을 설명해주었다. 문제의 핵심을 파헤치기란 놀라울 정도로 단순하지만, 효과는 매우 강력하다. 이미 첫 진료에서 잭은 자기 생각과 감정이 어떻게 충돌하는지 이해했다. 자신의 식습관이 매우 강력하며, 그 결과가 실제로 이 식습관 회로를 점점 더 악화한다는 사실도 깨달았다.

진료를 마친 뒤, 나는 잭에게 다음 진료일까지 해야 할 간단한 과제 하나를 내주었다. 식습관 회로를 분석하는 과제였다. 계기(원인)와 먹는 행동(대상), 그리고 음식을 먹은 결과를 기록하게 했다. 잭에게는 우리가 분석한 결과를 다음 몇 주 동안 매일의 일상에 접목하는 과정이 중요했다.

아래에서 또 다른 분석 예시를 살펴보자. Eat Right Now 프로그램 참여자 중 한 명이 게시판에 자신의 분석 글을 올렸다.

내가 분노, 슬픔, 초조 같은 불안한 감정에서 벗어나기 위해 음식 앞으로 달려가는 이유를 알아냈다. 이런 기분을 달가워하는 사람이 누가 있을까?

계기: 불안한 감정
행동: 감정을 일시적으로 누그러뜨리는 뭔가를 먹는다.
결과(보상): 불안한 감정은 여전히 남아 있고, 덤으로 단것을 너무 많이 먹어서 두통까지 생겼다! 내가 어떻게 이 습관 회로에 사로잡혔는지 정확하게 알 수 있었다. 불안한 감정에서 벗어나려고 먹었지만, 효과는 없다.

이 글을 쓴 사람이 이미 이 습관의 보상이 좋지 않다는 사실을 깨우쳤다는 데 주목하자. 바로 이것이 비법이다. 이 부분은 'Step 2'에서 더 자세히 다루겠다. 또 다른 분석 성공 사례를 살펴보자.

불안증을 호소하며 나를 찾아온 롭은 첫 진료에서 습관 회로를 분석하는 법을 빠르게 파악했다. 우리는 그의 공황 습관 회로를 두어 개 분석하는 일부터 시작했다. 진료를 마친 후, 롭에게 불안에 관련된 다른 습관 회로를 분석해보라는 과제를 주었다. 다음 진료일에 만난 롭은 이미 불안증이 많이 사라진 상태였다.

앉기도 전에 롭은 유쾌하게 선언했다. "선생님, 제 몸무게가 6킬로그램이나 줄었습니다!"

놀란 나는 재빨리 지난 진료를 상기해보았다. 하지만 몸무게 감소에 관해서 이야기를 나눈 적은 없었다. 몸무게는 롭이 불안증을 다루게 된 이후로 미루어두었던 문제였다. 롭에게 주어진 최우선 과제는 불안증이었다.

롭은 알아차림 훈련 과정을 설명했다. 그는 자기 마음을 분석하는 과제를 하던 중 불안이 계기가 되어 자신이 먹고 있다는 사실을 거듭 발견했다. 그는 먹을 때마다 음식을 먹어도 불안이 가라앉지 않는다는 사실을 알아차렸다. 사실 과체중 때문에 건강에 문제가 많다는 사실을 알고 있는 만큼 그는 더 불안해졌다. 계기: 불안. 행동: 먹기. 결과: 더 큰 불안.

이런 사례는 습관 분석 과정에서 종종 나타난다. 자기 마음이 어떻게 작동하는지 평생 모르고 사는 사람은 깜깜한 방에서 어딘가에 발가락을 계속 부딪치면서 갈팡질팡하는 셈이다. 부딪쳤던 물건이 어디 있는지 기억하지 못해서 계속 부딪치는 것처럼 보인다. 이럴 때, 습관 회로를 분석하는 일은 전등을 켜는 것과 같다. 물건이 어디 있는지 볼 수 있으면 영역을 탐색하기가 훨씬 쉽다. 롭이 바로 이런 사례였다. 30년 동안 불안 속에서 살았지만 왜 불안한지 이유를 몰랐고, 모든 노력을 다 해봤지만 고칠 수 없었다. 그러나 마음을 분석한 지 불과 몇 분 만에 롭은 전등 스위치를 찾았다. 그저 분석만으로. 바로 이거다. 이 과정에서 의지력은 필요 없다. 분석만 하면 된다.

지나치게 간단해 보일 수 있다. 실제로도 간단하다. 하지만 여러분의 습관 회로에 이름을 붙이는 행위는 놀라울 정도로 강력하다.

계기, 행동, 결과(보상)만 확인하면 충분하다

일단 습관 회로를 분석하기 시작하면 더 깊이 파고들고 싶은 마음이 들 수 있다. 왜 감정적 욕구를 채우려 음식을 먹는지, 왜 매일 오후 3시만 되면 초코바를 거부하기가 어려운지 근원적인 이유를 찾고 싶을 수도 있다. 영화나 텔레비전 쇼에 나온 환자들이 치료사 앞에 눕거나 앉아서 어린 시절을 돌아보는 장면을 떠올리면서 이렇게 생각할 수도 있다. **감정적 삶을 더 깊이 고려해야 하지 않**

을까? 치토스의 유혹을 뿌리치지 못하는 이유를 더 깊이 파고들어야 하지 않을까?

한마디로 답하자면 답은 '아니오'다. 습관 회로를 끊기 위해 어린 시절의 트라우마까지 파고들 필요는 없다.• 그저 습관 회로 자체를 확인하는 것으로 충분하다. 더 정확하게 말하면, 어린 시절이 성인이 된 우리의 습관, 자아감, 성향에 어떻게 영향을 미치는지 이해하면 도움이 될 수 있지만, 때로 행동 변화로는 이어지지 않기도 한다. 또 과거를 기억하고 싶지 않은 사람들은 습관 회로를 분석하기 위해 굳이 '거기까지 갈' 필요가 없다.

행동 강화에는 계기, 행동, 결과(보상)의 세 요소만 있으면 충분하다. 보상 가치를 산출하고 습관이 바뀌는 과정을 정밀하게 밝히는 레스콜라-와그너 모델에는 '어린 시절'이라는 변수가 없다(다시 한 번 말하면 조금은 미묘한 문제다. 나중에 더 자세히 설명하겠다).

환자들은 대부분 계기를 해결하거나, 고치거나, 회피하는 데 몰입한다. 좋든 나쁘든 현재 우리를 이루는 데 매우 중요한 역할을 했다는 점에서 확실히 개인사는 중요하지만, '왜'라는 이유는 그저 습관적 행동을 촉발할 뿐이다. 행동의 톱니바퀴를 움직이긴 하지만 행동을 일으키는 동기는 아니다.

• 예/아니오로 답하기엔 좀 미묘한 구석이 있다. 트라우마로 생긴 습관을 분리해서 작업하는 방법과 여기서 배운 것을 통합할 방법은 뒤에서 다시 설명하겠다.

일견 식습관 회로 분석이 마음속을 깊이 파헤치지 않는 듯 보일지언정, 이 책 후반부에서 감정을 조절하는 요령을 배우기 전까지는 이 정도 탐색으로도 습관을 바꾸기에 충분하다. 정말이다. 여러분이 지금 정글에서 어떤 길이 어디로 이어질지 파악하고 있는 중이라면, 방금 지나친 나무의 종까지 알아야 할 필요는 없다. 자신이 어디에 있는지 알 만큼이면 충분하다. "아, 줄기가 뒤틀린 나무네." "저 나무에서 왼쪽으로 갔더니 강이 나왔어." 여러분의 마음도 똑같다. 스스로를 알기 위해 어떤 신경전달물질이 어디서 활성화하는지 몰라도 괜찮다.

학습과 도파민이 연관된다는 사실을 알면 도파민 분비가 **일어날 수** 있지만, 학습하기 위해 이 사실까지 알 필요는 없다. 도파민 분비가 특정 방식(흥분)으로 느껴질 때 여러분을 특정 방향으로(끝없는 갈망으로) 몰아간다는 사실만 알면, 언제 여러분의 뇌가 여러분이 한 번 빠졌지만 다시 빠지고 싶지는 않은 구멍으로 끌어내릴지 주시할 수 있다. 이 간단하지만 유용한 깨달음만으로 여러분은 올바른 길로 나아갈 수 있다.

나는 여러분이 알아야 할 정보를 얻도록 도울 것이다. 이 모든 정보를 활용해서 자신에 대한 신뢰를 쌓는 방법은 이 책 후반부에서 탐색하도록 한다. 따라서 "왜 이런 일이 일어나는가?"라는 토끼굴에 빠지는 대신, 습관 회로가 돌아갈 때의 마음을 분석하는 데서 시작하기로 한다. 계기는 무엇인가? 행동은 어떻게 나타나는가? 결과는 무엇일까?

✅ **오늘의 실천**

식습관 회로를 분석하자

여러분의 하루 식습관을 계기, 행동, 결과로 도식화해 분석해보자. 실시간으로 분석하기 어렵다면, 잠들기 전에 하루 중 음식을 먹었던 순간으로 되돌아가서 분석한다.

계기는 무엇이었나? 먹는 행동은 어떠했나(무의식적 간식, 스트레스로 인한 감정적 식사, 과식 등)? 결과는 무엇인가(잠시나마 안도했다, 배가 터질 것 같다, 무기력해졌다, 실망했다, 부끄러웠다 등)? 이 중 계기는 "심심해서" 혹은 "힘든 하루를 버텨내서"처럼 단순할 수도 있고, 사랑하는 사람이나 친구를 잃은 오래된 슬픔처럼 복잡할 수도 있다.

'Day 4. 몸이 보내는 신호에 귀 기울이기'로 넘어가기 전에 마음 분석 과정에 충분한 시간을 들이기를 권한다. 누군가는 분석하는 데 하루면 충분할 수도 있다. 처음엔 까다로워도 계속할수록 계기, 행동, 결과를 분석하기가 쉬워질 것이다. 뻔히 파악되는 습관 회로도 있지만 수면 아래 숨어 있다가 여러분이 볼 준비가 되었을 때야 비로소 머리를 내미는 것도 있으니 **마음 분석 과정을 서둘러 해치우지 않도록** 한다.

Day 4

몸이 보내는 신호에 귀 기울이기

습관 회로를 끊으려 할때 우리가 마주하는 가장 큰 벽은 우리가 자신의 소리에 귀 기울이지 않는다는 점이다. 단편 소설 〈가슴 아픈 사건 A Painful Case〉에서 제임스 조이스 James Joyce 는 주인공 더피에 대해 "자기 몸과 조금 거리를 둔 채로 살았다"라고 묘사했다. 이 작품은 1914년에 발표되었지만, 현대 사회를 살아가는 우리 또한 별반 다르지 않다. 우리는 자기 몸에서 멀어진 채 살아가고, 자기 몸을 뇌를 중심으로 돌아가는 살덩이 로봇쯤으로 치부한다.

이런 사실은 우리가 틀에 박힌 생활을 이어가게 하는데, 이보다 더 중요한 것은 우리가 몸이 하는 말을 듣고 몸이 전하려는 말에서 뭔가를 배우기가 정말로 어려워진다는 점이다.

우리 몸은 온갖 신호를 뇌로 보내는 정보의 고속도로다. 몸이 우리를 둘러싼 세계와 몸속 세계에서 일어나는 일을 알려주는 다양한 방법을 생각해보라. 인간은 오감을 통해 시간과 공간을 탐색한다. 후각 뉴런은 공기 중의 냄새에 의해 활성화하며, 유일하게(사상판cribriform plate을 통해) 뇌에 직접 연결될 정도로 중요하다. 혀와 뺨 안쪽, 그리고 식도에는 특화한 미뢰, 좀 더 멋진 용어로 미각세포가 있다. 미뢰는 음식에 든 성분과 상호작용하면서 다섯 가지 맛을 인지한다. 짠맛, 신맛, 쓴맛, 단맛, 감칠맛이다. 또한 몸은 혈액 속 산소, 이산화탄소, 그 외 여러 화학물질의 농도를 감지하고 몸의 기관은 각각 특수한 방식으로 오줌이 가득 찬 방광부터 텅텅 빈 위까지 몸속 환경을 주시한다.

거의 모든 다양한 유형의 수용체는 강화학습에 비슷한 방식으로 반응한다. 즉, 어떤 신호가 들어오느냐에 따라 그에 적합한 피드백을 전달한다. 혈액 속 이산화탄소 농도가 너무 높으면 뇌 어디선가, 정확하게는 복외측 숨뇌ventrolateral medulla에서 모든 대사 속도를 조금 높이라는 피드백 신호를 보내는데, 그러면 여러분은 더 빠르게 혹은 더 깊이 호흡하기 시작한다. 너무 매운 음식을 먹어도 호흡이 빨라지는데, '입에 불이 났다'라는 피드백 신호가 전달되기 때문이다. 방광이 가득 찬 불편한 느낌은 화장실에 가야 한다는 피드백을 보낸다.

하지만 우리는 몸이 보내는 신호를 끊임없이 무시한다. 몸의 신호를 무시하는 습관에 빠졌다고 해도 과언이 아니다. 밤 11시 즈음이면 여러분은 소파에 앉아 즐겨 보는 텔레비전 프로그램이 끝나는 장면을 보고 있을 것이다. 넷플릭스나 유튜브의 알고리즘이 다음에 볼 프로그램을 추천하면 안와전두피질은 이제 어떻게 할지를 결정해야 한다. 이때 여러분의 몸은 "하품하고 있잖아! 눈꺼풀도 무겁고. 대체 어떻게 해야 텔레비전을 끄고 잘 거야?"라고 종용할 것이다. 생존 뇌의 입장에서는 텔레비전을 끄는 것이 올바른 선택이다. 하지만 실제로는 이미 에너지가 떨어진 상태라 뇌의 논리적인 영역에 접속할 수 없다. 바로 이때 몸의 신호를 무시하는 습관이 튀어나오면서 "어제도 늦게까지 있었잖아. 봐, 너 아직 멀쩡해. 다음 화 딱 한 편만 더 보자"라고 부추긴다.

어릴 적부터 불안과 공황발작을 겪었던 롭은 "내 몸에서 벗어나려고 40년 동안 노력했습니다. 극심한 공포, 불편감, 자기혐오로 인해 내 몸이 너무 싫었기 때문에 어떻게든 피하려 했어요"라고 말했다. 여기서 피드백이 얼마나 강력한지 알 수 있는데, 롭은 일부러 자기 몸을 비출 거울을 집에 두지 않았다.

거울을 없앤 것은 문제를 근본적으로 해결해주지는 않았다. 그래도 일시적으로나마 더 큰 문제, 즉 매우 해로운 죄책감, 수치심, 자기혐오를 피할 단기 해결책은 될 수 있다. 일례로 우리가 어렸을 때 통제할 수 없었던 일에 죄책감을 느끼면 자기 존재에 대한 수치심 회로가 작동할 수 있다. 이런 죄책감/수치심 회로는 서로 영향을 미치면서 더 공고하게 굳어진다. 몸무게를 늘려서 원치 않았던 남성의 접근을 막으려던 한 여성 환자처럼, 아니면 재키와 롭처럼 우리는 자기 자신을 달래보려고 먹는 행위를 학습할 수 있다. 하지만 재키와 롭, 그 외 수많은 사람들처럼 이런 행위는 우리의 외모나 존재감에 대한 더 큰 수치심을 불러일으키고 식습관 패턴에서 벗어날 수 없다거나 몸무게를 줄일 수 없다는 더 큰 죄책감을 불러온다. 자기 인식은 외모의(엄밀히 말해, 사회가 우리에게 요구하는 외적 기준의) 영향을 크게 받으므로 스스로를 부정적으로 인식할 경우 자기 자신에게서 거리를 두기 시작한다. 그러면 할 수 있는 모든 방법을 동원해서 자기 몸을 부인하고 끝내 몸과의 연결성을 잃어버리고 만다. Eat Right Now 모임 참여자 중 한 명은 자기 몸인데도 낯설고 편안하게 느껴지지 않는다고 했다. 다른 참여자들도 자기 몸과 단절되었다면서 자기 몸이 유의미한 신호를 보낼 수 없으리라고 여겼다.

이 책 전반부에서 설명했듯이, 인간은 즐거운 경험을 추구하고 고통스러운 경험은 회피하도록 만들어졌다. 우연히 뜨거운 난로를 만지면 생각하기도 전에 손을 뗀다. 사실 우리 몸은 안전을 최우선으로 하도록 절묘하게 설계되어서 난로에서 손을 떼기 위해 근육을 움직이려고 "으악, 뜨겁잖아!"라는 신호를 뇌까지 전달할 필요도 없다. 손가락의 감각 뉴런이 척수에 신호를 전달하면 척수에서 팔의 운동 뉴런에 신호를 보내서 짜잔, 상황을 인식하기도 전에 움직인다. 뇌는 그 후에나 상황을 평가하고 난로가 정말 뜨거웠다고 결론짓는다.

우리는 꽤 자주 몸으로 알 수 있는 정보를 외부에서 찾으려고 한다. 비가 오는지 궁금할 때, 창밖을 보고 확인하는 대신 스마트폰으로 온라인 일기예보를 검색하지 않는가? 몸에 가장 좋은 선택을 할 때도 이와 똑같이 행동한다. 우리는 배고픈지 확인하려고 앱을 들여다본다. '전문가'나 문화적 시대정신이 지시하는 식단 계획을 따르느라 자기 몸에서 더 멀어진다. 이런저런 유행 다이어트나 최신 식단 트렌드를 따라 하다가 계획을 지키지 못하면 자신을 탓한다. 이런 사례가 얼마나 심각해질 수 있는지 앤의 사례를 통해 더 알아보기로 하자.

자기 몸과 단절되었던 앤

앤은 50대 중반에 내가 의과대학에서 주최하는 식습관 모임에 처음 왔다. 앤은 음식에 관해 그 자리에 있던 누구나가 겪었을 만한 경험을 조리 있고 명확하게 표현해내서, 그녀의 이야기가 끝나자 모임의 참여자들은 모두가 고개를 끄덕였다. 심지어 몇몇 사람은 격앙되어 자리에서 벌떡 일어날 것만 같았다. 나는 마치 누군가의 열정적인 연설을 들은 청중이 환호하며 기립하는 장면이 인상 깊은 영화 한 편을 본 것만 같았다.

 모임의 한 세션에서 앤은 '감옥'이라고 표현한 삶, 자신이 만들고 스스로 그 안에 갇혀 수십 년간 살아온 이야기를 털어놓았다. 그 감옥은 바로 **음식** 감옥이었다.

 앤의 이야기는 그녀의 어린 시절부터 시작된다. 앤의 어머니는 〈타임^{Time}〉과 〈라이프^{Life}〉 기자이자 미식 요리사였다. 완벽주의

자였던 앤의 어머니는 앤의 코치인 동시에 심판이었다. 어머니는 앤이 최고의 아이로 자라기를 원해서 B를 받은 과목의 과제도 다시 작성하게끔 하는 지경까지 갔다. 이런 일들은 앤을 위한 것이라기보다 오직 어머니 자신의 만족을 위한 것이었다.

어머니처럼 되고 싶었던 앤은 완벽주의를 자기 삶을 통제하는 방식으로 받아들였다. 20대 중반 무렵 앤은 살이 찌기 시작했는데, 열렬한 지식광이었던 그녀는 식습관을 통제할 방법을 찾기 위해 식습관과 관련된 책을 닥치는 대로 읽었다.

앤은 식단 규칙을 만들었다. 그녀가 만든 규칙은 전형적인 '좋은' 음식과 '나쁜' 음식으로 구성되었다. 즉, 이건 먹고 저건 먹지 않는다는 목록이었다. 규칙대로만 지키면 괜찮을 것이었다. "규칙에 금지 음식이 74개나 된 적도 있었답니다. 기름 금지, 소금 금지, 설탕 금지, 패스트푸드 금지. 게다가 모든 음식은 직접 요리해야 했어요." 앤은 말했다.

입에 넣는 것이라면 아주 사소한 것까지 챙겼다. 정확하게 오전 11시에 아몬드 7알을 세어 먹었고, 케일 샐러드 무게를 재고, 설탕은 세심하게 배제했다. 하지만 오후 4시가 되면 앤은 통제력을 잃어버렸다. 처음 패스트푸드를 먹지 않기로 했을 때 앤은 숟가락으로 마요네즈를 통째 퍼먹었다(때로는 얇게 말린 칠면조 햄도 같이 먹었다). 돈을 벌게 되자 앤은 그간 숨겨둔 시리얼 상자를 열고 파스타 봉지(흰 밀가루 파스타만이 효과가 있었다)를 뜯어서 "최대한 빨리 먹고 가능하다면 **항상** 의식하지 않은 채로" 먹었다. 여러분의 짐작대로, A형 성격(성격을 A와 B 유형으로 분류할 때, 조급하고 실패를 두려워하는 성격을 가리킨다-옮긴이)의 앤은 그럴 때마다 통제력을 잃은 기분과 함께 깊은 수치심을 느꼈다.

앤은 자기 몸과 단절된 채 수십 년을 살았다. 그녀는 올바른 조언과 완벽한 규칙을 알려줄 전문가를 찾아 헤맸다. 영양학과 체중 감량 서적은 점점 더 높이 쌓여갔지만, 어느 것도 도움되지 않았다. 새로 사는 책은 가벼운 오락거리에 불과했고, 달콤한 약속과 함께 해결할 수 없는 더 깊은 갈망에 그녀를 빠트렸다. 앤이 지키려 했던 모든 다이어트법, 지침, 규칙은 그녀를 자기 몸에서 더 멀어지게 할 뿐이었다. 몸에서 멀어질수록 몸이 보내는 신호는 점점 듣기 어려워진다. 이 상태가 오래 지속될수록 몸의 신호를 포착하기가 더 힘들어지면서 결국 신호의 의미도 알 수 없게 된다.

낯선 느낌을 받으면 그것이 무슨 의미인지 알기 어렵다. 나는 배고픈 걸까, 아니면 스트레스받은 걸까? 몸과 단절된 시간이 길어질수록, 몸의 신호를 더 오래 무시할수록 자신과 단절되는 방식이 습관으로 굳어진다. 올바른 식습관을 갖고 싶다면 필요할 때마다 몸이 보내는 신호에 귀 기울여야 한다.

✅ 오늘의 실천

몸의 신호를 어떻게 무시하는지 살펴보자

하루 동안 몸이 뇌에 보내는 신호를 무시하는 방식을 모두 찾아보자. 방광, 위, 이 밖에 몸이 보내는 신호를 어떻게 무시했는가? 이미 각성 상태인데도 커피를 석 잔째 마시고 있는가? 일어나서 스트레칭하라고 몸이 신호를 보내는데도 여전히 컴퓨터 앞에 앉아 있는가? 눈꺼풀이 내려앉는데도 좀처럼 스마트폰을 내려놓지 못하는가?

이때도 빈 종이에 '계기, 행동, 결과'라고 먼저 적은 뒤 각각에 해당하는 내용을 분석해본다. 한동안 신호를 무시했다면 계기는 별 상관없으니 그냥 넘긴다. 대신 행동과 결과에 집중한다. 몸의 신호를 무시할 때 몸은 어떻게 느꼈는가?

더 상세하게 분석할수록 알아차림 능력을 더 크게 재활성화하고 강화할 수 있다. 이 연습으로 알아차림 기술을 익히면 몸의 신호를 듣는 방법도 재학습할 수 있다. 이 연습을 연속해서 이틀 동안 반복해도 좋다. 무시하고 있던 신호를 발견하면, 나중에 더 쉽게 알아차릴 수 있도록 그 신호가 어떻게 느껴지는지 자세히 들여다보자. 연습이 막히지 않고 매끄럽게 진행된다면 몸이 보내는 신호를 무시하지 않고 귀 기울일 때, 무슨 일이 일어나는지도 지켜보자.

Day 5

허기인지 갈망인지 식별하기

허기와 갈망은 어떻게 다를까?

북아메리카와 유럽 국가에서 가장 흔한 갈망의 대상은 무엇일까? '초콜릿(초콜릿이 든 음식을 포함해서)'이라고 대답했다면 정답이다. 음식을 더 갈망하게 만드는 요소를 기억할지 모르겠다. 대개 이런 음식은 소금·설탕·지방의 조화가 정점을 이루는 마술 같은 블리스 포인트 혼합물로, 입안에 든 음식에 칼로리가 가득하다는 신호를 몸에 보낸다.

음식 갈망(food craving)을 일반적인 허기(hunger)와 혼동해서는 안 된다. 허기는 칼로리 섭취에 중점을 두며 음식을 먹으면 사라진다. 하지만 갈망은 특정 음식을 향한 욕망에 초점이 맞춰져 있다. "위가 꾸르륵거리는 걸 보니 뭔가 먹어야겠어"와 "지금 당장 초콜릿을 먹어야 해!"는 완전히 다르다.

음식 갈망은 다양한 방법으로 확인할 수 있다. 단순하게는 0부터 10까지 갈망의 강도를 점수로 매기는 설문지가 있다. 조금 더 세밀하게는 상태와 특성 갈망을 구분하는데, 이 순간(상태)과 대개 무슨 일이 일어나는지(특성)를 구분한다. 과학계에서 일반적으로 활용되는 척도 설문지는 음식 갈망 설문지다. '음식 갈망 설문지-특성'은 **전반적인** 음식 갈망의 빈도와 강도를 측정한다. 설문지에 포함되는 항목은 아래와 같다.

- 음식에 집착하는 나를 발견하곤 한다.
- 음식 갈망에 빠지면 통제력을 완전히 잃는다.
- 먹고 싶은 음식을 어떻게 얻을지 계속 골몰한다.
- 어떤 음식을 갈망하면 온통 먹는 생각에 잡아먹힌다.

마지막 항목을 떼놓고 보자면, 우리가 정신적인 상태를 표현할 때 음식과 관련지어 비유한다는 사실을 살펴볼 수 있다. 음식에 관한 생각은 나를 **잡아먹는다**.

'음식 갈망 설문지-상태'는 지금 당장, **이 순간**의 음식 갈망 강도를 측정한다. '전혀 아니다'부터 '매우 그렇다'로 분류된 응답지를 갖춘 이 설문지의 항목은 다음과 같다.

- [하나 이상의 특정 음식]을 먹고 싶다는 욕구가 강하다.

- [하나 이상의 특정 음식]을 갈망한다.
- [하나 이상의 특정 음식]에 대한 충동이 있다.

음식 갈망 설문지 항목에 나타나듯이, **강한 욕구, 갈망, 충동**이라는 단어는 상당히 모호하다. 하지만 충동/갈망이 언제 생기는지는 누구나 아는 듯하다. 음식 갈망 설문지에서 **충동**과 **갈망**(그리고 **욕구**까지)이라는 단어를 상호 호환적으로 사용해서 현실을 반영하는 방식에 주목하자. 서로 다른 세 단어는 모두 같은 경험을 가리킨다. 뇌의 관점에서 우리가 특정 음식을 먹을 때 주어질 보상을 예측할 때, 단서나 계기는 전전두엽피질과 복측선조체ventral striatum에서 도파민 분비(이 외에도 엔도르핀endorphin 같은 신경전달물질의 분비도)를 유도한다. 복측선조체는 뇌의 보상 체계에서 중추 역할을 하는 기댐핵nucleus accumbens을 포함한다. 도파민은 예기치 않은 일이 일어날 때 가장 먼저 분비된다. 이는 특정 음식이 어디 있는지 기억하도록 돕는 강화학습이 일어나는 과정이다. 일단 음식이 있는 위치를 기억하면, 도파민 분비는 음식을 획득하려는 충동을 일으키는 것으로 바뀐다. 쉬지 않고 솟구치는 갈망의 충동이 생겨나는 곳이 바로 이 지점이다. 과거 특정 음식을 섭취하면서 즐거운 경험을 한 경우, 그 음식에 대한 기대감이 형성되고 이 기대감이 고조될 때마다 도파민이 분비된다. 머릿속에 초콜릿이 떠오르면 초콜릿을 먹고 싶은 갈망이 뒤따른다. 생각은 그저 생각일 뿐이다. 일단 뇌가 초콜릿(혹은 욕망하는 대상이 무엇이든 간에)이 좋다고 학습하면 도파민은 우리가 소파에서 일어나 부엌으로 가게 한다. 도파민은 "너 초콜릿 좋아하잖아. 주저할 필요 없어. 가서 먹으라고!"라며 충동질한다.

좋아하는 것과 원하는 것은 전혀 다르다. 뇌에서 두 과정은 오랫동안 분리되어 있었다. 즐거움, 혹은 특정 음식을 얼마나 좋아하는지는 기댐핵 속 '쾌락 영역'에 연결되어 있으며, 엔도르핀과 엔도카나비노이드 endocannabinoid 가 관여한다. 이 두 물질은 뇌 속 화학 물질로 오피오이드 opioid 와 카나비노이드 cannabinoid 수용체와 결합하는데, 이 두 수용체는 헤로인과 마리화나가 결합하는 수용체이기도 하다. 엔도카나비노이드는 우리 몸속 피드백 체계로서 다양한 체계 간의 항상성을 유지하고 식욕부터 소화, 통증, 감정, 수면까지 모든 것을 통제하게 돕는다. 살면서 한 번쯤 '러너스 하이 runner's high'라는 말을 들어봤을 것이다. 오랫동안 달리거나 강도 높은 운동을 할 때 느껴지는 행복감을 가리키는데, 우주와 하나가 된 일체감을 느낄 수 있다고들 한다. 과학자들은 이런 감정의 원인을 엔도르핀이 분비되면서 나타나는 고양감이라고 본다. 반면 원하는 것과 연관된 신경전달물질은 도파민이다. 가서 쟁취하라고 자극하는 도파민은 우리가 행동하게 한다.

좋아하는 것 VS. 원하는 것

그러면 좋아하는 것과 원하는 것의 차이를 직접 확인해보자.

간단한 것부터 시작한다. 여러분의 옷장 속 셔츠와 스웨터 중에 어느 것이 좋은지 생각해본다. 대상을 생각할 때 즐거운 기분이 드는지도 살핀다. 이제 좋아하는 음식을 생각해본다. 습관적으로 당장 먹고 싶은 충동을 일으키는가? 아니면 좋아하는 느낌만 들고 먹지 않아도 상관없을 것 같은가?

추측하건대 좋아하는 음식을 생각하면 바로 먹고 싶은 충동이 들겠지만 옷장에 걸린 옷은 아무리 좋아한다고 해도 당장 입고 싶은 생각이 들지는 않을 것이다. 왜일까? 옷은 여러분이 이미 소유하고 있기 때문이다. 좋아하는 것과 원하는 것의 차이를 좀 더 깊이 탐색하려면 다른 사람이 입은 옷 혹은 카탈로그에서 발견한 것 중 마음에 들지만 사지 못한 옷을 떠올려야 한다. 이번에는 어떤가? 지금 당장 갖고 싶다는 충동이 느껴지는가?

이렇게 갈망의 본질은 조금 교묘한 구석이 있어서, 갈망이 어떤 느낌인지 바로 알아차리기 어렵다. 우리가 〈가슴 아픈 사건〉의 주인공 더피처럼 몸과 거리를 둔 채 산다면 특히 더 그렇다. 잭이 콘넛츠를 한 번에 한 움큼씩 먹던 것을 기억하는가? 콘넛츠를 한 줌씩 계속 먹는 이유를 묻자 잭은 "먹는 순간마다 만족스럽거든요"라고 대답했다. 그의 대답에 나는 잭의 만족감이 콘넛츠를 먹는 데서 오는지, 아니면 콘넛츠를 봤을 때 습관적으로 먹고 싶은 충동을 해소하는 데서 오는지 궁금해졌다. 내 호기심을 눈치챘는지, 아니면 이전에 설명했던 무의식적 식사와의 연결점이 스스로도 궁금했는지 잭은 이렇게 덧붙였다. "내 뇌와 몸은 확실히 단절된 모양입니다. 나는 뇌와 많은 시간을 함께했습니다. 나는 내 몸이 익숙하지 않아요."

잭의 에피소드는 먹고 싶은 계기가 폭발한 순간에 우리가 어떻게 대응할지 보여주는 좋은 사례다. 우리는 이 순간에 알아차림을 불러올 수 있다. 배고프다는 신호는 위에서 나온다. 따라서 위에 주의를 집중한다. 간단한 질문을 던져본다. "내가 배고픈가?" 위와 오래 단절되었거나 음식/감정 회로가 얽혀서 여전히 고군분투하고 있다면, 먹고 싶은 욕구를 참지 말고 그냥 음식을 먹도록 한다. 대신 먹으면서 주의 깊게 자신을 관찰한다. 음식이 비어 있는 위로 들어가면서 마지막 식사가 몇 시간 전이었는지를 일깨워주는가? 아니면 이미 상대적으로 가득 찬, 혹은 최소한 비어 있지 않은 위로 조용히 들어가는가?

생각하지 말자. 그냥 **느껴보자**. 몸으로 느껴본다.

바로 이것이 잭의 과제였다. 잭은 음식을 먹을 때 주의를 집중했다. 첫 진료 이후 2주가 지난 뒤 이어진 두 번째 진료에서 잭은 최근에 다녀온 자동차 여행 이야기를 해주었다. 잭 부부는 휴가를 보내고 돌아오는 길이었다. 잭의 아내는 긴 여행길의 간식으로 잭이 좋아하는 아몬드를 준비했다. 그는 정말로 배가 고픈지, 아니면 습관적으로 충동을 느끼는지 스스로 계속 점검했다. 정말 아몬드를 먹고 싶은가? 잭은 아몬드를 보고 습관적으로 먹는 대신 정말 배가 고픈지 자신을 주의 깊게 관찰했다. 그렇게 2시간 정도가 지나자 잭은 배가 고프다는 사실을 깨달았다. 그래서 아몬드 몇 알을 먹었다. 정말 몇 알만 먹었다.

　이야기를 마친 잭은 "내 몸이 어떻게 느끼는지 탐색하기란 어렵더군요. (…) 몸과 다시 연결되려고 노력하고 있습니다"라고 덧붙였다.

　Eat Right Now 프로그램의 한 참여자는 자기 몸의 갈망을 느껴보려고 애쓰면서 이렇게 말했다. "내 갈망은 생각에서 나오는 것 같아요. 부정적인 생각, 음식에 관한 **생각**, 무엇이든 간에요. 하지만 몸에는 아무 감각도 없죠." 이 참여자가 음식에 관한 생각을 강조하는 방식에 주목해보자. 우리 뇌가 가장 잘하는 것이 바로 생각이다. 하지만 뇌에는 감각 뉴런이 없다. 그래서 신경외과 의사는 마취하지 않고도 깨어 있는 환자의 뇌를 수술할 수 있다. 인간의 뇌는 허기를 느낄 수 없다. 뇌는 위가 보내는 신호를 배고픔이라고 해석하지만, 뇌가 꾸르륵거리거나 뒤틀리는 일은 없다. 우리가 자신에게서 조금 떨어진 채 살기를 멈추고 되돌아와서 신체적 알아차림을 회복하지 않는 한, 갈망이 어떤 느낌인지 몸으로 알아차리기는 상당히 어렵다.

　갈망을 인식하지 못하는 또 다른 이유로는 부적 강화를 들 수 있다. 갈망은 불쾌하다. 원래 그렇게 생겨먹었다. 도파민 분비는 원하는 행동을 하지 않으면 삶을 비참하게 한다. 갈망이 어떤 느낌인지 알게 되면, 즉 불쾌하게 느껴지면 뇌 속 부적 강화 과정이 끼어든다. 불쾌한 충동? 얼른 없애야 한다. 그래서 우리는 최대한 빨리 충동을 충족시키는 쪽을 선호한다. 더 자주 이렇게 할수록 우리는 이 행동을 더 많이 하도록 학습한다. 우리는 점점 갈망의 가려운 곳을 더 빨리, 더 잘 긁어주는 데 능숙해져, 휴게실에 가는 대신 책상 서랍에 사탕을 쌓아두는 지경에 이른다.

물론 우리는 갈망을 무시하거나 저항하면 어떻게 되는지 안다. 저항하면 갈망은 지속된다. 사실 갈망은 지속될 뿐만 아니라 점점 커진다. 가려운 곳을 놔두면 점점 더 심하게 가려워져서 결국에는 긁게 되듯이, 갈망을 충족시키지 못하면 머리가 터질 듯한 기분이 들기도 한다. 재키는 이를 가리켜 '갈망 괴물'이라고 불렀다. 갈망 괴물을 무시하거나 싸우려 하면 이 괴물은 우리가 항복할 때까지 점점 더 커지면서 소란스러워진다.

저지방 식품의 함정

저지방 식품이 어떻게 갈망을 지속하고 키우는지 생각해본 적 있는가? 식품 속에 가득한 지방은 우리 몸이 포만감을 느끼게 한다. 하지만 저지방 식품은 지방을 제거했기 때문에 우리는 칼로리를 섭취하면서도 포만감을 느끼기 어렵다.

흥미롭게도 저지방 식품 운동은 1977년까지 거슬러 올라간다. 당시 영양과 인간 욕구 상원 특별 위원회 Senate Select Committee on Nutrition and Human Needs 는 미국인의 당뇨병, 심장 질환, 뇌졸중을 예방하려면 지방을 적게 먹고 복합 탄수화물을 더 많이 섭취해야 한다는 보고서를 발표했다. 당시에는 과학적이고 합리적으로 들렸다. 특히 식품 산업계에 유리한 발표였다. 왜 그럴까? 그러니까, 식품에서 지방을 제거하면 대신 다른 뭔가로 대체해야 한다. 그 뭔가가 바로 설탕이었다. 게다가 정부의 옥수수 보조금 덕분에 고과당 옥수수 시럽, 즉 액상과당이라는 형태의 설탕 가격이 엄청나게 저렴했다. '칼로리 감소', '저지방', '무지방' 등 일반 식품을 대체한 이런 유형의 식품에는 설탕이 과량으로 들어있었다. 이름에 현혹되어 우리가 의식적으로 더 많이 먹었든("저지방이니까 괜찮아!"), 아니면 이런 식품이 우리 몸에 포만감 신호를 줄 수 있는 지방, 단백질, 섬유질, 탄수화물의 자연스러운 혼합물을 제공하지 못했든 설탕은 분명 대부분의 사람들이 계속 갈망에 시달리게 한다.

항상성 허기와 쾌락성 허기

정말 배고픈지 아니면 단순한 갈망인지 구별하는 데 어려움을 겪고 있는 건 여러분만이 아니다. 몸과 마음을 재조정하고 재통합하는 일은 정말 중요하다. 나는 폭식증을 앓는 여성들의 치료 모임을 진행하면서 얻은 아이디어와 경험을 토대로 허기 테스트를 개발하기로 했다.

허기 테스트는 특별히 몸과 뇌 사이에서 뒤얽혀버린 연결성을 재정립하기 위해 설계했다. 여러분은 이 테스트로 신호를 해석해서 감정에서 나오는 갈망과 실제 허기, 혹은 단순한 습관을 구분할 수 있다.

여러분이 배고픈지, 스트레스받았는지, 그도 아니면 다른 원인이 있는지 모른다고 가정했을 때, 허기 테스트는 단순한 질문에서 시작한다. "간식이 먹고 싶은가?"

먹고 싶다는 원초적인 욕구는 허기에서 비롯되는데, 이를 항상성 허기 homeostatic hunger 라고 한다. 뱃속이 비어 있을 때의 익숙한 느낌을 가리키는데, 이때는 에너지가 부족하고, 집중하기 어려우며, 예민해지고, 심하면 현기증까지 느낄 수 있다.

두 번째 동인은 학습된 식습관이다. 우리는 감정적인 이유로도 먹고 싶어지며, 이러한 감정/음식 관계는 본질적으로 감정을 먹는다. 앞서 말했듯이 이를 쾌락성 허기라고 한다.

쾌락성 허기에 관한 사례는 수없이 많다. 곤란한 점은 우리가 감정/음식 관계를 어떤 방식으로든 맞닥뜨린다는 것이다. 최근 어머니와 함께 살게 된 내 환자는 '약간'(크게) 스트레스받고 있었다. 그녀는 스트레스를 달래려고 단것, 특히 과자에 의존하기 시작했다. 앞서 롭이 불안을 완화하기 위해 패스트푸드를 먹었던 것처럼.

먹고 싶다는 충동을 겪는 사람이 항상성 허기와 쾌락성 허기를 구별하기란 쉽지 않다. 따라서 첫 번째 단계는 먹고 싶다는 충동이 스트레스/감정, 습관, 허기 중 어디에서 나왔는지 살펴보는 것이다.

먼저, 해당하는 모든 항목에 표시해보자.

☐ 짜증이 나거나 쉽게 좌절감을 느낀다.

- ☐ 위가 비어 있다.
- ☐ 압도당한 기분이다.
- ☐ 어지럽거나 현기증이 난다.
- ☐ 두통이 있다.
- ☐ 침울하다.
- ☐ 신경이 날카롭다.
- ☐ 집중하기 어렵다.
- ☐ 위에서 꾸르륵거리는 소리가 난다.
- ☐ 지루하다.
- ☐ 뭔가를 회피하고 싶다.
- ☐ 불안하다.
- ☐ 피로하다
- ☐ 기타

위 항목 중 허기에 해당하는 것에 주목한다. 예를 들어 위가 꾸르륵거리는 것은 상대적으로 항상성 허기에서 뚜렷하게 나타난다. 집중하기 어려운 현상은 위가 비어 있기 때문일 수 있지만, 스트레스가 원인일 수도 있다.

다음의 표에 서로 다른 범주에서 겹치는 항목을 정리해보았다.

	스트레스/감정	습관	허기
지루함		○	
뭔가를 회피	○	○	
불안	○		
신경이 날카로움	○		
압도되는 기분	○		
집중하기 어려움	○		○
침울함	○		○
두통	○		○
짜증이나 좌절감	○		○
위가 꾸르륵거림			○
어지럼증과 현기증			○
공복감			○

위 표를 보면 한 항목에 동그라미가 두 곳 이상 표시된 곳이 많으므로 먹고 싶은 충동이 어디에서 나왔는지 구별할 방법이 필요하다. 예를 들어 짜증이 났다면 스트레스/불안감을 느꼈거나 허기를 느꼈다는 신호 둘 다일 수 있다. 그러면 어떤 범주에 더 비중

을 두어야 할까? 가장 간단한 방법은 마지막으로 음식을 먹은 지 얼마나 지났는가를 따져보는 것이다. 방금 먹었다면 위가 가득할 테고, **그런데** 짜증이 났다면 짜증의 원인 목록에서 허기를 지울 수 있다.

다음으로는 표에서 세 범주별 각 세로단에 표시한 동그라미 개수를 모두 합한다. 동그라미 개수가 가장 많은 범주가 충동의 원인일 가능성이 가장 크고, 아니더라도 최소한 힌트를 줄 것이다. 두 범주의 동그라미 개수가 비슷하다면 가장 최근에 음식을 언제 먹었는지 따져 결정한다. 만약 방금 뭔가를 먹었다면 스트레스/감정이 원인이다. 한동안 아무것도 먹지 않았다면 허기가 원인일 가능성이 높다. 기준으로는 4~5시간이 적당하지만, 사람에 따라 다를 수 있다.

Eat Right Now 앱을 개발할 때, 뇌-몸 신호를 재설정하는 일이 중요하다고 생각해서 사용자들이 앱 사용 첫날에 허기 테스트를 활용하게 했다(앱에는 '스트레스 테스트'라고 표기했다). 개발팀은 사용자의 답을 바탕으로 점수를 합산하는 알고리즘을 고안했다. 사람들이 최근에 얼마나 먹었는지에 따라 서로 다른 범주를 자동으로 계산하고 각 범주에 가중치를 부여했다. 우리는 사용자가 알아차림을 훈련하도록 돕고 싶은 발상에서 시작했지만, 동시에 식습관의 계기가 무엇인지 더 빠르고 정확하게 파악하게 하려는 의도도 있었다. 효모가 빵을 부풀리듯이 알아차림은 습관을 변화시키는 데 있어 꼭 필요하다. 허기 테스트는 사람들이 일상에 알아차림을 적용할 가장 간단한 방법이다.

허기 테스트를 사용한 사람들의 실제 반응을 살펴보면 다음과 같다.

오늘 스트레스 테스트를 했는데 정말 효과가 있었다. 예전에는 다이어트하다가 자주 포기했었다. 음식에 너무 신경 쓴 나머지 시도한 지 얼마 안 돼 금방 나가떨어지기 일쑤였다. 하지만 스트레스 테스트를 사용하면 내 주의를 음식/건강한 선택이 아니라, 온전히 내 몸과 상황에 집중시킨다. Eat Rightw Now 앱의 지시를 따랐더니 마침내 허기가 어떤 느낌인지 실제로 느끼게 되었다. 좋은 하루였다!

오랫동안 칼로리 제한 다이어트를 한 나는 진짜 공복통과 불안에서 나오는 갈망을 헷갈리는 지경에 이르렀다. 스트레스 테스트는 내가 음식을 먹은 지 얼마나 지났는지, 내가 정말로 배고픈지 생각하게 도와준다. 오늘만 해도 나는 갈망과 싸우고 있다고 생각했지만, 테스트를 해보니 점심을 먹고 4시간이나 지났고, 내가 정말로 배고프다는 사실을 깨달았다.

여러분이 지금까지 몸의 신호를 파악하고 습관 회로를 분석하는 도전을 했다면, 앞으로 펼쳐질 'Step 2'와 'Step 3'에서는 본격적으로 충동을 다스리는 방법을 배우고 연습할 것이다.

✅ **오늘의 실천**

허기 테스트를 활용하자

하루 중 식사 시간이 아닌데 먹고 싶은 갈망을 느낄 때마다 허기 테스트를 해보자. 위에서 소개한 순서에 따라 여러분의 갈망이 진짜 허기에서 왔는지 다른 것에서 생겼는지 확인한다.

여러분이 습관적인 과잉섭취자여서 진지하게 도전해보고 싶다면, 먹고 싶은 갈망을 느낄 때마다 허기 테스트를 해도 좋다. 오래 걸리지 않으므로 더 많이 연습할수록 쾌락성 허기와 항상성 허기 신호를 구별하는 데 더 익숙해지고 더 빨리 재조정할 수 있을 것이다.

Step 2 6~16일
오래된 식습관 회로를 끊어내는 알아차림의 기술

'Step 1'에서는 식습관의 원인, 대상, 그리고 방법에 초점을 맞췄다. 나는 왜 음식을 집어 드는가? 내가 먹으려는 음식은 어떤 식품인가? 나는 음식을 어떻게 먹고 있는가? 나는 배고픈가, 스트레스 받았는가, 지루한가, 외로운가, 아니면 모두 다인가?

또한 식습관 회로를 분석해서 습관이라는 어두운 방에 불을 밝히는 일에도 집중했다. 이 모든 과정에서 가장 중요한 것은 단 하나, 알아차림이다. 물론 호기심을 가지고 자기 자신에게 친절해지는 일 역시 학습에 열린 마음이 되도록 돕고, 습관적인 자기 비난이나 의심에 낭비하는 에너지를 적절한 곳에 사용하게 한다. 'Step 2'에서는 알아차림을 활용해서 변화의 과정 자체를 강화할 예정이다.

여러분이 만약 절실히 금연하고 싶어 주치의를 찾아갔는데, 계속 담배를 피우라는 말을 듣는다면 이상하게 여길 것이다. 의과대학에서 나는 환자가 뭔가를 중단하게 돕는 다섯 가지 A, 즉 묻고^{Ask}, 조언하고^{Advise}, 평가하고^{Assess}, 돕고^{Assist}, 조정하라^{Arrange}를 배웠다. 이는 지금도 여전히 치료 기준으로 활용된다. 이 기준을 근간으로 의사는 환자가 금연하도록 권고하고, 금연 약품을 (적절하게) 처방한 뒤, 금연 종료 예정일 일주일 전에 환자 상태를 확인해야 한다. 문제는 이 과정이 매끄럽게 진행되지 않는다는 점이다. 원인을 찾던 나는 이 다섯 개의 A만큼이나 중요한 '여섯 번째 A'가 있다는 사실을 깨달았다. 바로 알아차림^{Awareness}이다.

신경과학적 관점에서 해로운 습관을 바꾸는 유일한 방법은 습관의 보상, 혹은 불이익에 주의를 집중하는 것이다(긍정적 예측오류와 부정적 예측오류를 떠올려보자). 따라서 이단적인 방법으로 보이기는 하겠지만, 나는 환자들에게 계속 담배를 피우라고 했다. 대신 담배를 피우면서 가만히 주의를 집중해보라고 권했다.

내 연구팀은 무작위 통제 임상 시험을 통해 사람들에게 담배의 맛과 냄새가 어떤지 주의 깊게 관찰하라고 권하면(여기에 더해 마음챙김으로 갈망을 몰아내는 방법을 알려주면), 표준 치료법보다 금연 성공률이 5배나 높아진다는 사실을 발견했다. 한 피험자는 이 결과를 다음의 한 문장으로 요약했다. "오늘 내가 피운 담배는 전부 역겨웠습니다." 그렇다. 신경과학에 따라 근원, 그러니까 안와전두피질과 보상 가치에 곧바로 접근하면 건강에 해로운 습관(흡연, 식습관, 걱정, 미루기 등)은 무엇이든 바꾸면서 건강에 유리한 습관을 새로 만들 수 있다.

'Step 1'에서는 변화를 위한 발판을 마련했다면, 'Step 2'에서는 실제로 변화를 일으킬 것이다. 변화를 억지로 꾀하면 우리는 뇌와 싸우게 된다. 뇌가 변화를 좋아하지 않기 때문인데, 뭔가가 달라지면 뇌는 위험하다는 신호로 받아들이는 경향이 있다.

대초원에서 식량을 찾아 헤매야 했던 선조들을 다시 떠올려보자. 미지의 영역을 탐색할 때, 선조들은 덤불 속에 먹이를 노리는 호랑이가 숨어 있을까 봐 불안했을 것이다. 따라서 낯선 곳을 탐색하는 동안 그곳이 호랑이 소굴이 아니라는 확신이 들 때까지 경계를 늦추지 않고 주변을 살폈다. 수천 년이 흐른 지금도 새로운 일을 시작할 때면 우리가 여전히 신경이 날카로워지는 이유다. 새로운 일이 꼭 위험해서가 아니다. 다만 인간의 생존 뇌가 이 사실을 모를 뿐이다. 우리는 신중하게 일을 시작하되 우리가 하는 일이 무엇이든 우리를 해치지 않으리라는 걸 스스로 깨우쳐야 한다. 시간이 흐르면 행동이 익숙해지고, 심지어 편안해진다. 바로 이 지점이 **안전지대**가 된다. 생존 뇌에 편안함은 곧 안전이다. 여러분의 식습관 안전지대에 주의를 집중하는 것이 'Step 2'의 목표다.

미리 'Step 3'를 간략히 소개하자면, 여러분이 원한다는 전제하에 변화 자체를 더 편안하게 만드는 또 다른 원대한 목표를 세울 것이다. 자신만의 안전한 동굴을 벗어나자마자 곧바로 공황지대로 들어가는 대신, 변화 자체를 편안하게 받아들일 수 있다면 어떨까? 배우고 성장하는 일은 두려워할 필요가 없으며, 성장 자체가 본질적으로 보상이 되므로 여러분은 공황지대가 아닌 성장지대로 진입해 더 오래 머무르며 학습하게 될 것이다.

'Step 1'에서는 먹는 대상을 확인하는 데 초점을 맞췄다. 'Step 2'에서는 먹는 원인과 방법을 더 깊이 탐색한다. 이를 위해 금연을 원하는 환자에게 내가 담배를 권했듯이, 여러분에게 금지된 음식을 먹어보라고 권할 수도 있다. 여러분이 습관적 식사나 예전 상태로 돌아가지 않기 위해 현재 이 순간에 집중하는 훈련에 활용할 방법도 소개한다. 그러면 몸과 뇌가 실제로 필요로 하는 음식을 더 현명하게 선택할 수 있다. 그런 뒤, 주의를 집중하고 마음챙김 식사를 하는 방법을 알려주겠다. 여러분은 어떤 음식이 만족감을 주는지, 어떤 음식이 쓸모없는지 알게 될 것이다.

이제 다음 문장을 주의 깊게 살펴보자. 주의를 집중하지 않으면 식습관을 바꾸기는 정말로, 진실로 어렵다. 하지만 주의를 집중하면 식습관은 좋은 방향으로 바뀔 것이다. 이 과정은 여러분의 예상보다 훨씬 쉬울 수도 있다.

Day 6

주의를 집중하면 안와전두피질에 일어나는 변화

혹시 이런 경험이 있었을까? 여러분은 실제 범죄 사건을 다루는 팟캐스트를 들으면서 식탁을 치우고 있다. 아이들은 대체 언제쯤 식사를 마칠까? 아이들 접시에는 음식이 반이나 남아 있다. 팟캐스트 진행자가 미해결 사건을 추리하면서 나오는 온갖 반전에 귀 기울이다가 어느 순간 식탁을 봤는데, 아이들의 접시가 깨끗하다. 인간 청소기처럼, 여러분은 아이들이 남긴 음식을 자기도 모르게 모두 먹어 치운 것이다.

머리를 망치로 얻어맞은 것 같은 이런 상황이 그리 낯설지 않으리라 생각한다. 그런데 조금만 주의를 기울였다면 이런 상황은 피할 수 있었다.

여러분은 평생 수많은 사람들에게 주의를 기울이지 않는다며 질책받았을 것이다. 아마 그들은 분수의 개념을 설명하던 중에 창밖을 멍하니 내다보던 여러분을 나무란 수학 선생님이었을 수도, 구불구불한 도로를 운전할 때 옆자리에 앉아 있던 배우자였을 수도 있다. 그도 아니면 여러분 머릿속에서 떠드는 비판적인 목소리일 수도 있다(여기에 대해서는 나중에 더 설명하기로 한다). "집중하세요!"라는 말을 너무나 자주 듣지만, 우리는 그 말에 귀 기울이지 않는다. 아이러니하지 않은가?

어쨌든 과학은 새로운 개념과 기술을 배우고, 타인과 공감하고, 중독적인 습관을 바꾸기 위해 주의를 집중해야 하는 방법에 관해서 상당히 명확한 입장이다. 주의를 집중했을 때 다른 사람의 설명을 이해하기 쉽다는 걸 여러분도 분명히 직접 겪은 적 있다.

이는 보편적인 통념과 과학 연구, **그리고** 영성이 맞물리는 경이롭고 극히 드문 예시의 하나다. 불교를 모르거나 설령 선[譯] 사상을 욕조에서 10분간 명상하는 일 정도로 여기더라도, 주변 세계와 자기 몸속 광대한 우주에 주의를 집중하는 능력을 활용하는 심오한 영성 수련이 있다는 사실을 알고 있을 것이다.

여기에서는 여러분이 먹는 방법을 바꾸는 데 알아차림을 어떻게 활용할지 살펴본다. 여기서는 습관 회로를 구성하는 세 번째 요소인 행동의 결과, 즉 보상(더 일반적 표현으로 "여기서 무엇을 얻을 수 있지?"가 되겠다)에 초점을 맞춘다. 어떤 음식이 얼마나 보상이 되는지(또는 그렇지 않은지) 알면, 다른 음식과 비교해 그 음식의 가치를 판단한 뒤 어떤 음식을 먹을지 결정할 수 있다.

나중에 나올 'Step 3'에서는 다른(즉, 더 건강한) 보상을 선택하도록 스스로 훈련하는 방법을 배울 테지만, 지금 단계에서는 우리 뇌가 무엇을 먹을지 결정하는 과정에만 초점을 맞추기로 하자. 습관을 바꿀 유일한 방법은 안와전두피질이 음식 선택의 보상 가치를 정확하게 평가하도록 집중하는 것이다.

안와전두피질이 보상 가치를 갱신하는 방법

안와전두피질의 가장 중요한 임무는 보상 체계를 확립하는 것이다. 살아가면서 다양한 음식을 먹으면 우리 뇌는 각각의 음식이 얼마나 맛있는지 학습하면서 선호도를 발전시킨다. 그래서 전에 먹었던 두 음식이 앞에 놓였을 때, 우리는 보상 가치가 더 높은 음식을 선택한다. 맛있는 아이스크림은 맛없는 브로콜리를 항상 이긴다.

　모든 일을 동시에 주의 집중할 수는 없다. 에너지를 절약해서 새로운 것을 배우도록 습관을 만드는 뇌의 기능("설정하고 잊어라")을 기억하는가? 뇌는 습관을 형성하고 "이건 전에도 잘됐으니까 생각하지 말고 그냥 해"라고 우리에게 재촉한다. 오래된 습관을 끊어내려면 바로 이 부분에 주의를 집중해야 한다.

　먹을 때 주의를 집중하면, 안와전두피질은 활용 가능한 선택지를 인식한다. 음식이 정말 맛있으면 안와전두피질은 이 음식을 보증 목록에 올려야 한다고 결정한다. 반대로 맛없거나 속이 안 좋아진다면 이 음식을 요주의 목록에 올릴 것이다. 조금 뒤에 살펴보겠지만, 이런 과정은 우리가 먹는 음식의 양에도 적용된다. 습관적으로 과식하면서 그 결과에 대해 우리 몸이 하는 말("으, 속이 안 좋은데")에 주의를 기울이지 않으면 매번 괴로워하며 계속 과식하게 된다.

앞서 설명한 긍정적 예측오류와 부정적 예측오류는 안와전두피질이 보상 가치를 갱신하는 데 중요한 역할을 한다. 주의를 집중하고 특정 경험이 예측보다 낫다고 평가하면(보고/맛보고/느끼면) 긍정적 예측오류가 일어나면서 그 행동이 강화된다. 여러분은 앞으로 선택할 수 있다면 상대적으로 순위가 낮은 다른 선택지들은 제쳐두고 이 선택지를 고를 것이다.

만약 주의를 집중하고 특정 경험이 예측보다 나쁘다고 평가하면, 예를 들어 엄청나게 짠 감자칩 한 봉지를 먹자 두통이 생겼다든가 하면, 부정적 예측오류가 일어나면서 그 행동은 강화되지 않는다. 앞으로는 그 행동을 반복하고 싶은 기분이 적게 들 것이기 때문이다. 이 모든 일들은 알아차림 없이는 일어나지 않는다. 다시 말해, 주의를 집중하지 않으면 긍정적 **혹은** 부정적 예측오류가 일어나지 않는다. 그저 오래된 습관을 지속할 뿐이다.

이 과정이 의지력과 전혀 상관없다는 사실에 주목하자. 행동 변화에서 가장 중요한 것은 알아차림이다. 이 사실을 분명히 인식해야 한다. **알아차림은 행동 변화에서 가장 중요하다.**

사실 대부분의 쓸모없는 행동에 주의를 집중할수록 우리는 그 행동에 환멸을 느낀다. 우리는 그 행동의 보상이 기억보다 좋지 않다는 사실을 명확하게 보고 느끼기 때문에, 이 행동의 매력은 점점 더 줄어든다. 이 사실은 중요하니까 한 번 더 말하겠다. 습관을 바꾸려면 주의를 집중해야 한다. 주의를 집중할 때 우리는 동력을 얻는다. 주의를 집중해서 진짜 정보를 모으면 안와전두피질은 가장 유익한 쪽을 선택할 것이다. 옛것이 더는 유용하지 않다는 사실을 명확하게 인지하면 안와전두피질은 오랜 습관을 버리고 더 나은 것을 위해 뇌 공간을 비운다. 이 과정이 실제 삶에서 어떻게 일어나는지 알아보자.

변화를 이끄는 주의 집중의 힘

내 식습관의 가장 큰 문제는 지렁이 젤리였다. 나는 완전히, 그리고 속수무책으로 지렁이 젤리에 중독되었다. 색깔, 달콤한 맛, 그리고 쫀득쫀득한 식감은 나를 사로잡았다(젤리의 식감은 우리에게 어떤 이득을 주는 걸까? 잘은 모르지만 어쨌든 나는 홀랑 넘어갔다). 나는 반투명한 무지갯빛 지렁이 젤리를 한 봉지씩 사서 낚시 미끼처럼 반으로 접어 게걸스럽게 먹었다.

정확한 시점은 모르겠으나 대학원 시절의 어느 순간부터 지렁이 젤리에 홀딱 빠져 있었다. 지렁이 젤리 생각이 나면 곧바로 먹어야 직성이 풀렸다. 유혹의 노래는 대개 저녁 식사가 끝나면 시작되었고, 귀를 막으면 저녁 내내 욕망이 부풀어 올랐다. 다른 가공식품처럼 지렁이 젤리도 욕망을 부추기도록 만들어져서 두어 개만 먹으면 더 먹고 싶어졌다. 나는 잠시 저항하다가 결국 항복하고는 한 봉지를 몽땅 먹었다. 그리고는 스스로 이렇게 합리화했다. **뭐, 어쨌든 끝나긴 했네. 지금은 기분이 뭣 같지만(그리고 내일 아침에도 그럴 테지만), 어쨌든 끝났어.**

지렁이 젤리를 먹어온 기간이 너무 오래되어서 내 뇌에서 지렁이 젤리의 보상 가치는 확고했다. 지렁이 젤리는 '단것이 당길 때 나는 **이걸** 먹어야 해' 목록 제일 꼭대기까지 올라갔다. 그리고 습관이 되었다.

그러던 어느 날 나는 바꾸기로 했다. 그즈음 마음챙김 명상을 꾸준히 해왔던 덕에, 나의 내부와 외부 세계를 알아차리고 주의를 집중하는 연습에 어느 정도 익숙해진 터였다. 나는 내 식습관 문제인 지렁이 젤리 습관에 주의를 집중해보기로 했다.

어느 저녁, 지렁이 젤리를 천천히 먹으면서 그 순간에 집중했다. 한 입 두 입 씹을 때마다 내 몸이 지렁이 젤리를 어떻게 받아들이는지 살폈다. 가장 먼저, 지렁이 젤리가 그다지 맛있지 않다는 점을 알아차렸다. 질 좋은 다크 초콜릿이나 꿀처럼 복잡 미묘한 풍미가 없고 지나치게 달기만 했다. 조금 괴상하게도 느껴졌다. 게다가 식감은 고무를 씹는 듯했다. 심지어 껌처럼 '짝짝' 씹는 재미조차 없었다. 주의를 집중하면 뇌는 속일 수가 없었다.

내 뇌에는 부정적 예측오류가 단단하게 박혔다. 기대만큼 지렁이 젤리가 맛있지 않았다! 그 순간, 지렁이 젤리 습관은 끝이 보이기 시작했다. 내 뇌는 알아차렸던 것이다. 지렁이 젤리를 씹으며 주의 깊게 집중할 때마다 내가 왜 이따위 음식에 매혹되었는지 의아해졌다. 황홀감은 점점 더 옅어졌고, 시간이 지나자 나는 지렁이 젤리에 완전히 흥미를 잃었다.

그 후로도 나는 음식을 먹을 때 주의를 집중해보곤 했다. 먹기 전/먹는 중/먹은 후에 각각 주의를 기울이는 방법을 깨우쳐갔다. 전날 꽤 오랫동안 공복 상태를 지속하고 일어난 아침의 경우, 내 몸에 집중하면 빈속의 느낌이나 전반적으로 활력이 떨어진 듯한 느낌을 알아챌 수 있다. 그러면 내가 진짜 배가 고프다는 걸 확인하고 허기를 충족하기에 적절한 양의 식사를 준비한다. 또 너무 많이 먹으면 다른 일을 하기가 귀찮아질 만큼 생각이 불명료해지고 속이 더부룩해진다는 점도 안다.

분명하게 말해두는데, 이 과정은 내가 얼마나 먹어야 **할지**를 머리로 계산하는 것이 아니라, 내 몸을 살피고 몸이 보내는 신호를 잘 들으면서 이루어진다. 몸이 둔하고 무기력하다는 부정적 예측오류("과식하면 기분이 좋지 않다")는 배가 부르면 먹는 걸 멈추게 한다. 특히 배가 부르기 직전에 먹기를 멈췄을 때와 비교하면 배가 너무 부르면 정말 불편해서 더는 먹고 싶지가 않다.

특히 나는 많은 사람이 문제를 겪는 식습관 회로인 식량 불안정을 강조하고 싶다. 여기서 식량 불안정은 세계 식량 공급 체계 문제로 발생하는 결과와 매일 수백만 명에게 영향을 미치는 전 인구 집단 수준의 식량 불안정을 뜻하는 게 아니다. 그러나 이 문제를 자세히 들여다보고 각 개인에게 미치는 영향을 인식하면, 인간의 생존 뇌가 식량 불안정 문제에 단기적으로 반응한 결과를 알 수 있다. 즉 허기를 느끼고 식량이 필요하지만, 나중에 식량을 더 얻을 수 있을지 확신할 수 없다면 지금 가능한 한 많이 먹어둬야 한다고 생존 뇌는 반응한다.

예를 들어, 나는 운 좋게도 항상 음식을 먹을 수 있는 환경에서 살았다. 나중에 얼마든지 음식을 먹을 수 있다는 사실을 머리로는 알지만, 식사나 간식을 실제로 필요한 양보다 더 많이 먹는 습관이 있다. 일하다가 혹시 에너지가 바닥나지 않을까 싶어 생긴 습관인데, 내 몸은 부적 강화를 통해 앞으로는 이런 상황을 예방할 방법을 마련해야 한다고 알려주었다. 이 습관을 분석하면 다음과 같다.

계기: 다음 식사를 하기 전에 에너지가 바닥나면서 신체적, 정신적으로 무너지리라는 두려움을 느꼈다.
행동: 포만감이 들어도 더 많이 먹는다. 여분의 칼로리를 비축한다.
결과: 신체적, 정신적으로 무너지지 않았다.

이 습관을 분석하면서(이 습관은 여전히 작동하기 때문에 지금도 계속 분석하고 있다) 나는 여분의 칼로리를 비축하지 않는 실험을 시작했고 대체로 칼로리를 비축하지 않아도 아무 일 없다는 사실을 발견했다. 두려움은 소란스러웠지만 내 몸은 "이봐, 과식은 기분이 좋지 않은데. 다른 걸 하는 건 어때?"라며 조용히 속삭였다. 나는 이 생존 기전이 식습관 문제가 있는 환자들과 Eat Right Now 모임 참여자들에게 미치는 강력한 힘을 알고 있다. 두려움은 상당히 크다. 변화도 무섭다. 이 둘이 합쳐지면 몸이 일러주는 지혜를 억누를 수 있다. 하지만 주의를 기울여서 모든 목소리를 들어보면 더 현명한 결정을 하거나 최소한 적절하게 노력하기가 더 쉽다. 우리가 주의를 집중하면 안와전두피질은 부정적 예측오류를 통해 "나중에 배고파질까 봐 무서워서 먹는다"라는 선택지의 위상을 보상 가치 체계에서 강등시킨다.

일단 뇌가 어떻게 움직이는지 알게 되면 여러분은 뇌와 맞서 싸우는 대신 함께 일할 수 있다. 습관적인 행동일수록 안와전두피질이 의식하기 더 어렵다. 따라서 다음에 나오는 'Day 7. 식욕과 식탐을 마주하는 경험, 마음챙김 식사법'에서는 알아차림을 활용해서 안와전두피질이 원치 않은 습관적 식사 행동을 발견하게 하는 방법을 알려줘 여러분이 보상 가치 체계를 뒤흔들도록 도우려 한다. 내가 진행한 연구에 근거하면 우리가 보상 가치의 변화를 파악할 수 있으며, 이 변화가 놀라울 정도로 빠르게 일어난다는 사실을 알 수 있다. 재키, 롭, 앤, 잭, 그리고 여러 사례에서 보듯, 일단 보상 가치의 체계가 바뀌면 되돌아갈 길은 없다.

Eat Right Now 모임 참여자 중 누군가는 자신이 세상에서 제일 좋아하던 음식에 심드렁하게 될 줄 몰랐다며, 이렇게 될 걸 경고나 해주지 그랬냐며 농담처럼 말했다. 따라서 나는 여러분에게 미리 일러둔다. 정말로 주의를 기울이면 아무리 먹어도 만족할 수 없었던 특정 음식과 여러분의 사랑은 끝날 것이다. 나와 지렁이 젤리가 그랬듯이, 사랑해 마지않던 특정 음식과 결별하게 될 것이다. 이는 대개 가공식품에서 일어나는 현상이다. 현명한 몸은 무엇이 자신에게 가장 좋은지 알고 있으며, 맛부터 먹은 후의 느낌까지 모든 수단을 동원해서 우리에게 피드백 신호를 보낸다. 하지만 걱정하지 않아도 된다. 정말 맛 좋은 음식을 갑자기 싫어하게 되지는 않으니까(단순하게 질 좋은 아이스크림과, 발음하기도 어려운 성분 한 뭉치로 이뤄진 음식을 먹는 걸 비교해봐도 알 수 있다). 그저 가공식품을 덜 먹으면서 더 음미하게 될 뿐이다. 이것이 주의 집중의 놀라운 힘이다.

✅ 오늘의 실천

주의 집중을 훈련하자

하루를 시작하기 전에 스마트폰이나 온라인 캘린더에 알람을 최소 5개 설정한다. 식사 시간이나 간식 시간만 제외하고 아무 때나 무작위로 설정하면 된다. 알람이 울리면 잠시 하던 일을 멈춘 다음 '지금 내가 무엇을 의식하고 있지?' 하고 스스로 묻는다. 알아차림에 빠져드는 것이다. 디지털 기기보다 아날로그를 선호한다면, 집에서 자주 머무는 장소에 포스트잇을 붙인다. 냉장고나 화장실 거울, 옷장 등이 적당하겠다. 포스트잇을 볼 때마다 하던 일을 멈추고(운전하는 중이 아니라면!) '지금 내가 무엇을 의식하고 있지?'라고 묻는다. 지금 하는 일에 열중하고 있는가, 아니면 자동 조종 상태로 멍 때리고 있는가? 몸에서 감각을 느낄 수 있는가, 아니면 머릿속에서만 살고 있는가?

다섯 번의 알람이 울릴 때마다 자동 조종 상태에 있었다고 해서 기죽을 필요는 없다. 훈련을 계속할수록 나아질 것이다.

하루 중 잠시 시간을 내서 지금 이 순간에 주의를 집중해보고, 여러분의 몸과 마음에서 무슨 일이 일어나는지(지금 어떤 생각과 감정이 드는지, 몸의 감각은 어떤지) 주의를 기울여보자. 습관에 몸을 맡겼을 때와 비교해서 주의를 집중할 때의 기분은 어떤가?

Day 7
식욕과 식탐을 마주하는 경험, 마음챙김 식사법

건포도 비밀 결사에 온 것을 환영합니다

지금쯤 여러분은 주의 집중의 힘을 파악하는 중일 것이다. 그러면 먹는 도중에 주의 집중은 정확하게 어떻게 하는 걸까? 혹시 마음챙김 식사(mindful eating)나 직관적 식사(intuitive eating)에 대해 들어본 적 있는지 모르겠다.

지난 수십 년 동안 기사, 서적, 그리고 지금은 앱을 통해 먹을 때 주의를 집중하는 방법에 관한 정보가 엄청나게 쏟아졌다. 에블린 트리볼리(Evelyn Tribole)와 엘리스 레시(Elyse Resch)는 저서 《다이어트 말고 직관적 식사》에서 열 가지 핵심 원칙을 내세웠는데, 이 원칙은 식사에 관한 현대 신경과학 지식과 절묘하게 맞물린다. 전부는 아니더라도 원칙은 대부분 자기에게 주의를 집중해서(더불어 친절에 대해서) 몸의 지혜에 귀 기울여야 한다고 강조한다.

나는 마음챙김 기반 스트레스 완화법을 배우면서 마음챙김 식사에 입문했다. '현대 마음챙김 명상의 대부'로도 불리는 존 카밧진 Jon Kabat-Zinn 은 1970년대에 마음챙김 기반 스트레스 완화법을 창시했다. 명상과 요가 수련을 서양 의학과 통합하려 했던 그는 8주 프로그램을 만들어서 매사추세츠대학교 의학 센터에서 가르치기 시작했다. 이후 수십 년 동안 카밧진은 마음챙김계에서 독보적인 인물이 되었으며, 매사추세츠대학교 마음챙김 센터는 마음챙김 연구의 거점이자 마음챙김 지도자를 양성하는 곳으로 자리매김했다. 나는 2006년 하계연구소에서 처음 카밧진을 만나 마음챙김 기반 스트레스 완화법을 중독 치료에 적용하는 일을 두고 토론했다.

당시 나는 예일대학교 의과대학에서 조교수로 재직 중이었는데, 매사추세츠대학교 마음챙김 센터 연구책임자 자리를 제안받고 수락했다. 마음챙김 기반 스트레스 완화법의 효과를 연구하는 포트폴리오를 완성하고 마음챙김 수련에도 깊이를 더할 기회였기 때문이다.

마음챙김 기반 스트레스 완화 프로그램은 아마도 작은 건포도로 가장 유명할 것이다. 건포도 수련은 이 프로그램의 통과의례다. 8주 동안 마음챙김 기반 스트레스 완화 프로그램을 마친 수련생들은 건포도 수련의 진의가 무엇이라고 생각하는지, 건포도로 무엇을 했는지 서로 고백한다. 수련을 마친 사람들은 프로그램에 등록하는 신입 수련생을 발견하면 "건포도랑 잘해봐요!"라거나

"건포도를 좋아하길 바라요"라고 빙그레 웃으며 말한다. 흡사 건포도 비밀 결사의 세대교체가 이뤄지는 장면이다.

마음챙김 기반 스트레스 완화 강의는 대개 둥글게 둘러앉아 진행된다. 10~40명 정도의 사람들이 서로 마주 보고 둥글게 놓인 의자에 앉는다. 지도자 또한 원 안에 있는 의자에 앉아 수련생들에게 자기 역시 이 집단에 속한다는 사실을 보여준다.

건포도를 먹는 의례는 첫 수업에서 진행한다. 지도자는 그릇을 들고 원 안쪽을 따라 걷는다. 그러면서 "이제 여러분의 손에 뭔가를 올려놓을 겁니다. 모두가 받을 때까지 잠시 기다리세요"라고 말한다. 그 후 숟가락으로 건포도 한 알을 각 수련생의 손바닥에 올려놓는다. 솔직하게 털어놓자면, 나는 지도자로서 건포도 수련을 진행할 때 신비감과 긴장감을 북돋우려고 애를 쓴다.

일단 모두가 건포도를 받으면 지도자는 다음 단계를 위해 무대를 준비한다. 선 수행자들이 '초심'이라고 일컫는 무한한 가능성과 마음 비움을 수련생에게 심어주기 위해, 지도자는 수련생에게 손 위에 올려진 것이 무엇인지 모른다고 상상해보라고 한다. 이전까지 이것을 본 적이 없으므로 아주 세심하게 관찰하라고 한다. 나는 한발 더 나아가 수련생들에게 스스로가 방금 지구에 도착한 화성인 기자라고 상상해보라고 덧붙인다. 수련생들의 임무는 화성인들이 내일 〈붉은행성데일리뉴스〉에서 읽을 이 작은 물체에 관한 기사를 쓰는 것이다.

무슨 일이 일어날지 여러분은 이미 상상이 될 것이다(이 또한 뇌가 과거 경험을 바탕으로 미래를 예측하는 훌륭한 사례다. 인간의 뇌는 공백을 메우는 데 능숙하다).

여러분의 예상대로, 수련생들은 오랫동안 시간을 들여 건포도의 외양을 관찰하고, 감촉을 탐색하며, 손가락으로 건포도를 구석구석 만져보고, 색이 다른 부분을 발견하고, 빛에 비춰 반투명한지 확인한다. 대체로 수련생들은 침묵 속에서 관찰했으며, 관찰이 끝나면 모임에 보고할 수 있도록(혹은 화성 뉴스룸에 있는 편집장에게 보고할 수 있도록) 관찰 결과를 머릿속에 집어넣었다.

생전 처음 본 것처럼 건포도를 관찰한 뒤, 수련생들은 다음 단계인 듣기로 넘어간다. 여러분은 어리둥절할 수도 있다. 아마 이렇게 생각할 것이다. **아니, 건포도에서 대체 무슨 소리가 난다는 거야? 아무 소리도 안 날 것 같은데**. 음, 하지만 건포도를 귀에 갖다 대면, 특히 손가락 사이에서 건포도를 굴리면, 겉보기에 아무 소리도 안 날 것 같은 이 대상은 으깨지면서 온갖 소리를 만들어낸다.

다음에는 냄새를 맡는다. 건포도는 어떤 냄새가 날까? 나는 '흙냄새'부터 '아주 달콤한 냄새'까지 다양한 답을 들었다.

마지막으로 맛을 볼까? 아직은 아니다.

나는 수련생들에게 건포도를 입에 넣으라고 한 뒤, 입에 막 넣으려는 순간 멈추게 한다. 바로 그 순간 입이 어떤 상태인지 주목하게 한다. 파블로프가 실험했던 개처럼, 수련생들은 자신이 침을 흘리고 있다는 사실을 깨닫는다. 꽤 많이 흘리는 사람도 있다.

이런 사람은 뇌가 미래를 더 잘 예측하는 것이다! 과거에도 그랬으므로, 입에 넣은 건포도를 먹게 되리라는 기대감에 우리 몸은 필연적으로 일어날 일을 대비해서 행동한다. 나는 수련생들이 행동을 멈추고 이 반응을 의식하게 한다.

마침내 수련생들은 건포도를 먹는다. 천천히 먹되, 잠시 혀 위에 건포도를 올려놓았다가 한 입 깨물게 해서 건포도를 삼키기 위해 의식적으로 여러 번 씹기 전, 정확하게 무슨 일이 일어나는지 살펴보도록 지도한다. 여기까지만 해도 이미 너무 벅찬 사람도 있다. 이런 사람에게 기다리는 시간은 영원처럼 느껴진다. 이들은 억눌린 기대감을 모두 풀어버리고 건포도를 꿀꺽 삼켜버린다.

수련이 마무리될 즈음, 지도자는 미소를 지으며 수련생들에게 묻는다. "무엇을 알아차렸나요?" 이때는 사람들이 이전에는 건포도에 관해 의식하지 못했던 뭔가를 인지했기를 바라면서 질문한다. 단체 보고 시간에는 언제나 건포도에 관해 방금 발견한 새로운 깨달음으로 가득하다. 사람들이 얼마나 다양한 것들을 인지하는지 들으면 여러분은 놀랄 것이다. 그리고 몇 주가 지나 마음챙김 기반 스트레스 완화 프로그램에 등록한 신입을 만나면 선배 수련생들은 미소 짓게 되는 것이다…. 좋다, 재미있는 이야기지만, 그래서 어쨌다는 건가? 대체 건포도 비밀 결사가 다 뭐란 말인가? 이 질문에 대한 답은 당연히, 건포도 의례가 마음챙김 식사법의 완벽한 사례라는 것이다.

마음챙김이 무엇인지에 초점을 맞춰보자. 마음챙김은 알아차림과 호기심이다. 음식을 천천히 먹으면 우리가 보다 주의를 기울이고 음식이 실제로 어떤 맛인지 더 주의 깊게 의식하리라는 점은 신경과학자까지 동원할 필요가 없을 만큼 당연하다. 마음챙김 식사는 먹는 행위를 의식하는 것이다. 먹으면서 주의를 집중하면, 즉 의식하면서 먹으면 우리는 음식이 어떤 형태인지, 냄새는 어떤지, 느낌과 맛은 어떤지 인식한다. 우리는 음식을 더 깊이 즐길 수 있다. 그리고 30분 동안 이러고 있으면 건포도, 콘넛츠, 지렁이 젤리, 아몬드, 땅콩 그 무엇이든 한 주먹씩 입에 퍼 넣기가 훨씬 어려워진다. 이때 비로소 습관적 식사의 사슬을 끊을 수 있다. 즉 주의를 집중하면 습관 회로에서 벗어날 수 있다.

특별하고 난해한 조건도 없다. 마음챙김 식사를 위해 모래사장이 펼쳐진 해변, 촛불, 향, 그 외 명상에 쓰이는 전형적인 물품도 필요하지 않다. 물론 간식을 먹거나 식사할 때 주의를 집중하기에는 주의를 흐트러뜨릴 것(책, 스마트폰, 텔레비전 등)이 없는 조용한 장소가 확실히 도움은 된다. 하지만 일단 감을 잡으면 어디서든 의식하면서 먹을 수 있다(단, 운전할 때만은 피하기로 하자).

하지만 이게 전부는 아니다….

먹을 때 얼마나 의식할 수 있는가?

식사나 간식을 먹기 시작하면 첫 한 입 혹은 두 입째에 가장 주의를 기울이며, 그 후로는 뇌가 빠르게 흥미를 잃고 다른 것에 주의를 돌린다는 사실을 알고 있는가? 왜 그럴까? 다시 한 번 말하자면, 뇌가 효율적이기 때문에 그렇다. 첫 한 입을 먹을 때는 음식이 상하거나 부패하지 않았는지 확인하기 위해 집중한다. 일단 뇌가 '여기는 이상 없음'이라는 신호를 받으면 음식에 집중하기를 멈추고 하던 대화를 이어가거나 읽던 책을 계속 읽거나 텔레비전 쇼를 보는 등 하던 일을 이어서 하고 음식에 더는 신경 쓰지 않는다.

몇 년 전 워싱턴대학교의 실리아 프램슨Celia Framson 연구팀은 우리가 얼마나 의식적으로 먹는지 평가하는 유용한 도구를 만들었다. 이들이 고안한 마음챙김 식사 설문지는 음식이나 식단에 집착하는 설문지와는 궤를 달리하며, 유사한 사항을 측정하기 위한 다른 설문지도 여럿 개발되었다. 설문지 문항은 총 28개다. 많은 설문지가 조금씩 다르지만 비슷한 내용을 담고 있는데, 아래에 마음챙김 식사 설문지에서 가장 유의미한 문항 10개를 뽑아 실었다. 아래에 있는 축약형 마음챙김 식사 설문지를 확인해보고 여러분의 기준을 세우길 바란다.

마음챙김 식사 설문지

아래 문항을 보면서 1(절대/극히 드물게)부터 4(대체로/항상)까지 점수를 매겨보자.

1. 나는 먹는다는 자각 없이 간식을 먹는다.　　　　　＿＿점

2. 일하다가 스트레스받으면 먹을 것을 찾는다.　　＿＿점
3. 거기 있다는 이유만으로 사탕 한 봉지를 다 먹는다.　＿＿점
4. 슬플 때는 먹어서 기분을 달랜다.　　　　　　　　＿＿점
5. 먹으면서 해야 할 일을 생각한다.　　　　　　　　＿＿점
6. 좋아하는 음식이 남으면 배가 불러도 더 먹는다.　＿＿점
7. 너무나 좋아하는 음식이라도 배부르면 먹지 않는다. ＿＿점
8. 언제 식사를 챙겨 먹어야 할지 잘 안다.　　　　　＿＿점
9. 음식이 감정에 영향을 미치는 순간을 인지한다.　＿＿점
10. 먹는 음식은 한 입 한 입 모두 음미한다.　　　　＿＿점

여러분은 몇 점을 받았는가? 1번부터 6번 문항까지는 점수가 높고, 7번부터 10번 문항은 점수가 낮아도 실망하지 말자. 여러분만 그런 건 아니다. 특히 마지막 문항은 누구에게나 어렵다. 먹는 음식을 처음부터 끝까지 음미하는 사람이 누가 있을까?

사실 위 문항의 진정한 의미는 우리가 먹을 때 얼마나 산만한지, 내부보다는 외부의 상황에 따라, 혹은 허기 대신 감정에 따라 먹지는 않는지 돌아보게 한다는 점에 있다. 마음챙김 식사는 규칙의 예외라기보다는 규칙 자체다. 설정하고 잊는 것이 인간의 기본 상태라는 사실을 기억하자. 우리는 먹는 방법과 포크와 입이 만나는 역학을 습관으로 익혔다. 어떤 음식을 좋아하는지 학습하

고 특정 음식에 대한 선호도를 습관으로 만들었다.

습관을 설정하는 진화 기전만큼 오래되지는 않았지만, 불교 심리학에 뿌리를 둔 마음챙김 개념은 수천 년 전까지 거슬러 올라간다. 약 2,500년 전 동남아시아에서 나타났으며, 지금은 고어가 된 팔리어(고대 인도의 통속어로 불교 경전을 기록한 언어-옮긴이)가 이 단어의 기원이다. 종이가 발명되기 전이라 **마음챙김**이라는 단어는 시간과 장소가 바뀌면서 처음에는 구전에 의해, 이후에는 번역과 문화적 전통에 의해 변화했고, 지금은 소셜미디어에 자주 나타난다. 존 카밧진이 내린 마음챙김의 정의는 다음과 같다.

"현재 이 순간에, 의도적으로, 어떠한 판단도 없이 주의를 집중한다."

마음챙김이 무엇인지, 어떻게 수련하는지 설명하는 서적은 수없이 많지만 마음챙김을 연구하는 과학은 여전히 초기 단계에 머물러 있다고 해도 아주 틀린 말은 아니다. 내 연구실은 일찍부터 마음챙김 연구에 뛰어들었는데, 그 역사는 이제 겨우 20년 남짓이다. 하지만 마음챙김이 실제로 우리 몸과 뇌에 어떤 긍정적인 영향을 미치는지 점점 더 많은 사실이 밝혀지고 있다.

요점은 종종 마음챙김이 전문가와 수도자만이 도달할 수 있는 희귀한 신화처럼 여겨진다는 것이다. 하지만 전혀 그렇지 않다. 누구나 호기심을 가지고 어느 순간이든 주의를 집중할 수 있다. 지금 당장 무슨 일이 일어나는지 알아차리고 의식하지 않을 때보다 의식할 때 기분이 더 낫다는 점을 기억하는 것이 관건이다.

바쁜 일상에서의 마음챙김 식사

대략 1년 전쯤, Eat Right Now 온라인 게시판에 다음과 같은 질문이 올라온 적이 있다.

> 저는 입주 돌보미로 일합니다. 10~14시간 간격으로 교대 근무를 하면서 마음챙김 식사를 어떻게 할 수 있을지 고민하고 있습니다. 식사에 진지하게 주의를 집중하면 30분 이상 걸리는 터라, 일하는 와중엔 이처럼 오랜 시간을 할애하기가 어렵습니다.

또 다른 사람도 "점심시간이 30분밖에 안 되는데, 어떻게 한 입 먹을 때마다 의식적으로 식사합니까?"라고 물었다. 누군가는 이렇게 지적했다. "점심을 요리해서 먹을 시간이 15분밖에 없는데 마음챙김 식사를 하기가 너무 어렵습니다."

매일 앉아서 명상할 시간을 갖는다는 건 사치스러운 행위처럼 느껴진다. 오랜 시간 산책하거나 천천히 식사하는 일은 특권층이나 가능할 것 같다. 대다수 사람은 여러 일을 하면서 가족, 학교, 직장 사이에서 곡예 하듯 살아간다. 내 어머니는 혼자서 아이 넷을 키우면서 낮에는 직장에, 밤에는 학교에 다니셨다. 어머니가 건포도 한 알을 들고 단 5분이라도 앉아 있는 광경을 상상해보라. 절대 있을 수 없는 일이다.

그럼, 나머지 이야기를 들을 준비가 되었는가?

언젠가부터 건포도 수련이 마음챙김 식사법의 전형으로 알려졌다. 말하자면, 사람들은 마음챙김 식사법을 **천천히** 먹는 식사법으로 간주한다. 하지만 식사법의 기준을 건포도 의례에 맞출 필요는 없다. 음식 한 입에 30분씩이나 소요하는 일을 얼마나 자주 할 수 있겠는가? 하지만 지나치게 높은 이 기준을 고수하려는 사람도 종종 있다. 천천히 먹지 않으면 의식적으로 먹지 않는다거나 먹을 수 없다는 두려움을 느끼기 때문이다. '마음챙김=천천히 하는 것'이라는 생각은 우리 뇌가 지키려는 규칙이 될 수 있으며, 이 규칙을 따르지 않는 자신을 비난하게 될 수 있다.

물론 이해는 한다. 사원에서 지내는 수도자나 은둔하는 명상가는 모두 천천히 움직이는 듯하니까. 그래서 항상 추측과 예상에 익숙한 우리 뇌는 절반 정도의 속도로, 혹은 4분의 1의 속도로 느리게 행동하는 것만이 마음챙김에 이르는 유일한 방법이라고 가정한다. 하지만 수도자가 천천히 걷고, 누군가가 건포도를 30분 동안 먹는다는 이유만으로 **그 행위가** 곧 마음챙김이라고 직결하기는 어렵다.

개인이 처한 상황과 시간 제약에 상관없이 우리는 주의 집중이 가능하다. 주의 집중이 반드시 먹기 전에 10분 동안 음식을 관찰하는 형식일 필요는 없다. 얼마나 빨리 움직이든, 혹은 빨리 먹든 상관없이 우리는 어느 순간에나 주의를 집중할 수 있다.

그래서 누군가가 식사 시간이 15분밖에 없다고 말하면 나는 "좋네요, 집중하면서 먹을 시간이 15분 있다는 거니까요"라고 답한다. 이따금 '마음챙김은 천천히 씹는 것'이라는 규칙을 깨뜨리는 데 거부감을 보이는 사람을 만나면 내 비밀을 알려주면서 이 신화를 부수도록 돕는다. 나 역시 매일 수많은 일을 해내야 한다. 일정에 점심시간을 따로 넣지 않으며 어떤 날은 온종일 회의가 빼곡히 차 있어서 불가피하게 회의하면서 식사하기도 한다. 어이구!

여러분은 어쩌면 이렇게 생각할지도 모른다. **이 사람은 그냥 인정하지 못할 뿐이야. 마음챙김 전문가잖아. 마음챙김 식사법에 관한 책을 쓰고 있잖아. 그런데 방금 자기가 다른 일을 하면서 식사한다고 했어. 이 책은 읽을 필요가 없겠군. 이 사람이 하는 말은 더는 믿을 수 없어.**

맞다. 그렇게 말했다. 다만 나는 우리에게 주어진 삶이 어떻든 간에 삶의 조건하에 살아가야 한다고 말하려는 것이다. 점심시간을 어떻게든 고수하며 식사를 정말 천천히 먹을 수도 있다. 하지만 그건 내가 살아가는 방식이 아니다. 아내는 내 삶의 속도가 빠르거나 아예 멈추는 것, 두 가지뿐이라고 농을 건네기도 한다. 빠르게 움직이거나 침대에서 곯아떨어져 있다는 뜻이다.

그렇지만 빠르다는 말이 성급하다거나 무의식적이라는 의미는 아니다. 빠르게 움직인다는 것이 그저 천천히 움직이지 않는다는 뜻도 아니다. 그렇다. 우리는 빠르게 움직이면서도 빠르게 움직인다는 사실을 알아차릴 수 있다. 운동선수들이 이에 걸맞은 훌륭한 사례다. 그들은 엄청난 속도로 움직이는 공을 주시해야 한다. 미식축구팀의 러닝 백(미식축구에서 라인 후방에 있다가 공을 받아서 달리는 공격 팀의 선수-옮긴이)이 엔드 존까지 천천히 뛰어가는 걸

본 적 있는가? 소프트볼이나 야구를 할 때, 투수에게 날아오는 공을 볼 수 있게 느리게 던져 달라고 공손히 요청하는 경우를 본 적 있는가?

빨리 먹으면서도 의식적으로 먹을 수 있다. 왜 먹으려 하는지 주의를 집중할 수도 있다. 잠깐이면 충분하다. 욕구를 확인하고 "왜 지금 먹을 것을 찾는 거지? 배가 고픈가, 아니면 [지루함, 스트레스, 불안, 외로움 등] 다른 이유 때문인가?"라고 스스로 물으면 된다. 허기 테스트를 활용해도 좋다. 묻는 데 더 능숙해질수록 자기 행동을 빠르게 판단하기 좋다.

먹는 동안 주의를 집중한다는 것은 식사 중에 스마트폰, 텔레비전, 그 외 다른 방해물을 눈앞에서 치우는 것이다. 회의 중이라면 불가능할 수도 있지만 그래도 괜찮다. 우리가 무엇을, 얼마나 먹는지 식사 결과에 주의를 집중하면 된다.

식사 전이나 도중에 술을 마시면 그럴 때마다 과식한다는 사실을 알아차릴 수도 있다. 술은 이중 타격이 된다. 먹는 일에 주의를 집중하기 어려울 뿐만 아니라 전전두엽피질이 잠들어버리므로 자기 통제가 제대로 되지 않는다. 그러니 분명하게 말해둔다. 다른 건 몰라도 술을 마시면서 마음챙김 식사를 하겠다는 도전은 어불성설이다.

여럿과 함께 먹을 때의 마음챙김 식사

Eat Right Now 온라인 게시판은 누군가가 올린 이 단순한 글을 계기로 열기를 띠기 시작했다.

> 가족들과 저녁을 먹거나 직장동료와 점심을 먹을 때는 어떻게 해야 할까요. 그날 있었던 일들이나 업무 관련 얘기도 나눠야 하는데…. 이런 상황에서 어떻게 마음챙김 식사를 할 수 있을까요? 내 몸에 집중한다고 한 입 먹을 때마다 의식적으로 주의를 기울이면, 사람들과의 대화에서 단절되는 듯한 기분도 듭니다. 이걸 어떻게 해결해야 할지 모르겠어요.

그러자 누군가가 이렇게 답글을 달았다.

> 제 생각엔, 여럿이 함께 먹을 때도 생각보다 마음챙김 식사가 어렵지 않은 것 같아요. 음식이 입에 들어 있거나 씹는 중에는 자연스럽게 말하지 않게 되잖아요. 그러다 보면 한 입을 작게 뜨고, 씹고, 삼키고, 포크를 내려놓는 과정이 수월해지죠. 음식을 적절한 크기로 잘라 입으로 가져갈 때 소스나 음식이 옷에 묻지 않게 주의를 기울이기도 하고요. 이 모든 행동은 마음챙김의 원칙을 곧이곧대로 따르는 것은 아니지만, 혼자 먹을 때보다 훨씬 더 주의를 집중해야 한다고 생각해요.

이 답글은 특히나 통찰력이 돋보인다. '원칙을 곧이곧대로 따르는' 전형적인 마음챙김이 무엇인지 곰곰이 생각해보게끔 한다. 한편, 여럿이 함께하는 식사 자리가 마음챙김 식사의 장이 될 수 있음을 역설적으로 보여주기도 한다. 다른 사람들과 이야기를 나누며 먹다 보면 한 입 먹을 때마다 주의를 집중하게 되므로 마음챙김 훈련의 기회가 된다. 물론 이 일이 그렇게 쉽지는 않으며, 일종의 임무가 될 만한(그러니까, 임무를 수락할 경우) 도전이라는 데 대다수가 동의한다. 하지만 짧은 순간을 여러 번 반복하면 습관이 형성된다. 비록 '최적'이 아닌 상황이더라도, 한 입을 먹는 극히 짧은 순간조차 마음챙김 식사를 습관으로 정착시키는 데 도움이 된다.

아래에서 Eat Right Now 프로그램에 참여한 사람의 사례를 살펴보자.

> 너무 피곤해서 간식을 먹기로 했습니다. 갈망이 생기는 이유를 생각하기만 해도 그냥 습관적으로 먹을 때보다 훨씬 더 효과적이었어요. 하지만 더 좋은 사실은 내가 앰앤앰즈 초콜릿 네 알을 충분히 음미했다는 점입니다. 맞아요, 네 알이요. 그걸로 충분했죠. 내 평생 앰앤앰즈 봉지를 다 비우지 않은 채 남긴 적은 결코, 절대로, 단 한 번도 없었습니다. 너무나 놀라운 일이었어요.

나는 트레이시에게 마음챙김 식사가 어떤 의미를 갖는지 물었다. 그녀는 정식으로 마음챙김을 배우기 훨씬 전부터 자기가 의식적으로 먹고 있었다는 사실을 깨달았다. 중학생이던 트레이시가 가장 좋아하던 간식은 고디바의 핼러윈 한정판 호박 트러플 초콜릿이었는데, 시나몬이 뿌려진 밀크 초콜릿 안에는 호박파이 필링이 들어 있었다. 트레이시는 당시 용돈으로 초콜릿 5개가 든 상자 하나를 살 수 있었다. 1년이 지나야만 다시 이 5개의 초콜릿을 맛볼 수 있다는 사실을 알고 있기에 특히나 "감격스러운" 맛이었다. 트레이시는 눈을 감은 채 초콜릿 하나하나를 "기쁨과 환희의 물결에 휩쓸려" 아주 천천히, 아껴 먹었다.

10년이 지난 뒤, 트레이시는 첫 번째 마음챙김 식사 훈련에서 자신이 이렇게 먹는 법을 이미 알고 있다는 사실을 깨달았다. "누가 가르쳐주지 않아도 할 수 있었어요!" 마음챙김 식사법은 사실 학습이 아니라 기억, 그러니까 맛있는 음식을 음미하는 법을 기억하는 것이라는 사실은 그녀에게 큰 희망을 안겨주었다.

마음챙김 식사에 관한 잘못된 생각 세 가지

1. 마음챙김 식사는 천천히 먹는 것이다.
2. 마음챙김 식사는 혼자 먹을 때만 할 수 있다.
3. 마음챙김 식사는 식사를 따분하게 만들고 식사의 즐거움을 빼앗는다.

따라서 여러분이 해내야 하는 임무는 마음챙김 식사를 습관으로 만들 수 있는지 살피는 것이다. 그냥 주의를 집중하는 경험을 즐기고 먹을 때는 호기심을 발휘하자. 이런 방식으로 먹어보길 시도하면 몇 입만 먹어도 아주 좋은 출발점이 된다.

'Day 8. 내 몸과 다시 연결되는 바디 스캔 명상'에서는 알아차림의 수면 아래로 더 깊이 파고들어 뇌의 힘을 활용해서 쓸모없는 습관을 버리고 건강한 습관을 만드는 방법을 살펴본다.

✅ 오늘의 실천

나만의 '건포도 수련'을 해보자

집에서 여러분만의 방식으로 건포도 수련을 해볼 것을 제안한다. 꼭 건포도일 필요는 없다. 여러분이 정기적으로 먹는 식품을 고른다. 빵 한 조각, 아보카도 한 조각, 바나나 한 조각, 혹은 호두일 수도 있다. 무엇을 먹고 있는지 알아내려다가 자칫 산만해지지 않도록 성분이 많이 함유되지 않은 식품을 골라서 먹는 데 집중한다. 그러니 부디 '도리토스'나 '트윈키스(부드러운 빵 속에 크림이 든 미국호스티스사의 과자 – 옮긴이)'는 참아주시길. 조용한 곳에서 선택한 식품을 진지하게 먹는다.

- 선택한 식품은 어떻게 생겼는가? 색, 크기, 질감을 설명해보자.

- 어떤 냄새가 나는가? 예상한 맛과 비슷한 냄새가 나는가?
- 손으로 집었을 때 얼마나 단단한가? 표면은 어떻게 생겼는가? 거친가, 부드러운가, 구멍이 뚫려 있는가?
- 물론, 소리도 들어볼 수 있다.
- 입에 넣기 전에 "이 식품은 어떤 맛이라고 예상하는가?" 하고 스스로 물어보자.
- 혀 위에 식품을 올려놓고 작게 한 입 베어 물어 음미한다. 예상했던 맛인가?
- 계속 먹으면서 주의 집중했을 때 어떤 느낌인가?

건포도 수련을 한 뒤에 가볍게라도 감을 잡았다면, 다른 간식과 식사에도 적용해보자. 아주 천천히 먹지 않아도 된다. 먹는 속도가 중요한 게 아니다. 여러분의 감각과 몸이 이끄는 대로 따라가면서 무엇을 얼마나 먹는지 탐색을 시작하자.

Day 8

내 몸과 다시 연결되는 바디 스캔 명상

잠시 시간을 되돌려, 건포도 한 알이든 무한 리필 뷔페든 '뭔가를 먹겠다'고 처음 마음먹은 순간을 떠올려보자.

앞서 제안한 허기 테스트를 해봐도 "맞아, 나는 진짜 배가 고파. 정말로 음식에 대한 생물학적인 욕구가 생겼어" 하고 확신하지 못하는 사람도 있다. 몸이 보내는 신호와 너무 오래 단절되어 있었기 때문이다. 다행히 우리 뇌는 놀랍도록 유연하다. 과학 용어를 빌려, 신경가소성 neuroplasticity이 매우 높아서 우리는 뇌가 몸에 주의를 집중하도록 재교육할 수 있다.

뇌에는 감각과 온도뿐만 아니라 감정에 주의를 집중(**내부감각 수용 인식** interoceptive awareness)하는 영역이 있다. 이 부위를 섬엽 insula ('섬'이라는 뜻의 라틴어에서 유래했다)이라고 부른다. 섬엽은 허기나 갈증 같은 항상성 정서(몸 상태를 최적으로 유지하기 위해 일으키는 특정 정서-옮긴이)를 감지하며, 동시에 자기 자신과 타인의 감정도 감지한다. 불안 장애를 앓는 사람들은 섬엽이 과하게 활성화된다고 알려졌다. 하지만 대다수 사람이 대체로 섬엽을 충분히 활용하지 못한다.

바디 스캔 명상

사티야 나라야나 고엔카Satya Narayana Goenka는 1960년대 미얀마에 살았던 인도 사업가다. 고질적인 두통을 앓았던 고엔카는 명상이 두통을 완화하는 경험을 한 뒤, 위빠사나Vipassanā 명상을 전파하는 데 남은 생을 바쳤다(〈교도소에서 10일간의 위빠사나 명상Doing Time, Doing Vipassanā〉이라는 다큐멘터리는 고엔카가 인도의 악명 높은 교도소에서 수천 명의 재소자와 직원에게 명상을 가르치는 모습을 보여준다). 2013년에 사망하기 전까지 그는 전 세계에 명상 센터를 설립했다.

고엔카는 '몸 청소하기'라고 이름 붙인 명상을 대중화시켰다. 이 명상법은 머리부터 발끝까지 몸을 살피면서 의식을 현재 이 순간에 머무르게 한다. 이 명상법으로 우리는 근본적인 신체 감각이 무엇인지, 그리고 그 감각에 어떻게 공명하는지 등 몸속을 통찰할 수 있다. 1970년대 말에 존 카밧진은 이 명상법에 '바디 스캔body scan'이라는 이름을 새롭게 붙여 마음챙김 기반 스트레스 완화 프로그램의 기본 훈련으로 포함시켰다.

몸 청소하기 즉, 바디 스캔 명상은 여러분의 몸과 다시 연결되는 유용한 방법이 될 수 있다. 이는 놀라울 정도로 단순하지만 대단히 강력하다.

바디 스캔 명상, 이렇게 해보자

우선 편안하고 조용한 장소에 앉거나 눕는다. 천천히 눈을 감는다. 얼마간 호흡에 주의를 기울인다.

준비되었다 싶으면 몸의 감각에 주의를 집중해본다. 특히 몸이 의자나 바닥에 닿는 부분에서 느껴지는 촉감이나 압력을 느껴본다. 호흡을 내쉴 때마다 몸속에 있는 긴장도 함께 내보낸다.

이 명상의 목적은 몸의 각 부분에 주의를 집중하면서 최선을 다해 몸에서 느껴지는 감각을 알아차리는 것이다. 마음이 이리저리 방황하고 있다면 조심스럽게 몸으로 주의를 다시 집중해본다. 잠시 여유를 두고 지금 이 순간 여기에 머무르려 노력한 자신을 칭찬한다. 이때 몸에서 어떤 느낌이 드는지 기억해둔다.

이제 의식을 복부의 신체 감각에 집중시키고, 숨을 들이쉬고 내쉴 때마다 복부에서 느껴지는 감각을 의식해본다.

복부의 감각과 연결된 채로 의식의 초점을 왼발의 발가락으로 옮겨본다. 처음 탐색하는 것처럼 순수하게 매료되어보자. 왼발의 발가락에 차례로 집중해보고 이를 통해 발견한 감각의 느낌에 주목하면서 가벼운 호기심을 가져본다. 짜릿하거나, 따뜻하거나, 압박감이 있거나, 맥박이 느껴지거나, 어쩌면 특별한 감각이 없을 수도 있다. 아무 느낌이 없는 부분이 있다면 그곳에 주의를 집중해서 무엇이든 느껴지는 것이 있는지 탐색한다.

그다음, 발가락에서 의식을 거두어 왼쪽 발바닥으로 옮긴 다음 그곳의 감각을 느껴본다. 가벼운 호기심을 가지고 의식을 발바닥에 끌어모아 모든 감각을 느껴본다. 이제 의식을 왼쪽 발등으로, 이어서 발목으로 끌어올린다. 계속해서 종아리로, 다시 무릎으로 의식을 집중시킨다. 이 부분에서 느낄 수 있는 모든 감각을 최대한 인식하고 감지하도록 한다. 의식을 몸을 따라 천천히 움직이는 스포트라이트라고 생각하고 조명이 닿는 곳마다 느껴지는 모든 감각에 주의를 기울여봐도 좋다.

감각을 느끼기 어려웠던 부분이 있었다면 느낄 수 있는 만큼만 집중해본다. 자신이 얼마나 잘하고 못하는지를 평가하고 있다면 그 생각을 알아차린 뒤, 의식을 다시 몸으로 되돌린다. 자기 몸이 어떤 모습인지, 혹은 어떤 느낌인지 판단하고 있다면 역시 같은 과정을 거친다. 그 판단을 알아차린 뒤, 판단하지 않고 얼마나 오래 머무를 수 있는지 주목해본다.

이제 의식을 왼쪽 허벅지로 옮겨보고 허벅지의 감각을 느껴본다. 의자나 바닥에 닿아 가해지는 압력이 느껴지는지도 살핀다.

이 명상을 하는 동안 여러분의 마음은 때때로 몸에서 떠나 방황할 것이다. 이는 완벽하게 정상적인 현상이다. 원래 마음은 그렇게 움직인다. 마음이 방황하는 것을 알아차리면 그냥 차분히 인정하고, 마음이 어디로 흘러갔는지 살펴본 후 다시 몸으로 의식을 돌린다.

이제 의식을 오른발의 발가락으로 옮겨보자. 조심스럽게 호기심을 가지고 몸의 감각에 계속 의식을 집중하면서 느껴지는 감각을 있는 그대로 인식한다. 이제 오른쪽 발바닥의 감각을 느껴보고, 이어서 오른쪽 발등, 그리고 발목으로 의식을 옮겨가면서 맥박이 고동치는지, 압력이 느껴지는지, 짜릿하거나 따뜻하거나 서늘한지, 혹은 다른 감각이 느껴지는지 집중해본다.

이제 의식을 오른쪽 종아리로 끌어와 감각을 느껴본다. 다음에는 무릎으로 이어간다. 어디서든 통증이나 불편한 감각을 느꼈다면 일단 기억해둔다. 최선을 다해 감각을 있는 그대로 느낀다. 이제 의식을 부드럽게 오른쪽 허벅지로 끌어올린다. 그리고 감각을 느껴본다.

그다음에는 엉덩이와 허리로 이동한다. 의자나 바닥에 전해지는 몸무게를 느껴보고 다른 감각도 탐색해본다. 지금 이 순간, 여러분의 경험을 구성하는 감각은 무엇인가? 거기에 매료되어 보자.

의식을 천천히 복부로 끌어올린다. 어떤 느낌인가? 호흡할 때마다 배가 부풀었다가 아래로 내려앉는 느낌에 집중해보자. 피부부터 시작해서 피부 감각에 집중해보고, 그런 뒤에 뱃속으로, 내

장으로 의식을 집중해볼 수도 있다.

이제 흉곽에 의식을 끌어온다. 최대한 많은 감각을 느껴본다. 다음에는 가슴으로, 이어서 어깨로 이동해간다. 어쩌면 심장이 뛰는 박동이나 호흡할 때 팽창하고 수축하는 갈비뼈의 움직임을 인지할 수도 있다. 처음 탐색하는 어린아이처럼 이런 감각에 순수하게 매혹되어보자.

생각이 방황하고 있다면, 혹은 소음이나 불안으로 산만해졌다면 이를 '생각', '소리', '불안'으로 인지한 뒤, 부드럽게 의식을 몸의 감각으로 되돌린다.

이제 의식을 왼손 손가락으로 이끈다. 각각의 손가락을 느껴본 뒤, 손가락이 닿는 의자나 몸 일부도 느껴본다. 왼손을 인식하면서 쉬고 있다가 왼손 전체에 동시에 주의를 집중하면 어떤 일이 생기는가? 이제 손목과 아래팔로 의식을 옮겨보자. 여기서 느껴지는 모든 감각에 집중해본 뒤, 팔꿈치, 위팔, 어깨로 의식을 옮겨간다. 긴장감이나 근육이 당겨지는 감각에 주목해보자.

천천히 오른손 손가락으로 주의를 옮겨 각각의 손가락을 느껴본다. 짜릿하거나 손가락을 움직이고 싶은 충동이 있는지 살펴본다. 이제 의식을 손바닥으로, 손목으로, 아래팔로, 그리고 팔꿈치로 옮겨간다. 다음에는 위팔과 어깨로 주의를 집중시킨다.

이제 의식을 목에 집중한다. 근육이 수축하거나 긴장하는지, 압력이나 열감, 혹은 무엇이든 뚜렷한 감각이 느껴지는지 집중해본다. 이제 의식을 머리 뒤쪽으로 옮겨간다. 머리에 나 있는 머리카락 한 올 한 올을 느낄 수 있는지 집중해보자. 그다음 왼쪽 귀에 의식을 집중한 뒤, 이어서 오른쪽 귀로 옮겨간다.

다음에는 턱에 주의를 집중시킨다. 얼굴에서 느껴지는 감각에 주목해보자. 치아는 어떤 느낌인가? 혀는 어떻게 느껴지는가? 호기심을 발휘해보자. 뺨과 코에도 찬찬히 집중해보자. 숨의 온기를 느낄 수 있는지, 숨을 내쉬고 들이쉴 때 온도가 변하는지 관찰해보자.

눈과 눈 주위의 근육에 주의를 집중해본다. 어떤 느낌인가? 이제 눈썹과 이마로 의식을 이끌어간다. 호기심을 끌어올리자. 느껴지는 모든 감각에 어린아이처럼 매혹되어본다. 이제 정수리에 의식을 집중해본다.

이 모든 과정을 거쳐서 몸 전체를 '살펴본' 후에는 잠시 몸 전체에 의식을 집중한다. 몸에서 솟아나는 감각이 무엇이든, 그저 알아차리는 데는 크게 애쓰지 않아도 된다는 사실에 주목한다.

마지막으로 아주 천천히, 그리고 조심스럽게 몸 전체에 의식을 집중한 채로, 준비되면 천천히 눈을 뜨고 의식이 방 전체에 확장되게 한다.

좀이 쑤셔서 위 명상법을 읽기가 힘들다면 간단하게 인터넷 검색만 해도 여러 언어로 녹음한 수많은 정보를 찾을 수 있다. 내 홈페이지(https://drjud.com/body-scan/)에 업로드된 음성 녹음 파일을 활용해도 좋다.

▶ 바디 스캔 명상 녹음 파일 들으러 가기

바디 스캔 명상은 몸의 감각이 어떻게 느껴지는지에 주의를 집중케 하기에, 감정과 몸의 감각을 더 명확하게 인식하고 느끼는 데 도움이 된다. 이로써 감정과 몸의 감각이 정확하게 무엇인지, 그리고 어떻게 행동을 일으키는지 알게 될 것이다. 더불어 몸의 미묘한 감각을 더 잘 인지하고 신호의 의미를 이해하도록 뇌를 조정하는 데도 도움이 된다. 허기와 외로움 혹은 지루함의 차이를 알아차리기가 더 쉬워지면서 허기 테스트를 활용하는 능력도 높아진다.

지금 자기 몸이 낯설게 느껴진다고 걱정하지 말자. 훈련을 거듭할수록 여러분은 점점 더 몸과 조화를 이룰 것이다. 마음챙김 완성이 아니라 마음챙김 **훈련**이라고 부르는 이유가 여기에 있다.

바디 스캔 명상은 잠자기 전에 하면 좋다. 머리가 베개에 닿는 순간, 머릿속에서 그날 살필 틈 없이 흘려보낸 온갖 후회, 걱정, 혹은 이루지 못한 계획이 쏜살같이 튀어나오기 시작한다면 특히 그렇다. 바디 스캔 명상에 익숙해지면 이런 패턴에서 벗어나기 쉬우므로 더 빨리 잠들고 개운하게 일어날 수 있다.

정기적으로 바디 스캔 명상을 하면 허기 테스트 결과를 이해하기도 쉬워진다. 여러분은 몸이 보내는 신호를 곧바로 해석하는 데 점점 더 능숙해질 것이다.

몸속 깊이 몰입하기

알아차림으로써 자기 몸이 보내는 신호를 비로소 이해하게 된 경험담 중에 내가 가장 좋아하는 이야기는 앤의 사례다.

자매와의 통화를 끝낸 앤은 분노가 치솟았다. 화가 나서 씩씩거리며 운전하던 그녀의 눈에 맥도널드 간판이 들어온다. "좋은 생각이 났어, 저기 가자!"라고 앤은 중얼거린다. 패스트푸드점에서 식사하는 것을 '수치심 버거 먹기'라고 표현하는 사람도 있다. 앤은 불에 활활 태운 '분노 버거'를 목표로 맥도널드로 들어갔다. 드라이브스루 줄이 길어서 그녀는 주차하고 매장으로 걸어갔다. 주차장을 가로지르면서 앤은 마음먹었다. **난 이거하고 저거, 이거, 저거, 그리고 이것도 먹을 거야.**

갑자기 한순간 앤의 정신이 명료해졌다. 그녀는 자기 뇌가 몸의 욕구 혹은 필요와 관련 없는 행동을 부추기고 있음을 알아차렸다. 앤은 이렇게 생각했다. **완전 엉망진창이네. 동생에게 화가 나서 나를 학대하려 하고 있잖아. 동생에게 화가 났다는 이유로 구역질이 날 때까지 위를 채우겠다니. 동생이 이겼네. 이게 정말 내가**

바라는 건가? 앤은 잠시 생각한 뒤 더 깊이 몰입해서 스스로에게 물었다. "무엇을 억누르고 생각하지 않으려는 거지? 지금 당장 내 몸은 어떻게 느끼고 있지? 기분이 좋지 않은데. 그럼 어떤 기분을 느끼고 싶지? 기분 좋아지고 싶어. 좋아, 알았어."

앤은 그 순간 깨달았던 것을 이렇게 설명했다. "몸속 깊이 가라앉으면 마음은 고요해져요. 가만히 관찰하는 것과 비슷하죠. '내가 뭘 말하려는 걸까?'를 생각하면서요." 다음에 일어난 일도 설명했다. "기분이요. 욕구, 그러니까 이 기분을 억누르고 싶다는 욕구는 남아 있었어요. 나는 그냥 내가 먹고 싶지 않다는 사실을 깨달았어요. 그저 화가 났을 뿐이니까요. 난 정말로 분노했고, 문제를 해결하기가 지긋지긋했어요. 하지만 진짜로 뭔가 먹고 싶은 건 아니었죠. 전혀 배고프지는 않았으니까요. 단지 화가 났던 거죠. 붙들고 있기보다는 놔버리는 편이 실제로는 더 쉬워요."

그 순간 자기 몸속으로 깊이 몰입했을 때, 그녀는 진짜로 배고프지 않다는 사실을 인식했다.

앤은 그대로 몸을 돌려 차로 돌아갔다. 그 순간의 중요성을 그녀는 강조했다. "나는 차에 앉았고 그 순간은 정말 짧았어요. 사실 아무것도 필요 없었죠. 그냥 원하는 게 없었어요. 그래서 차를 몰아 맥도널드를 나왔고, 집으로 돌아갔죠."

이 사례는 우리가 몸에 주의를 집중하면 상황이 얼마나 빠르게 변할 수 있는지를 훌륭하게 보여준다. 우리는 더는 지속되지 않을 오래된 습관에서 벗어나는 방법을 알아차리는 순간을 경험한다. 앤의 경우에는 분노와 상처를 인식하는 순간이었다. 우리는 충동이 이끄는 대로 무작정 따라가는 대신 몸이 보내는 신호를 듣고 갈 길을 갈 수 있다.

대화가 끝날 무렵, 앤은 꼭 들려주고 싶은 이야기가 있다고 했다. 그녀의 부엌 식탁 옆에는 식료품 목록 같은 것들을 적어두는 칠판 하나가 있는데, 그녀는 오랫동안 여기에 '믿음'이라는 단어를 적어왔다고 했다. 이는 자신이 이미 충분히 먹었다는 믿음을 기억하게 돕는 일종의 암시, 혹은 만트라였다.

앤은 이렇게 말했다. "한숨을 쉬거나 식탁에서 접시를 치우는 것처럼 거의 자연스러운 행동이에요. 그러니까 나 자신에게 '다 먹었어'라고 말하는 것과 비슷하죠. 주의를 충분히 기울이면, 몸은 무슨 일이 일어나는지 알려줄 거예요."

몸에는 여러분에게 건네줄 지혜가 넘쳐흐른다. 여러분은 몸의 지혜가 저장된 곳으로 안내하는 알아차림을 따라가기만 하면 된다.

✅ **오늘의 실천**

바디 스캔 명상을 해보자

오늘 바디 스캔 명상을 해보고, 정기적으로 할 수 있을지 알아보자. 앞서 말했듯이 밤에 잠들기 직전이 명상하기 좋은 때다. 무릎쯤까지 몸의 감각을 살피다가 설령 잠들었더라도 괜찮다. 여러분이 무척 편안했다는 방증이니까.

명상을 마치면 명상하기 전과 후의 기분을 비교해보자. 몸이 보내는 신호를 듣는 훈련은 오래된 식습관 회로를 끊어내기 시작할 때 아주 유용하다. 시간이 흐르면서 여러분은 몸이 보내는 신호를 더 잘 듣고 더 능숙하게 해석하게 될 것이다. 스트레스나 감정이 일으키는 갈망이 없어지지는 않겠지만, 갈망과 항상성 허기를 더 잘 구별할 것이다. 'Day 9. 쾌락 안정기와 탐닉의 절벽 탐색하기'에서는 이런 갈망이 살금살금 다가올 때 어떻게 할지 살펴보겠다.

Day 9

쾌락 안정기와
탐닉의 절벽 탐색하기

초콜릿이 맛있으면서 동시에 끔찍할 수 있는 이유

고속도로를 달리다가 "좋아하는 초콜릿을 먹을 기회! 원하는 만큼 실컷 먹고 수고비도 받으세요!"라고 써 있는 광고판을 봤다고 치자.

아마도 놀라서 광고판을 다시 확인하고 싶지 않을까. 잠깐, 광고문이 뭐였지? 과자 회사에서 얼간이들을 모집해서 신제품 초콜릿바의 블리스 포인트를 시험하는 시장조사일까? 내가 힘들게 번 돈으로 초콜릿바를 더 많이 사 먹게 하려는 수작인 걸까?

하지만 이 광고는 이윤을 늘리려는 사악한 기업이 낸 것이 아니다. 당시 노스웨스턴대학교 대학원생이었던 데이나 스몰[Dana Small] 박사의 작품으로, 인간의 쾌락을 과학적으로 측정하기 위해 고안해낸 실험의 일부다.

현재 스몰 박사는 식품 연구 분야의 선도자다. 정신과학 및 심리학 교수이자 예일대학교 현대 식단 및 생리학 연구소 책임자로서, 스몰 박사는 인간의 뇌가 감각 신호와 대사 신호를 통합해서 식품 선택에 영향을 미치는 과정에 관한 논문 수백 편을 발표했다. 그녀는 냄새, 맛, 그 외 감각이 뇌 신호에 영향을 미치는 과정을 측정하기 위해 사람들의 입과 코에 음식, 액체, 냄새를 전달하는 온갖 기묘한 장치를 발명했다.

스몰 박사는 피험자들이 **가장 좋아하는** 초콜릿을 먹기를 바랐으므로 그들이 직접 초콜릿을 선택하게 했다. 이미 15명을 대상으로 예비 실험을 마친 상태였다. 피험자들은 초콜릿 스무 종류에 가장 맛있는 것부터 가장 맛없는 것까지 순위를 매겼다. 린트 비터스위트 초콜릿(코코아 50퍼센트)과 린트 밀크 초콜릿은 항상 높은 순위를 기록했다. 하지만 쌉쌀한 맛의 비터스위트 초콜릿을 좋아하는 사람은 단맛이 강한 밀크 초콜릿을 좋아하지 않았고, 그 반대도 마찬가지였다. 여러분도 비슷할 것이다. 스몰 박사는 실험의 변수를 줄이기 위해 피험자들에게 순위가 가장 높은 두 초콜릿 중 하나를 선택하게 하고 뇌를 스캔했다.

그런 다음 피험자들이 초콜릿을 얼마나 좋아했는지 점수를 매겼다. 피험자들은 PET 스캐너에 누운 채 뇌를 스캔하면서 초콜릿을 한 번에 하나씩 먹었다. 또한 초콜릿 하나를 먹을 때마다 다음 초콜릿을 얼마나 더 먹고 싶은지 −10에서 +10 사이에서 점수를 매겼다. -10점은 "끔찍한데, 더 먹으면 토할 거 같아", +10점은 "정말 초콜릿 하나만 더 먹고 싶다"였다.

가장 좋아하는 초콜릿을 첫입 먹는다고 상상해보자. 여러분은 몇 점을 주고 싶은가? 아마 10점 만점을 주고 싶을 것이다. '정말로 한 조각 더 먹고 싶다'라고 생각할 것이다. 당연히 스몰 박사가 진행한 실험의 피험자들도 똑같이 답했다. 실험은 계속되었다. 초콜릿을 한 조각 더 먹는다. 점수를 매긴다. 또 한 조각 먹는다. 점수를 매긴다. 그리고 또 한 조각 먹는다….

스몰 박사는 피험자들이 블리스 포인트를 넘어설 때까지 계속 초콜릿을 먹였다. 물론 피험자들의 의지를 무시하고 억지로 과량의 초콜릿을 먹이지는 않았다. 피험자는 모두 동의서에 서명했고 자신이 무슨 실험에 참여하는지 알고 있었다. 하지만 "정말로 초콜릿 한 조각만 더 먹고 싶어요"라는 대답이 "끔찍해요, 더 먹으면 토할 것 같아요"로 바뀌는 데 걸린 시간은 놀라울 정도로 짧았다. 겨우 16조각을 먹고 항복한 사람도 있었다. 대체로 피험자들은 74조각을 먹고 그만두었다.

어떻게 초콜릿이 맛있으면서 동시에 끔찍할 수 있을까? 인간의 뇌는 좋은 것과 지나친 것의 차이점을 구별하도록 설계되었다. 좋은 것과 지나친 것은 생존이라는 측면에서 매우 다른 역할을 한다. 쾌감/불쾌감은 음식에 칼로리가 있는지(또한 얼마나 있는지), 혹은 독인지 아닌지 구별하게 한다. 극심한 허기는 우리가 배고픈지 충분히 먹었는지 알려준다. 그러니까, 좋아하는 것과 원하는 것은 전혀 다르다. 우리는 뭔가를 좋아할 수 있지만 상황에 따라, 그러니까 방금 초콜릿을 73조각 먹었다면 지금 이 순간 초콜릿을 원하거나 원치 않을 수 있다.

스몰 박사는 초콜릿을 좋아하는 것과 원하는 것, 혹은 더는 원치 않는 것의 차이점을 확인하려고 했다. 특히 원하는 것, 즉 초콜릿이 사람들의 기분을 어떻게 바꾸는지에 초점을 맞췄다. 피험자들의 뇌는 무엇을 보여주었을까? 초콜릿의 보상 가치가 줄어들면서 안와전두피질의 혈류가 감소했다. 이 현상을 해석하자면, 안와전두피질은 좋은 것이 지나친 것으로 바뀌는 과정을 인지한다고 볼 수 있다.

게다가 후대상피질posterior cingulate cortex이 초콜릿을 더 원하는 시점과 이 실험이 끝나기를 바라는 시점 모두에서 가장 활발하게 활성화하는 현상은 매우 흥미롭다. 후대상피질은 기본 모드 네트워크default mode network라는 신경 매트릭스의 중추다. 특정 물질이나 행동에 중독된 사람들이 중독된 습관, 즉 코카인, 담배, 도박 등을 상기시키는 단서를 발견하면 후대상피질이 활성화한다(뇌의 방아쇠 정도로 생각하면 된다).

쾌락 안정기와 탐닉의 절벽

스몰 박사는 내가 '쾌락 안정기'라고 부르는 현상을 분석했다.

현실에서 쾌락 안정기가 어떻게 나타나는지 살펴보자. 식사

할 때가 되어 배고파진 여러분이 식탁에 앉으면 몸은 "밥 먹자"라고 말한다. 먹기 시작한 음식이 먹을 수 있는 것이라면(더불어 맛있기까지 하면) 이 음식은 여러분의 뇌에 안전한 칼로리 공급원으로 등록될 것이다. 그러면 뇌는 위에 공간이 남았는지 확인한다. 여러분은 좋아하는 것과 원하는 것 양쪽에 이끌려 쾌락의 언덕을 오르는 중이다. 즉 충분히, 배불리 먹을 때까지 계속 언덕을 오른다. 그러다가 쾌락 안정기라는 정상에 다다른다.

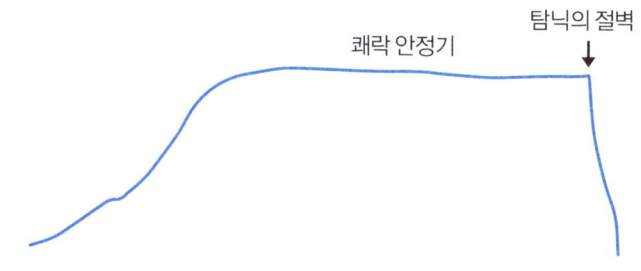

안정기에 안착하면 좋아하는 것은 살짝 누그러든다. 음식이 갑자기 맛없어지지는 않지만, 이전만큼 즐겁지는 않다. 반면 원하는 것은 크게 줄어든다. 천천히 먹으라고 뇌가 보내는 신호다. 여기에 주의를 기울이지 않으면 계속 먹으면서 가속도가 붙는다. 마치 바로 앞에 있는 가드레일을 인식하지 못하고 돌진하는 차에 타고 있는 상황과 같다. '길 없음'이라는 경고문도 보지 못한다. 그러다가 갑자기 코앞에서 절벽을 맞닥뜨린다. 과식했을 때의 기분을 모르는 사람은 없을 것이다. 절벽에서 바닥으로 곤두박질치고 나서야 위는 복부 팽만감, 메스꺼움, 소화불량 등의 신호를 통해 우리가 얼마나 음식에 탐닉했는지 알려준다.

이제 여기에 디저트까지 더해보자. 디저트를 먹는 습관이 있거나 뭔가 달콤한 것을 먹고 싶다면 식사를 마친 후 갈망, 예를 들어 초콜릿을 향한 갈망이 솟을 수 있다. 이 충동은 가짜 허기이므로 여러분이 오를 언덕은 훨씬 낮다. 따라서 안정기에 더 빨리 도달하는데, 여기서는 만족감보다는 포만감 혹은 일시적 충족감에 가까운 느낌을 받는다. 또한 탐닉이라는 절벽까지 더 쉽게 속도가 붙는다.

무의식적으로 먹든, 과식하는 습관이 있든, 접시 비우기 클럽 회원이든, 이 모든 상황은 절벽에서 추락하기 쉽게 만든다. 절벽에서 추락한 뒤 잔해를 헤치고 나오면 정신적으로나 신체적으로나 끔찍한 기분이 든다. 과식은 기분 좋은 일이 아니다. 단것을 탐닉하는 일도 기분 좋지 않다. 우리 몸은 이 사실을 이미 알고 있다. 선천적으로 현명한 몸은 우리를 멈춰 세울 체계를 갖추고 있지만, 우리는 계속, 반복해서 이를 무시한다. 절벽에서 떨어지는 기분이 정확하게 어떤지 주의를 기울이기도 전에 우리는 절벽에서 떨어지는 사고를 수없이 반복하면서 자기 자신에게, 지긋지긋한 식습관에 환멸을 느낀다.

트레이시는 아이스크림과 쾌락 안정기에 관한 경험을 들려주었다. "시간이 지나면서 한 입 한 입을 얼마나 즐길 수 있는지 아는 게 정말 중요했다니까요! 어느 순간이 되니까 입안이 얼어붙어서 먹는 걸 잠깐 멈춰야 했어요. 그때쯤에는 맛있다는 생각도 그다지 안 들었고요."

Eat Right Now 프로그램의 또 다른 참여자는 이렇게 밝혔다. "진심으로 한 입 한 입을 음미했더니, 접시에 음식을 남기고도 만족스러운 기분으로 일어설 수 있었어요!"

알아차림 능력을 향상하면 포만감이 드는 지점을 인식하는데 도움이 된다. 자연스럽게 액셀 페달에서 발을 떼면서 브레이크를 밟지 않아도 저절로 멈출 수 있다.

앤은 마음챙김 식사로 쾌락 안정기를 찾아내고 몸이 원치 않으면 먹기를 멈추게 된 자기 경험을 들려주었다. 그녀는 최근 점심 식사 때 건강한 음식을 적절한 양만 먹은 방법을 설명해주었다. 앤은 식사하면서 잡지나 스마트폰을 일절 보지 않았다. 만약 식사량이 부족하다 싶으면 두 접시를 먹어도 괜찮다고 편안하게 마음을 먹었다. 또 주의를 기울이면서 모든 음식을 음미했지만 어느 순간 맛있다는 느낌이 들지 않으면 먹지 않았다. 1인분만 먹었는데도 4시간이 지나도록 허기지지 않자 앤은 놀랐다. 앤의 쾌락 안정기는 몸이 음식을 충분히 섭취했다는 사실을 일러주었다.

✅ **오늘의 실천**

쾌락 안정기를 찾아보자

아주 간단하다(하지만 아주 쉽지만은 않다). 좋아하는 음식이나 적절한 식사량의 쾌락 안정기를 찾으려면 한 입 먹을 때마다 주의를 집중해야 한다. 자신에게 "이 한 입은 앞서 먹은 한 입보다 더 맛있는가, 비슷한가, 아니면 맛이 없어졌는가?"라고 물어보라.

앞의 한 입과 지금 한 입에 대해 일일이 기록할 필요는 없다. 주의를 기울인다고 해서 좋아하는 음식이 갑자기 맛없어지지는 않지만, 한 입 먹을 때마다 점점 맛이 없어진다면 바로 그게 쾌락 안정기에 도달했으며 앞으로 먹을 한 입의 보상 가치가 줄어든다는 신호다.

한 입 먹을 때마다 주의를 집중해서 자신의 쾌락 안정기를 분석해보자. 종이에 X축은 **먹은 한 입 수**, Y축은 **쾌락**을 나타내는 그래프를 그려본다. 한 입 먹을 때마다 평가해서 X값에 해당하는 Y값을 표시한다. 어디서, 그리고 얼마나 빠르게 만족했는지 살펴본다. 감자칩 2개? 다크 초콜릿 한 조각? 아마 결과를 보면 놀랄 것이다.

요령을 익히려면 어느 정도 배가 부를 때 디저트나 좋아하는 간식으로 시작한다. 허기가 심하면 주의를 집중하기가 상당히 어렵다. 그런 뒤에는 즐거움, 욕구, 포만감에 초점을 맞춰서 알아차림 훈련을 식사에 적용해본다. 이때는 입이 기준이며, 위가 "배부르다!"라는 신호를 보낼 때까지 5~15분 기다린다. 포만감 신호가 오려면 첫 한 입을 먹은 뒤 대략 20분이 걸리므로, 먹기 시작했을 때부터 뇌가 포만감을 느끼기까지는 대략 그 정도가 걸린다고 보면 된다. 물론 먹자마자 포만감을 느낄 수도 있다. 마지막 한 입을 먹은 뒤에는 20분을 다 기다릴 필요는 없지만, 몸이 여러분이 먹은 것을 처리할 시간을 충분히 기다려야 한다.

분석하면서 처음 두어 번은 절벽에서 떨어질 수도 있다. 그래도 괜찮다. 어떤 기분인지 주의를 세심하게 집중하면 분명 배우는 게 있을 것이다. 다음번에는 신호를 더 일찍 발견할 테고, 훈련을 거듭하다 보면 점점 멈추기도 쉬워진다.

Day 10

과식의 늪에서 벗어나기: 갈망의 도구 1

쾌락 안정기를 조금이나마 분석해봤다면, 여러분이 쾌락 안정기에 순탄하게 안착하기가 어렵다는 문제를 알아차렸을 것이다. 예를 들어 "어휴, ○○라는 식품은 절대 먹으면 안 돼, 다이어트를 망칠 거야!"라는 식의 식이 제한 다이어트를 해봤다면, 쾌락 안정기에 절대 도달하지 못하거나 탐닉의 절벽이 어디 있는지 알려줄 난간조차 찾지 못했을 수도 있다.

여러분의 잘못이 아니다. 식이 제한 다이어트의 한계가 드러난 것뿐이다. '머리 먼저, 몸은 제일 나중에'라는 식의 접근법은 우리 뇌의 기전을 바탕으로 한 방법이 아니어서, 압력이 가해지면 무너지기 쉽다. 스트레스받으면(혹은 다른 강력한 감정에 억눌리면) 쉽게 통제력을 잃고 절제 위반 효과가 치고 들어오면서 속도를 높여 절벽으로 내달린다. 그러므로 우리는 단절되어 있던 뇌와 몸을 다시 연결해야 한다. 이런 재연결 과정은 대체로 오랫동안 무시되어왔다.

만족감에 주의를 집중하자

Eat Right Now 프로그램에 활용할 도구를 개발하면서 나는 친구인 아날라요 비구^{Bhikkhu Anālayo}가 쓴〈고대 인도에서 과식과 마음챙김^{Overeating and Mindfulness in Ancient India}〉이라는 글을 읽었다.

불교 수도승이자 학자인 아날라요는 미국 매사추세츠주 서부에 있는 불교 연구 센터 위원이기도 하다. 당시 나는 20여 년간 명상에 빠져 있었고, 불교 개념을 실용적인 도구로 만들고 싶다는 열망에 사로잡혀 있었다. 아날라요 역시 마찬가지였다. 전통이나 종파를 막론한 불교의 핵심 교리는 모든 형태의 고통을 끝내는 것이다. 나는 아날라요에게 불교 경전에 식습관과 관련된 고통에 관한 사례가 있는지 물었다. 학구파 학자였던 그는 조사 끝에 이 글을 내게 보내주었다.

아날라요는 과식을 절제하지 못하는 빠세나디^{Pasenadi} 왕의 이야기를 설명했다. 현명한 왕이었던 그는 부처에게 가르침을 구했다. 부처는 이렇게 말했다. "항상 깨어 있는 사람은 자기가 먹는 음식의 양을 압니다." 아날라요는 부처가 선택한 **양**이라는 단어가 '충분하지만 지나치게 많이 먹지 않는다'는 뜻이리라고 짚어냈다.

나는 이 말이 쾌락 안정기와 무척 비슷하다고 생각했다.

빠세나디 왕은 부처의 가르침에 감복해 궁정인에게 이 가르침을 기억했다가 자신이 식사하기 전에 일러주도록 부탁했다. 먹으면서 항상 주의를 집중하라는 가르침을 되새긴 왕은 과식을 멈추었고 서서히 체중이 줄었다.

아날라요가 예로 든 이야기 외에도 불교 경전에는 경험(먹는 것과 그 외 것들)의 3차원, 즉 만족, 상실, 해방에 관한 일화가 많다. 예를 들면 다음과 같다. "나는 세상에서 만족감을 찾기 시작했다. 세상에 만족감이 있다면 그게 무엇이든 찾아냈다. 그리고 세상에 있는 만족감이 얼마나 널리 확장되는지 명확하고 지혜롭게 보았다."

욕구의 만족을 충동의 충족, 가려운 곳을 긁는 일, 혹은 뭔가를 향한 갈증의 해소라고 생각해보자. 해석하자면 이렇다.

부처는 즐거움을 주는 것들을 강제로 금지하지 않고서도 더는 고통 없는 깨달음을 얻었다. 왕자였던 부처가 음식, 술, 섹스 등 세상의 온갖 쾌락을 탐닉했다는 일화는 수없이 많다. 무엇을 해도 충족되지 않았기에 부처는 정반대로 섹스를 그만두고 음식을 먹지 않는 등 금욕적인 생활을 하면서 쾌락을 금했다. 그렇다. 부처도 식이 제한 다이어트를 시도했고 음식을 넘어 모든 것에 적용했다. 하지만 이것도 결국 소용없었다.

부처는 이번에는 근본적으로 다른 방식으로 접근했다. 그는 주의를 집중했다. 자신의 갈망을 충족하고 세속적인 쾌락을 부인하는 과정에 **오롯이** 주의를 집중했다. 그다음 자신에게 "여기서 무엇을 얻을 것인가?"하고 근본적인 질문을 던졌다. 그런 끝에, 욕망을 충족하는 일 자체는 보상이 되지 않는다는 사실을 깨달았다. 부처는 해오던 것들을 계속하는 데 흥미를 잃었고, 심지어 환멸까지 느꼈다. 기분이 좋아지지도 않는데 계속할 이유가 있겠는가?

부처는 욕망의 만족감이 순식간에 사라지며 역설적으로 더 강한 욕망을 부른다는 점도 발견했다. 이 점은 매우 중요하므로 다시 한 번 천천히 읽어보자. 케이크 한 조각을 먹으려는 욕망에 따라오는 만족감은 그 순간에는 정말 기분 좋지만, 보상 가치는 그다지 높지 않을 수 있다. 케이크가 주는 쾌락은 빠르게 사라지면서 여러분이 더 많은 케이크를 먹도록 이끌 것이다. 가려운 곳을 방금 긁었는데도 가려움이 사라지지 않는 이치와 같다. 그래서 우리는 또 긁는다. 긁을 때는 시원하지만 몇 분만 지나면 **전보다 더** 가려워지고, 이 상태가 계속 이어지면서 불교에서 말하는 **윤회**samsara(끝없는 고통의 굴레)가 일어난다. 이 진리를 명확하게 깨우쳤을 때 부처는 더 큰 환멸을 느꼈다.

부처는 비참하고 끝없는 고통의 굴레에서 벗어날 방법을 깨달았다. 그저 주의를 집중하고 대상을 분석하면 되었다. 현대 과학이 발견한 습관 회로를 끊는 방법과 거의 완벽하게 같다. 알아차림은 행동의 결과, 즉 보상 가치를 깨우치게 돕는다. 주의를 집중하고 몸이 보내는 신호에 귀 기울이면 원인(가려운 곳을 긁는 것)과 결과(가려운 곳이 계속 가려운 것)를 명확하게 볼 수 있다. 그러면 예전 습관에 더 큰 환멸을 느끼게 되면서 다른 방법을 찾게 된다.

전과는 다른 방법을 시도해야만 이 끝없는 습관 회로에서 벗어날 수 있다. 가려운 곳을 긁지 않고 참으면 발진은 사라진다. 그리고 우리는 해방된다. 하지만 가려운 곳을 긁지 않으면 상당히 불쾌하지 않을까? 맞다. 하지만 결과적으로 어느 쪽이 더 기분 나쁠까? 잠시 가렵고 말 것인가, 아니면 계속 가려움에 시달릴 것인가? 인간의 뇌는 지금 당장 가려운 것만 안다. 즉각적인 만족감을 이용해서 긁기를 멈추려면 어떻게 해야 할까? 동시에 이를 이용해서 체계를 재설정하고 실제 쾌락 안정기를 찾을 수는 없을까?

보상 가치는 우리가 먹는 대상과 섭취량의 쾌락 안정기를 모두 결정한다. 배부를 때까지 먹으면 만족스럽다. 과식은 마음을 어느 정도 만족시킬 수 있지만 동시에 몸과 마음에 불쾌감도 가져온다. 초콜릿 한 조각은 보상이지만, 73조각은 그렇지 않다.

고대의 가르침에 따르면, 인간은 만족감을 극한까지 탐색해야 한다. 체계를 재설정하는, 즉 실제 만족감의 최대치를 발견하는 유일한 방법은 긍정적 및 부정적 예측오류뿐이다. 특히 탐닉을 해결하기 위해서는 부정적 예측오류를 이용해야 한다. 즉 과식하면 뇌의 예측과 달리 기분이 좋지 않다는 것을 직접 경험해야 한다.

내 연구팀은 현실에서 이를 시험할 도구를 만들었다. 바로 '갈망의 도구'다. 탐닉에 주의를 집중해서 절벽이 어디쯤 있는지 확인하고 실제 쾌락 안정기도 찾자는 발상이었다. 일단 이 일을 해내면 더는 절벽을 코앞에 두고 브레이크를 밟으면서 너무 빨리 달리고 있었음을 뒤늦게 깨달을 일은 없을 것이다. 쾌락 안정기에서 멈추는 일도 훨씬 더 쉬워질 것이다.

먹을 때마다 사용할 수 있는 '갈망의 도구'

갈망의 도구 1을 사용하는 법은 다음과 같다(233~242쪽에 나오는 '갈망의 도구 2'와 구분하기 위해 '1'을 붙였다). 먼저, 음식에 대한 갈망이 언제 생기는지 알아차린다.

갈망을 충족하기로 했다면 그렇게 한다. 대신 주의를 집중한다. **아주** 주의 깊게 집중해서 어떤 기분이 드는지 확인한다. 몸, 감정, 생각을 통해 관찰한다. 기본적으로 어떤 음식이든, 얼마만큼이든 갈망이 생길 때처럼 먹되, 마음챙김 식사 훈련의 확장판으로 생각하고 주의를 모아 어떤 기분이 드는지 살펴본다.

그런 뒤, 자신에게 아주 중요한 질문을 하나 한다. "여기서 나는 무엇을 얻었는가?" 이 질문은 원인(무엇을 혹은 얼마나 먹었는가)과 몸과 마음에 미친 결과를 연결한다. 여러분의 뇌는 곧바로 답을 도출할지도 모른다. 대개는 "그러지 말았어야 했어"라거나 "이건 좋지 않아" 같은 판단의 형태일 테지만, 최선의 답은 여러분의 몸이 알고 있다. 몸이 말하는 소리에 귀 기울여서 지혜를 얻자.

단계별 과정을 더 자세하게 알고 싶다면, 다음에 여러분이 얻은 결과를 더 쉽게 분석하는 방법을 세세하게 나누어 설명했으니 참고해보자.

갈망의 도구 1

- 지금 당장 먹고 싶은 이유에 주의를 집중한다. 허기, 특정 감정, 지루함 등이 느껴지는지 살핀다.
- 지금 먹으려는 음식이 무엇인지 주의를 집중한다. 무엇으로 만든 음식인가? 형태나 냄새는 어떠한가?
- 한 입 먹을 때마다 주의를 집중한다. 냄새, 맛, 질감, 온도 등이 어떤지 살핀다.
- 다 먹을 때까지 계속 주의를 집중한다.

음식을 다 먹은 후에 아래의 질문에 답해본다.

1. 얼마나 먹었는가? 아래 중 골라보자.
- 너무 많이 먹었다.
- 꽤 많이 먹었다.
- 적절하게 먹었다.
- 조금 모자라게 먹었다.
- 먹지 않았다.

2. 몸을 살펴보자. 지금 몸의 느낌은 어떤가?

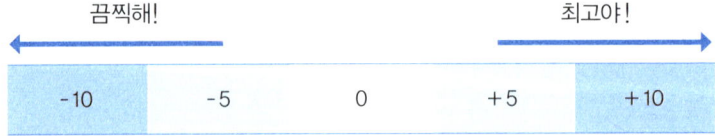

3. 감정을 살펴보자. 지금 어떤 기분인가?

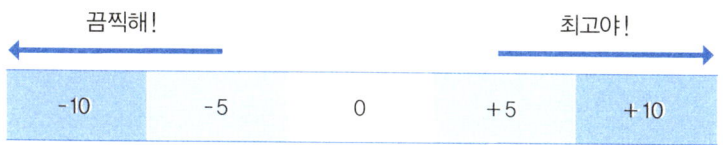

4. 생각을 확인해보자. 지금 어떤 생각이 드는가?

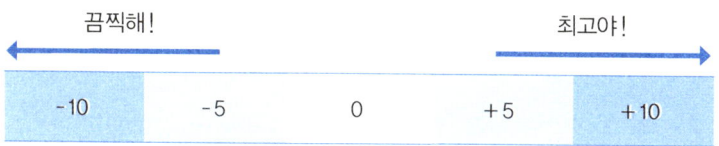

이제 질문 2, 3, 4의 점수를 모두 더해보자. 점수가 양수라면 여러분이 먹은 음식을 즐겼다는 뜻이고(아직은 음식의 마법에 사로잡혀 있다), 음수가 나왔다면 그 음식에 환멸을 느끼기 시작했다는 뜻이다(음식의 마법에서 해제될 여지가 있다!).

보상에 근거한 학습은 어떤 행동이 보상으로서 얼마나 가치 있는지에 달려 있다는 점을 기억하자. 행동의 결과를 정확하게 알 수 있으면 뇌는 여러분이 방금 한 행동이 얼마나 보상이 되는지 아닌지를 합산할 수 있다. 이렇게 합산해보면 뇌가 예측오류를 더 정확하게 계산할 수 있다.

지금 당장은 의심하면서 고개를 저을 수도 있다. 나는 음식을 먹었고 내 갈망을 만족시켰다. 나는 욕구를 채웠고 기분이 좋다. 기분을 나쁘게 하는 갈망이 사라졌으므로 나는 만족하며 기분도 매우 좋다. 맞다. 가려운 곳을 긁으면 그 순간에는 기분이 좋고 만족스럽다. 하지만 나중에는 훨씬 더 가려워질 것이고, 그러면 여러분은 그곳을 다시 긁어야 한다. 또한 '장 폭탄$^{gut\ bomb}$(기름져서 위에 부담되는 음식-옮긴이)' 효과가 아직 나타나기 전이므로 얼마나 먹었느냐는 질문에 '너무 많이' 혹은 '꽤 많이' 먹었다고 답했다면 5~15분 정도 기다려보자.

이 공식에는 숨겨진 사실이 또 하나 있다. 인간의 뇌는 언어에 크게 얽매인다. 방금 무슨 일이 일어났는지 스스로 설명한 언어가 방금 일어난 일을 우리가 경험하는 방식에 영향을 준다. 즉, 자신에게 질문할 때 사용하는 말이 우리의 경험을 형성한다.

내 연구팀은 갈망의 도구를 사용한 사람들이 경험에 종합점수를 매길 가장 좋은 방법을 찾기 위해 다양한 질문을 실험했다. 우리는 대상자들이 음식을 먹고 난 뒤의 생각, 감정, 몸의 감각을 확인하고, 그들이 느낀 충족감과 만족감을 비교했다. 표면적으로 **충족감**과 **만족감**은 똑같아 보인다. 하지만 실상은 그렇지 않다.

여러분도 직접 확인해보자. 갈망을 채운 뒤, 얼마나 충족되었는가? 얼마나 만족스러웠는가? 누군가는 이 질문에 같은 답을 할 것이다. 하지만 두 질문에는 중요한 차이점이 있다. 그 차이점을 발견한 것이 내 연구팀이다. 충족되었느냐는 질문은 대상이 환멸감에 집중했는지를 나타내는 지표를 간과한다. 만족했느냐는 질문이 정확한 표현이다. **갈망을 충족하는 것은 나중에 만족감을 느끼는 것과 다르다.** 예를 들면 덩굴옻나무 때문에 가려워진 곳을 긁어 잠시 충족감을 느낄 수는 있지만, 기저 원인인 가려움이 여전히 남아 있으므로 만족할 수는 없다. 가려운 곳을 긁는 것은 가려움이 아예 없는 상태와는 다르다.

뭔가로 채우는 일시적인 충족감은 우리를 만족시킬 수 없으며 우리가 무의식적으로 고통의 순환 회로를 돌고 있다는 사실을 간과하게 한다. 불만족감은 이 순환 회로에 환멸을 느끼게 하며 우리가 이 회로에서 벗어나도록 동기를 부여한다. 이 얼마나 자연스러운 동기부여인가. 우리는 스스로를 강제할 필요가 없다. 이 상황이 행복하지 않으므로 바꾸기를 바랄 뿐이다. 달라지기 위해 의지력이 필요 없다는 증거는 많다.

갈망의 도구 1은 아래의 질문 두 가지로 요약할 수 있다.

1. 여기서 무엇을 얻을 수 있는가?(여러분의 생각, 감정, 몸의 감각을 관찰하자)
2. 나는 얼마나 만족하는가?(이 질문을 지금 당장, 5분 뒤, 그리고 15분 뒤에 다시 해보자)

갈망의 도구 1을 사용할 때마다 여러분의 뇌는 오래된(혹은 새로운) 식습관 각각의 보상 가치를 새롭게 결정한다. 여러분도 곧 알게 되겠지만, 각각의 정보는 행동이 변화하는 티핑 포인트로 여러분을 이끌어간다. 이 변화는 새로운, 혹은 재설정된 쾌락 안정기를 암시한다. 내 지렁이 젤리 집착이 그랬듯이, 여러분이 먹는

'것'(지렁이 젤리나 도리토스가 매우 효율적인 칼로리 전달 수단이긴 하지만 나는 이걸 음식이라고 부르지 않겠다)에서 만족감을 얻지 못한다면 쾌락 안정기는 평평해질 것이다. 납작한 쾌락 안정기는 감자칩 산업계의 악몽이다. "내게 한 조각도 먹일 수 없을걸요"라는 뜻이기 때문이다.

여기 간과하지 말아야 할 사실이 하나 더 있다. 마음챙김 식사는 초콜릿이나 케이크, 도넛, 아이스크림, 그 외 여러분이 탐닉하는 무엇이든 특정 음식에 대한 애호를 단번에 끊어내주는 마술과도 같은 방법은 아니다. 그 음식이 얼마나 맛있는지 의식하게 되면서 **오히려 더** 좋아하게 될 수도 있다. 마음챙김 식사의 핵심은 우리의 만족감을 한계까지 탐색하게 한다는 점에 있기 때문이다.

우리는 Eat Right Now 앱에 갈망의 도구를 탑재하여 사용자에게 지금 얼마나 만족하는지 점수를 매기도록 했다. 여기에 더해 '5분 후에는?'부터 '20분 후에는?' 같은 질문도 했다. 이런 질문은 많은 양의 음식을 빠르게 먹었을 때 빛을 발한다. 칼로리가 흡수되고 인슐린이 분비되어 포만감 신호가 전달되고 몸에 배부름이 인식되는 데는 20여 분의 시간이 걸린다는 점을 잊지 말자. 이는 여러분의 위, 몸, 뇌가 방금 일어난 일에 관심 없다고 느꼈을 때, 여러분이 이를 알아차리는 데 걸리는 시간이다. 마음챙김 훈련을 하는 동안 탐닉할 일이 없었다면 이 또한 훌륭한 정보다. 쾌락 안정기에 도달했지만, 탐닉의 절벽 아래로 추락하지는 않은 황홀감을 느꼈을 테니까.

　우리 몸은 현명해서 가공식품이나 정크푸드가 가공되지 않은 식품보다 좋지 않다는 사실을 안다. 또한 과식이 기분 좋지 않다는 것도 잘 안다. 우리는 원인과 결과를 명확하게 보기만 하면 된다. 과식이라는 원인은 기분이 나빠지는 결과로 이어진다. 이를 위해서 우리에게는 굳건히 믿을 만한 확실한 정보가 필요하다.

　오랫동안 이어져온 특정 음식 혹은 특정량의 음식을 먹는 습관에 주의를 집중하면 무슨 일이 일어날까? 내가 지렁이 젤리 습관을 끊어낸 것을 기억하는가? 우리는 해당 습관이 기억만큼 좋지 않다는 사실에 주목할 것이다. 그렇다고 해서 마술처럼 단번에 지렁이 젤리 습관을 끊을 수는 없다. 왜 그럴까?

　지렁이 젤리를 오랫동안 먹었다면 지렁이 젤리의 보상 가치는 꽤나 굳건하게 자리한다. 따라서 주의를 충분히 집중해서 부정적 예측오류("기대보다 맛없었다")가 일어나더라도, 뇌에는 "지렁이 젤리는 맛있어"라는 정보가 방대하게 저장되어 있으므로 반대되는 정보 하나 정도는 쉽게 무시할 수 있다. "음, 뭔가 실수가 있었나 봐." 지렁이 젤리가 맛있으리라는 기대와 체계 안정성을 빌미로 뇌는 새로운 정보 하나가 들어온다고 갑자기 모든 것을 바꾸지는 않는다.

　생존이라는 관점에서는 훌륭한 선택이다. 계속해서 생존에 도움이 되었다면 새 정보 하나만 보고 지속해온 행동을 갑자기 바꾼다는 건 좋은 선택은 아니다. 어쩌다 한 번 빈 도로를 무사히 건

넜다고 해서 수년 동안 안전하게 길을 건너려고 신호등이 바뀌기를 기다린 행동이 변하지는 않는다.

나는 처음의 부정적 예측오류가 우연이 아니라는 점을 확실히 하기 위해 지렁이 젤리를 먹을 때마다 매번 주의를 집중했다. 더 많은 정보를 쌓을수록, 정보는 점점 더 정확해지고 신뢰도가 높아졌다. 그러면서 내 기대에서 완전히 벗어난 이상치가 결국 기준이 되었다. 이상치는 서서히 신뢰할 만한 신호가 되어갔다. 이 과정에서 의지력은 필요 없었다. 그저 주의를 집중해서 지렁이 젤리 맛을 정말로 좋아하지 않는다는 사실을 계속 확인했을 뿐이다. 내 환멸감은 이렇게 쌓여갔다. 그리고 지금까지도 굳건히 존재하고 있다.

그러나 이건 내 지렁이 젤리 사례일 뿐이다. 이 과정은 일반적으로 얼마나 걸릴까?

식습관을 변화시키는 아주 작은 노력

나는 사람이 음식에 환멸을 느끼려면 얼마나 걸릴지 궁금했다. 이자벨 모즐리 Isabelle Moseley (당시 브라운대학교 학부생이었다)와 베로니크 테일러 Véronique Taylor (박사후과정생이었다)와 함께한 연구에서, 우리는 과체중 여성 64명으로 이루어진 소규모 집단을 대상으로 Eat Right Now 프로그램을 통해 갈망의 도구를 활용한 결과를 추적했다. 8주 후에 대상자들의 음식에 대한 갈망, 스트레스에

의한 식탐, 보상에 근거한 탐식에서의 변화를 측정했으며, 내가 머리말에서 언급했던 애슐리 메이슨 박사의 연구와 비슷한 결과, 즉 모든 현상이 현저하게 감소한 결과를 발견했다.

그런 뒤 우리는 갈망의 도구를 살펴보았다. 여기서 보상 가치의 변화를 계산한 후 이런 변화가 얼마나 빨리 일어났는지도 알 수 있었다. 갈망의 도구를 10~15번만 사용해도 보상 가치를 **0 이하로** 떨어뜨리는 데 충분했다. 우리는 보상 가치가 점점 하락하고, 심지어 대상자의 행동이 충동을 뒤쫓아 먹는 쪽에서 충동을 거부하는 쪽으로 뒤바뀌는 현상을 관찰할 수 있었다. 사람들은 갈망의 도구를 사용할수록 이 도구를 활용하기를 더 갈망하게 되었다. 우리는 이 실험을 모임 내 표본 1천 명을 뽑아 반복했고, 같은 결과를 얻었다. 주의를 집중하면 보상 가치가 바뀌고 행동이 변화하는 데 오래 걸리지 않았다.

들던 중 반가운 소식 아닌가. 과식하는 습관이 수년 혹은 수십 년 동안 지속되었다고 해도 이 습관을 바꾸기 위해 수년 혹은 수십 년을 허비하지 않아도 된다. 우리 뇌는 가소성이 상당히 뛰어나다. 선조들은 사방이 위험한 환경임을 알아채기 위해 호랑이에게 스무 번씩이나 쫓길 만큼의 여유는 부릴 수 없었다. 그러니 가능한 한 빠르게 학습해야 했다. 후손인 우리도 이 능력을 물려받았다. 인간은 환경에 빠르게 적응할 수 있고, 주의를 더 집중할수록 더 빨리 배운다.

롭은 이를 다음과 같이 설명했다.

Eat Right Now 프로그램에 참여할 때쯤, 나는 당시에 할 수 있는 건 뭐든지 다 해봤고 완벽히 포기한 상태였습니다. 그러나 호기심을 갖고 주의를 집중해보라는 조언을 들었을 때, 번득 깨달음이 왔죠. 살아가는 일을 견뎌낼 수 있을 듯한 용기를 얻었고 불편감을 견딜 수 있을 것 같았습니다. 너무나 오랫동안 불안감과 비만에 자책해왔기에, 뭔가를 바라더라도 변화시킬 힘은 없다고 생각했어요. 주의를 집중하자고 상기하는 아주 약간의 노력, 그 조금의 노력이 내가 끌어모을 수 있는 최대치였습니다. 몇 주가 지나자 그 약간의 노력조차 필요 없어졌어요. 그저 더 나은 기분이 들었기에 노력은 호기심을 가지라는 내 안의 외침으로 바뀌었죠.

롭은 주의를 집중하라고 상기시켜줄 타인이 필요 없었다. 그가 겪는 고통은 스스로 동기를 부여하기에 충분했다. 그는 만족감을 한계치까지 탐색했고 그 과정에서 환멸을 느꼈다. 갈망의 도구를 사용하든, 그냥 단순하게 "여기서 내가 무엇을 얻을 수 있지?"라고 묻든 여러분은 스스로 해낼 수 있다.

.

◉ **오늘의 실천**

갈망의 도구를 사용하자

이틀 동안 최소 하루에 한 번 갈망의 도구를 사용해보자. 특히 배가 고프지 않은데도 뭔가를 먹고 싶은 충동을 느끼거나, 과식하는 습관이 있는데 지금 막 과식하기 직전이라면, 갈망의 도구를 꺼내 들어라. 먹으면서 이 책 202~203쪽을 펴고 갈망의 도구에 있는 질문을 자신에게 던져보자. 마지막으로, 자신이 얼마나 만족했는지 깊이 주의를 집중해본다.

Day 11

'작심삼일'에 빠지는 우리 뇌를 구해줄 환멸감

지금까지 지나온 과정을 되돌아보자. 'Step 1'에서 여러분은 식습관 패턴을 도식화해 분석하는 방법을 배웠다. 'Step 2'에서는 특정 행동이 얼마나 큰 보상을 주는지 혹은 주지 않는지에 주의를 기울임으로써 습관 회로를 끊는 방법을 배웠다.

조금 전에는 갈망의 도구를 사용해 특정 음식을 먹을 때의 기분을 평가하는 방법을 배웠다. 갈망의 도구를 사용하면 특정 음식과 관련된 부정적 감정, 즉 환멸감을 기억하는 데 도움이 되며, 규칙적으로 사용하면 '환멸감 정보은행'을 구축할 수 있다. 환멸감 정보은행은 부정적 예측오류의 기억 저장소라고 보면 된다. 여러분이 더 나은 선택을 하기 전까지는 오랫동안 이어져온 습관적 행동의 영향력을 약화할 필요가 있다.

보상 가치가 곤두박질칠 때마다 환멸감 정보은행에는 계좌가 하나 더 생기는 셈이다. 진짜 보상 가치가 더 명확해지면서 행동의 위상은 보상 체계에서 상승하거나 하락한다. 그러면 진정한 쾌락 안정기를 찾기도 더 쉬워진다.

갈망의 도구는 여러분이 직접 경험하면서 실시간 정보를 얻도록 특별하게 만들어졌다. 이런 정보는 금이나 다름없다. 행동을 바꾸려면 직접 경험이 무엇보다 중요하다. 또한 즉각적인 피드백은 최상의 학습법이다. 행동의 결과를 실시간으로 확인하게 되므로 다른 원인과 헷갈릴 일이 없다. 결과가 뒤늦게 나타나면 행동 A와 직접적으로 연결 짓기가 어려워서 원인을 파악하기 힘들다. 그 뒤에 행동 B와 C를 한다면 이들이 원인일 수도 있기 때문이다. 갈망의 도구를 반복해 사용할수록 여러분의 환멸감 은행 계좌에는 더 많은 정보가 저장된다.

환멸감 정보은행에 정보가 충분히 쌓이면 아주 멋진 일이 생긴다. 여러분의 갈망은 예전처럼 큰 힘을 발휘하지 못한다. 왜 그럴까? 담배가 얼마나 형편없는지 맛보고, 냄새 맡고, 느끼면, 우리가 그 경험을 돌아볼 때 뇌는 이렇게 말한다. "내가 왜 담배를 피웠지?" 마찬가지로 과거에 자주 과식했을 때 몸과 마음이 어땠는지를 회상하면 뇌는 이렇게 말할 것이다. "정말 이래도 돼? 저번에 과식했을 때 어떤 기분이었는지 생각 좀 해봐."

갈망을 '자연스럽게' 억제하는 환멸감

내 연구팀은 10년 전 금연 연구에서 시간이 지남에 따라 환멸감이 쌓이면 갈망을 어떻게 억제하는지 관찰했다. 4주간의 치료가 끝나자 대상자들은 담배를 끊었지만, 강한 갈망에 계속 시달렸다.

갈망은 즉시 사라지지 않았다. 두어 달이 지나고서야 담배를 향한 갈망은 크게 줄었다. 불꽃에 장작을 넣지 않으면 불이 아주 서서히 사그라지듯이, 대상자들이 갈망이라는 불꽃에 연료를 더하는 일을 멈추고도 갈망이 사그라들기까지는 시간이 약간 걸렸다.

식습관 치료를 시작한 지 한 달이 지나자 잭은 자신이 배운 기술이 제대로 작동하려면 얼마나 걸릴지 내게 물었다. 잭은 내가 "지금 당장이죠!"라고 대답해주기를 바라는 눈치였다.

그는 지난 두 번의 진료에서 갈망의 도구를 사용해서 먹고 싶은 충동이 들 때 주의를 집중했고, 언제 배가 부르는지 더 잘 감지하려고 먹는 동안 의식을 집중했다. 잭은 이렇게 말했다. "나는 스스로를 비난하면서 물었습니다. '지금 배가 고픈 거야, 아니면 그냥 더 먹으려는 습관인 거야?' 어느 정도까지는 알아차림 능력을 발휘할 수 있지만 내 몸에 더 깊숙이 파고들고 싶었습니다. 정말은 배고프지 않다는 사실을 알 수 있었지만, 더 먹고 싶은 갈망을 물리치긴 어려웠죠." 접시 비우기 클럽 회원이었던 자신의 식습관을 설명하면서 그는 이렇게 덧붙였다. "갈등이 생깁니다. 과식이 남길 불쾌한 경험을 잘 알지만 내 뇌는 이 음식이 맛있을 거라고, 먹는 편이 나을 거라고 속삭이죠. 너무나 유혹적입니다."

잭은 뇌와 몸이 벌이는 전형적인 주도권 싸움을 묘사했다. 뇌는 이렇게 말하고, 몸은 다른 신호를 보낸다. 그러면 어느 쪽에 귀 기울여야 할까?

나는 잭에게 그의 식습관이 얼마나 오래되었는지 물었다. "어린 시절부터였습니다. 50년이나 계속된 습관이라 고통으로 남아 있죠." 이어서 그는 말했다. "이 습관 회로는 더 먹으라고 나를 격려합니다. 때로는 불안이나 슬픔 때문에 먹지만 요즘은 그저 더 많이 먹으려는 것뿐입니다. 그게 내가 항상 해왔던 일이니까요."

50년은 습관을 만들고 강화하기에 충분히 긴 시간이다. 식습관 연구를 보면 보상 가치는 상대적으로 빠르게 바뀐다. 음식 갈망 설문지를 활용해서 음식 갈망의 변화도 관찰했는데, 두 달이 지나자 스트레스로 인한 탐식이 줄어들면서 음식 갈망도 현저하게 줄었다. 다행스럽게도 데이터를 보면 이런 습관을 끊어내는 데 50년씩 걸리지는 않을 듯하다. 그래도 알아차림을 구축하려면 어느 정도 반복이 필요하다.

진료를 마칠 때쯤, 나는 잭에게 과제를 주었다. 경험이 뇌를 이기는 데 얼마나 걸릴지 관찰하라는 과제였다.

좌절감을 추적하다 보면 지연 가치 폄하(보상을 기다려야 하는 시간이 길수록 그 보상 가치를 낮게 보는 심리 현상-옮긴이)라는 뇌의 기묘한 특성에 이르리라는 설명도 덧붙였다.

작심삼일의 뇌과학, 지연 가치 폄하

인간의 뇌는 미래를 향하는 경향이 크다. 우리는 미래를 예측하며 어디로 가고 싶은지, 어떻게 해야 원하는 미래에 닿을지 상상한다.

북반구의 1월 1일은 지독히 추워서 사람들은 스웨터나 외투를 잔뜩 껴입는다. 그런 채로 다가올 여름, 해수욕장에 드러누워 햇볕을 쬐는 상상을 한다. 새해 벽두부터 여름휴가를 떠올릴 사람들이 얼마나 많을까? 물론 여기에는 사회적 기준, 기대감, 관습이 큰 영향을 미친다. 우리는 여행 광고에서 날씬한 사람들이 손바닥만 한 수영복을 입고 일광욕하는 풍경을 본다. 광고, 잡지, 소셜미디어 등 여러 매체에서는 의식적으로든 무의식적으로든 날씬해지라고 충동질한다. 우리 뇌는 여기에 동참해서 날씬하고 균형 잡힌 몸을 만들어 수영을 멋지게 하겠다는 (또 다른) 목표를 세운다. 추수감사절부터 새해 첫날까지 엄청난 양의 음식에 허우적대다가, 1월 1일에는 적게 먹고 운동을 많이 하자는 목표를 세운다. 우리 뇌는 행동하라고 충동질하면서 이렇게 말한다. "지금 당장 하자! 그러면 나중에 보상받을 거야."

미래에 도움이 될 계획을 지금 당장 세운다는 발상은 상당히 그럴듯하다. 대학에서 좋은 성적을 받으면 좋은 직장을 가질 수 있다. 오늘 절약하면 은퇴 자금이 불어날 것이다. 오늘 밤에 양치질하면 충치가 생겨서 치아 근관 치료를 할 가능성이 줄어든다. 담배를 끊으면 암에 걸리지 않을 것이다. 모든 일이 잘되면 우리는 은퇴한 뒤 따뜻한 휴양지 어딘가에서 거울 속 자신을 보며(암에 걸리지 않은 멋진 몸매를 보며) 흐뭇하게 웃을(의치 따위는 없다!) 것이다.

1월 2일, 출근해서 그동안 수북이 쌓인 이메일 목록을 확인하고 스트레스받는다. 야심 차게 세웠던 계획들은 책상 서랍에서 사탕을 꺼내는 순간 사라져버린다.

무슨 일이 일어난 걸까?

1월의 갑작스러운 새 출발이 2월의 실패로 끝나는(만약 계획을 2월까지 실천한다면 말이다) 이 현상을 가리키는 과학 용어가 존재한다. 바로 지연 가치 폄하 delay discounting 다. 지연 가치 폄하 관련 연구는 수없이 많지만(워런 비켈 Warren Bickel 같은 과학자들이 관련 연구를 주도한다), 기본적으로는 다음과 같다. 인간은 훗날 더 큰 보상을 받기보다는 지금 당장 작은 보상을 받기를 좋아한다. 경제학에서는 오늘 10달러를 받을지, 아니면 다음 주에 11달러를 받을지 선택하는 실험으로 설명한다. 여러분이라면 어느 쪽을 선택할 것인가? 지금 당장 내게서 빳빳한 10달러짜리 새 지폐를 받겠는가, 아니면 다음 주에 만나 10달러에 1달러를 얹어 받겠는가?

대부분 사람들은 당장 가질 수 있는 현금을 선택한다. 왜 그럴까? 계산에 능숙한 뇌는 11달러는 10달러보다 10퍼센트나 많은 금액이며, 다음 주까지 이 돈을 투자해도 1달러를 더 벌 수 없다고 지적할지도 모른다. 그러나 생존 뇌는 이렇게 말한다. **이봐, 이 작자가 다음 주에 나타나지 않으면 어떡하려고 그래. 위험을 감수할 필요는 없잖아. 지금 돈을 받고 뜨자고.**

여기서 시간은 너무나 중요한 요소이므로 지연 가치 폄하는 시점 할인$^{\text{temporal discounting}}$(먼 미래에 받을 보상이 가까운 미래에 받을 보상보다 가치가 낮게 여겨지는 것-옮긴이), 혹은 시간 선호$^{\text{time preference}}$라고도 부른다. 인간은 확실한 것을 선호한다. 더 먼 미래는 불확실하다. 당장 다음 주가 되기 전까지 무슨 일이 생길지 모른다. 하물며 다음 달, 혹은 내년 여름까지는 더 많은 일이 일어날 것이다.

따라서 선택할 기회를 주면 인간의 뇌는 항상 해왔던 일을 반복하는데, 이것이 바로 습관이다. 여름휴가를 대비해서 다이어트를 할 수 있지만 여름이 오려면 아직도 멀었다. 그때까지 무슨 일이 생길지 모른다. 다이어트에 성공할 수도, 실패할 수도 있다. 하지만 사탕 맛은 **너무 잘** 안다. 지금 당장 스트레스받을 때 사탕이 잠시나마 안도감을 준다는(혹은 최소한 주의를 돌린다는) 사실도 안다. 반년 뒤에나 입을 여름옷? 허, 지금 당장 지렁이 젤리를 먹고 말지!

아마 여러분은 궁금할 것이다. "이 사람이 왜 뇌의 부정적인 면을 말하는 거지?"

흠, 때로는 나쁜 소식을 들어야 할 때도 있다. 이 정보를 반년 뒤에 읽겠는가, 아니면 지금 당장 읽겠는가? 반창고를 거칠게 떼어낼 때처럼 살짝 아프겠지만, 고통을 미루기보다는 훨씬 낫다. 사실, 고통스러운 부분은 벌써 지나갔다. 여러분은 이미 지연 가치 폄하가 어떻게 일어나는지 경험해봐서 안다. 탐닉의 충동이 "그러지 마"라는 분별 있는 이성의 목소리를 압도하는 순간들을 분명히 경험했을 것이다. 따라서 이 정보를 좋은 소식으로 여기고 지연 가치 폄하를 시도하는 뇌를 활용할 묘수로 볼 수도 있다.

습관이 더 견고해질 미래로 미루기보다는 지금 배워서 바꾸는 편이 낫지 않을까?

지연 가치 폄하가 이뤄지는 과정을 알면, 습관을 바꾸어보기로 마음먹은 사람들이 가진 의지력에 대한 믿음을 줄일 수 있다. 의지력은 종종 우리 앞에 지연된 보상을 흔들어 보인다. 적게 먹고, 담배를 끊고, 절약하고, 더 운동하면 미래에 더 행복하리라고 말이다. 하지만 지금 당장 행복해지고 싶지 않은가? 맞다! 당연히 그럴 것이다.

바로 이 지점이 여러분의 뇌 보상 체계를 당장 해킹할 수 있는 시작점이다. 이미 여러분은 해킹하고 있기도 하다. 스스로 던지는 "여기서 무엇을 얻을 수 있지?"라는 질문이 지금 여러분의 해킹을 돕고 있다. 오늘 뭔가 먹을 때마다 이 질문을 뇌 은행에 입금하면 이자가 쌓이고, 미래에 우리가 필요할 때 무관심, 즉 환멸감으로 찾아 쓸 수 있다.

트레이시는 휴일에 가족들과 함께하는 식사 모임에서 매번 과식하는 일에 환멸감을 느끼기까지 시간이 꽤 걸렸다고 했다. 그녀는 이렇게 설명했다.

> 지난 추수감사절은 근래 처음으로 기분 나쁘지 않았던 휴일이었어요. 많이 먹지 않아서죠. 아주 좋았어요. 접시를 들고 음식

이 놓인 식탁을 돌면서 음식을 담아 오는데, 음식이 어떤 영향을 미칠지 알고 있어서 먹고 싶은 음식을 전부 가져오되 소량씩만 담았습니다. 얼마나 먹어야 포만감이 드는지, 기분이 더는 좋아지지 않는 티핑 포인트가 어디쯤인지 배웠으니까요.

'그런 일을 반복하고 싶지 않아'라는 생각이 자연스럽게 들 때가 있는가 하면, 수없이 노력해야 할 때도 있어요. 그럼에도 그저 계속 반복하는 거죠. 절벽에서 떨어진다고 깨달으려면 수많은 추수감사절을 지내야 한다는 걸 이제는 잘 알고 있어요. 분명한 건, 더는 절벽에서 떨어지기 싫고, 내 몸이 끔찍하다고 느끼기도 싫다는 거예요. 이렇게 되기까지도 여러 번의 휴일 식사 모임을 반복해야 했죠.

트레이시는 목표를 달성하기 위해 칼로리 추적이나 의지력에 의존하는 대신 현재에 초점을 맞추기로 했다고 강조했다. '바로 그 순간'에 만족하는 실제적이며 분명한 보상 말이다. 그녀는 이렇게 덧붙였다. "내가 얼마나 먹어야 하는지와는 전혀 상관없습니다. 접시에 담는 양을 계산할 필요도 없어요. 시간이 지날수록 한 입 한 입을 얼마나 즐기는지를 실제로 깨닫고 있습니다."

다만, 과정을 헤쳐 나갈 인내심은 중요하다고 지적했다. 뇌는 과식했을 때의 기분을 쉽게 잊어버리고 과거의 긍정적인 기억으로 덮어버린다. **이거 어~엄청 맛있었어. 정말 좋았지.** 이런 식이다. 우리 뇌는 습관 이력의 긍정적인 면만 보려 하므로 환멸감을 알아차린 경험을 여러 번 겪어서 더는 진실을 무시할 수 없을 때가 되기 전까지는 좋았던 것만 기억하고 실제로 무슨 일이 있었는지는 싹 잊어버린다. 변화를 지속하려면 반복해서 관찰해야 한다. 주의를 기울일수록 더 정확하게 관찰할 수 있고, 그러면 뇌가 뭔가 바뀌었다는 명확한 신호라고 더 빨리 믿는다. 이런 과정을 반복하면 뇌에서 보상 가치 신호가 업데이트된다. 오늘 깨달은 진실에 근거해서 쾌락 안정기는 재설정되고 재구성된다. 이때가 바로 환멸감 정보은행에 충분한 가치가 축적되어 은행 계좌처럼 계좌의 통화를 꺼내 쓸 수 있는 때다.

정보은행에서 낡은 정보를 밀어내고 최신 정보를 가득 채워서 새로운 보상을 명확하게 확립해야 한다. 이때야 비로소 바뀐 행동이 새로운 습관으로 자리 잡을 수 있다. 내 지렁이 젤리 환멸감 정보은행은 가득 찼다. 더는 신호가 견고한지 확인하려고 지렁이 젤리를 먹지 않아도 된다. 그저 지렁이 젤리를 먹는 일이 어땠는지 기억하는 것만으로도 이렇게 말할 수 있다. "필요 없어."

그럴듯한 말로 얼버무리거나 여러분의 뇌가 정보를 제대로 받아들이지 않는 경우, 환멸감 자체는 맛있는 음식을 무미건조하게, 혹은 초콜릿을 맛없게 만들지는 않는다는 점을 기억하자. 세심하게 주의를 집중해도 그렇다. 가장 좋아하는 아이스크림이 여전히 가장 좋아하는 음식이라는 점만 확실하게 깨달을지도 모른다. 오히려 아이스크림이 더 좋아졌을 수도 있다. 하지만 설명한 대로 좋아하는 것과 원하는 것은 매우 다르다. 맛있는 음식을 즐겨도 문제없다. 주의를 집중하면, 경험을 박탈하는 과식과 습관적 식사에서 벗어나 현재에 만족할 수 있다. 행동을 바꿀 때마다 우리는 환멸감 정보은행에 정보를 저축하며, 지난날의 경험을 미래에 이용하기가 쉬워진다.

> ✅ **오늘의 실천**
>
> **환멸감 정보은행을 구축하자**
>
> 환멸감 정보은행을 짓는다. 다행스럽게도 여러분은 요긴한 도구를 갖추고 있다. 바로 갈망의 도구다. 몇 번 사용해봤다면 여러분은 이미 정보은행을 짓는 중이라고 봐도 무방하다.
>
> 환멸감을 수집하기 위해 특히 고민스러운 음식을 선택하자. 여러분에게 내 지렁이 젤리 같은 음식은 무엇인가? 과식이 반복되는 게 문제라면 거기에 초점을 맞춘다. 문제 행동에 갈망의 도구를 10~15번(혹은 그 이상) 사용해서 결과를 관찰하자. 시간에 따른 변화를 보기 쉽도록 총점을 매겨 그래프를 그려봐도 좋다(X축은 시간, Y축은 점수로 표시한다).

Day 12

앞으로 나아가기 위한, 돌아보기의 기술

몸이 보내는 신호에 얼마나 주의를 잘 집중하든, 진짜 허기인지 아귀의 농간인지 얼마나 잘 파악하든 여러분은 언젠가는 좌절을 경험한다. 우리는 인간이지 로봇이 아니다. 다행히 인간의 놀라운 뇌는 세계에서 가장 강력한 컴퓨터도 부끄럽게 할 만큼 경이로운 방식으로 경험을 처리하고 좌절을 통해 학습하는 능력이 있다.

어제 감자칩 한 봉지를 몽땅 먹어 치웠다고? 별일 아니다. 친구 승진 축하 파티에서 파이 두 조각, 좋다. 세 조각을 먹어버렸다고? 괜찮다. 야식 먹는 습관을 끊을 수 없는가? 걱정하지 말자. 계획을 그르친 경험을 잘 활용하면 실패했다는 느낌이나 수치심의 근원을 전진을 위한 추진력으로 바꿀 수 있다.

피드백을 연료로 공급하자

좋아하는 운동선수를 떠올려보자. 선수가 아무리 열심히 훈련하고 선천적인 재능이 많아도, 코치의 도움 없이는 최상의 성과를 낼 수 없다. 최고의 선수도 개선할 부분을 지적받기 위해 타인에게 적극적으로 피드백을 받는다. 코치의 조언을 듣지 않으면 나아질 수 없기에 피드백 받을 기회를 기꺼이 환영한다. 진정 훌륭한 선수는 피드백을 받아들여 다음 경기에서는 지적받은 부분을 고칠 것이다. 우리는 실수를 통해 배운다.

사실 인간은 잘할 때보다는 휘청거리거나 넘어질 때 더 많이 배운다. 이건 다행인 소식이다. 배우는 것이 목표라면, 인간은 주어진 일을 어떻게든 해내어 전진하기 때문이다. 하지만 사람들은 언제 실수할지 몰라 두려워하고 '한 걸음 내딛고 두 걸음 물러서기'를 자주 반복하면서 헤맨다. 오직 전진만이 중요하다고 생각해서, 뭐 하나 걸리는 것 없이 전진하지 않으면 실패했다고 느낀다. 실수를 통해 배우는 것이 전진하기 위한 최상의 방법이라는 사실을 무시한다.

학습은 선형으로 이뤄지지 않는다. 그보다는 계단식에 더 가깝다. 때로 방금 일어난 일에서 뭔가를 배우려면 후퇴한 기분이 들겠지만, 앞을 향해 도약할 준비를 할 때 돌아보기의 과정은 필수적이다. 통찰력이란 그런 것이다.

지금 이 순간의 마음챙김은 경이롭고 이상적이기까지 하지만, 매 순간 행동의 결과에 주의를 집중하기란 매우 어렵다. 왜냐하면, 음, 인간은 그 순간을 살기 때문이다. 우리의 주의를 끄는 사람들의 외침, 어딘가에서 흘러나오는 좋아하는 노래, 처리하지 못한 업무에 대한 생각이 수시로 마음속에 밀려들어 온다. 항상 뒤로 물러서서 우리가 정확하게 무엇을 하는지 볼 수는 없다. 더불어 순간은 쏜살같이 지나가는 듯하다. 아니면 그저 단순하게 주의를 집중할 분위기가 아닐 수도 있다. 마지막 상황은 상당히 자주 일어난다. 한마디로 빌어먹을 것들이다. **이건 너무하잖아. 젠장. 주의 집중 따위는 하지 않을 거야.**

이런 상황을 맞이할 준비가 되었는가? 그렇다면 **좋다**. 조심스럽게 고수해온 마음챙김을 이따금 창밖으로 휙 던져버리고 싶다면, 그래도 괜찮다. 전부 사라지는 게 아니니까. 우리에게는 지나간 경험을 돌아보는 놀라운 능력이 있다. 마음챙김 식사를 하지 못했더라도 나중에 무슨 일이 있었는지 떠올릴 수는 있다.

때로는 사건이 일어난 그 즉시보다 일어난 후에 되돌아보면서 더 많이 배운다. 운동 경기 비유를 다시 들자면, 그 순간에는 명확하지 않았던 상황도 다시 보기를 통해 영상을 느리게 재생하거나 반복해서 보면 더 정확하게 보인다.

'후회'도 연료가 될 수 있다

네 번째 진료에서 잭은 내게 전날 저녁 식사에 대해 털어놓았다. 그는 멕시코 음식 전문점에서 음식을 포장해왔다. 주문하기 전에 잭은 무슨 메뉴를 먹을지 살펴본 뒤, 큰 사이즈의 샐러드를 주문했다. 여기까지는 좋았다. 잭과 아내가 저녁을 먹기 시작했을 때, 잭은 주의를 집중하면서 먹다가 자신의 식욕이 서서히 약해지는 것을 느꼈다. 그는 쾌락 안정기에 다다르고 있었다. "식사 도중에 배부르다는 걸 깨달은 겁니다. 적절한 양을 넘어 배가 부르기 시작했죠."

잘했어, 잭! 잭은 자신에게 배가 부르다고 말했다. 하지만… 잭은 계속 먹었다. 그러면서 최소한 샐러드는 건강에 좋다며 합리화까지 했는데, 이는 과식을 부추길 뿐이었다.

이 사례는 생각만으로는 습관에서 벗어날 수 없다는 점을 보여준다. 잭의 이야기는 인간의 뇌가 유리한 고지에 서기 위해 말을 바꾸는 행태를 보여준다. 먼저 뇌는 우리에게 멈추라고 말한다. 한데 이 작전이 통하지 않으면 말을 바꾼다. "뭐, 정 그렇다면 먹어. 최소한 이건 건강에 좋으니까."

뇌에서 보상 가치를 갱신하고 바꾸려면 행동의 결과에 주의를 집중해야 한다. 행동하기 전에 결과에 주의를 집중할 수 없다면, 행동하는 중에라도 주의를 집중하자. 이 행동이 고통스러운 결과를 만드는가? 행동하는 동안 주의를 집중할 수 없다면 최소한 행동한 후에라도 주의를 집중해본다. 그 행동이 고통스러운 결과를 가져왔는가? 행동한 후도 당연히 중요하다. 적절한 상태보다 더 배부른 상태처럼 우리 몸에 고통스러운 결과가 나타날 수 있다 (잭이 그랬듯이). 이 결과는 '후회'라는 감정과 생각으로 우리 마음에(그리고 몸에도) 분명하게 나타나기도 한다. 행동하기 전에, 혹은 행동하다가 길을 잃어서 주의를 집중하지 못하고 환멸감 정보은행을 활용하지 못하더라도 나중에 돌아보면 엄청나게 많은 것을 깨달을 수 있다.

여기서 중요한 것은 후회는 수치심과 다르다는 점이다. 후회는 뭔가 이상하니까 앞으로는 바뀌어야 한다는 신호다. 수치심은 우리를 죄책감과 부끄러움의 소용돌이에 가둬서 행동을 제대로 직시하지 못하게 하며 스스로 질책하게 한다(여기에 대해서는 뒤에서 자세히 설명하기로 하자).

나는 잭의 뇌에서 만들어지는 연결 고리를 볼 수 있었다. "이게 지금 내 상태입니다! 관찰하기에 적절한 방법이었어요. 이것도 거쳐야 하는 과정이겠죠." 잭은 돌아보기 훈련을 할 준비가 되어 보였다.

돌아보기가 가진 강력한 힘

잭이 실수에서 배우고 이를 활용할 수 있도록 나는 잭에게 돌아보기 훈련을 가르쳤다. 기본적으로 돌아보기는 무슨 일이 일어났는지 다시 반추해보는 과정이다.

"어제저녁에 과식했을 때의 기분을 지금 떠올릴 수 있습니까?" 내 질문에 잭은 고개를 끄덕였다.

"몸에서는 어떻게 느껴지나요?"

잭은 잠시 생각하더니, 어제저녁의 경험을 떠올리면서 그때 몸으로 느꼈던 기분을 묘사했다. "불편했습니다. 위가 다른 장기와 피부를 압박했거든요. 위장이 늘어나는 느낌이었습니다. 적절한 크기보다 훨씬 더 크게요."

나는 계속해서 물었다. "만일 지금 어제와 같은 저녁 식사가 당신 앞에 차려져 있고 어제의 그 기분을 기억한다면, 오늘 저녁 식사를 할 때 도움이 될까요?"

잭은 이렇게 답했다. "다음 한 입이 마지막 먹은 한 입보다 더 만족스러울까요? 포만감을 느꼈다면 만족스럽지 않을 겁니다. 한 입 더 먹어도 만족스럽지 않고 포만감만 느껴진다면 **이걸로 충분해**, 라고 말할 수 있어요. 사실 접시를 깨끗이 비워야 한다는 생각을 뿌리치기가 어렵습니다. 항상 음식을 남기지 않고 다 먹죠. '접시를 꼭 비울 필요는 없는데'라고 생각하지만, 금방 잊어버렸어요. 샐러드잖아요. 샐러드니까 괜찮다고 생각했습니다. 내 몸 대신 내 뇌를 믿었죠."

잭은 다음과 같은 말로 돌아보기 훈련을 끝냈다. "지금 식사를 멈추면 어떤 기분일까요? 어느 쪽이 더 편안할까요?"

뇌는 과거 경험을 바탕으로 미래를 예측한다. 어떤 행동을 하고 몇 시간 후나 다음 날 돌아보기를 하면, 무슨 일이 일어났는지 천천히, 상세하게 살펴볼 수 있다. 생생하게 떠올릴 수 있다면 그저 돌아보기를 통해 기분을 느끼는 것만으로도 처음 그 행동을 했을 때의 뇌 패턴을 바꿀 수 있다. 뇌는 어제인지 지금 당장인지 상관없이 'X'라는 기분을 'X'라는 기분으로 기록한다.

돌아보기의 힘은 매우 강력하다. 돌아보기 과정은 다음과 같다. 먼저 먹는 행위를 비롯해 특정 행동의 결과에 주의를 집중한다. 시간이 지나 이 행동을 되돌아보면서 스스로 "여기서 내가 무엇을 얻었지?"라고 물어본다. 그리고 스스로 답한 기억을 저장한다. 학습에 유용하다면 돌아보기를 수없이 반복할 수도 있다. 특정 행동의 결과를 더 생생하게 돌아볼수록 더 집중해서 부정적 예측 오류를 끌어내 그 행동에 환멸감을 느낄 수 있다. 환멸감을 더 많이 쌓을수록 이와 관련된 기억을 더 많이 저장하고, 기억을 더 많이 저장할수록 앞으로는 더 쉽고 빠르게 돌아볼 수 있다.

돌아보기를 반복하면 다음번에 비슷한 상황에 부닥쳤을 때 지난번에 무슨 일이 있었는지 돌아보기가 더 쉽다. 뇌에 회로가 만들어졌기 때문이다. 또 더 많이 돌아볼수록 회로를 더 깊게 팔 수 있어 돌아보기를 할 때마다 더 나은 선택을 할 수 있다.

어떻게 돌아보는가는 **무엇을** 돌아보는가만큼 중요하다. 돌아보면서 그 기분을 다시 떠올릴 수 있도록 어떤 느낌인지 진지하게 느껴야 한다. 배가 터질 듯한 기분, 소화불량, 후회… 그러나 그 어떤 결과든 느끼지 못했다면 뇌가 학습하기 어렵다. 행동의 결과에 따라오는 **감각적 경험**은 행동 자체보다 중요하다. 이 행동을 반복할지를 결정할 뇌에 보내는 신호이기 때문이다. 돌아보기를 하고 결과를 느낄 때마다 행동의 보상이 정확하게 어땠는지 기억하기는 더 쉬워진다.

무엇보다 돌아보기는 어렵지 않다. 우리가 식탁에서 비난, 죄책감, 수치심 같은 오랜 습관 대신 호기심과 스스로를 친절히 대하는 마음만 지닌다면 필요할 때마다 언제든지 꺼내 먹을 수 있는 완벽한 정신의 간식이다. 실제 삶에서 돌아보기가 어떻게 작동하는지 사례를 살펴보자.

내가 주마다 운영하는 줌 수업의 한 회원은 식습관 때문에 상당한 어려움을 겪고 있었다. 어느 퇴근길에 그녀는 저녁으로 건강한 음식을 요리해 먹겠다고 계획했다. 하지만 업무에 시달리고 야근까지 한 터라, 그 계획은 집에 도착하자마자 사라졌다. 당장 눈앞에 보이는 토르티야 칩과 치즈를 조합해 밤 10시에 허겁지겁 퍼먹었다. 토르티야 칩 한 봉지가 그렇게 사라졌다. 순식간에 식사를 마치곤 끔찍한 복통에 시달려 제산제를 비롯한 여러 약을 먹어야 했다. 그러나 아무 소용이 없었다. 복통은 새벽 3시까지 이어졌다. 그녀는 Eat Right Now 프로그램을 시작한 지 2주 반 정도 되었으므로 주의를 집중한다는 개념을 이해했지만, "때로는 너무 피곤해서 주의를 집중할 수가 없어요. 그냥 먹고 싶을 때 먹고 싶어요"라고 말했다. 그녀는 자신을 통제할 수 없다는 생각에 낙담했다.

잭에게 했던 것처럼, 나는 대화 주제를 자기 통제에서 그날 일어났던 일의 결과를 아직도 떠올릴 수 있는지로 슬쩍 바꾸었다. 다행히 그 기억은 꽤 선명했다. 나는 그러한 경험이 무의미하지 않으며, 그때 느낀 기분을 세세히 떠올릴 때마다 행동을 실제로 반복하지 않고도 보상 가치를 낮출 수 있다고 일러주었다. 낙담해

보였던 그녀의 얼굴이 뭔가 깨달음을 얻은 듯 안심된 표정으로 바뀌었다. 그녀는 기실 돌아보는 바로 그 순간에 학습하고 있던 것과 다름없다. 돌아보기로써 그녀는 계속 나아갈 힘을 얻고, "내가 망쳤어"라는 생각은 "여기서 내가 무엇을 얻을 수 있을까?"라는 자문으로 바뀌어갈 것이었다.

돌아보기 훈련은 배고프지 않은데 먹고 싶은 충동이 일어나거나, 탐닉의 절벽에서 떨어진 순간에도 할 수 있다. 폭식이나 과식하는 대신 쾌락 안정기에서 부드럽게 멈추는 데 성공했을 때처럼 건강한 식사를 했을 때도 적용할 수 있다. 뇌는 부정적 예측오류를 통해서 학습하지만("으악, 과식은 너무 불쾌해!") 긍정적 예측오류에서도 배울 수 있다("와, 건강한 식사를 하니까/과식하지 않으니까 몸이 가볍고 힘이 넘치는구나. 내가 해내다니 자랑스러워! 죄책감도 없어!").

행동하는 순간에 주의를 집중하든 시간이 지나 돌아보기를 하든, 매 순간 배우고자 하는 열린 마음만 갖는다면 어떤 단계에서든 우리는 앞으로 나아갈 수 있다.

> ✅ **오늘의 실천**

돌아보기를 해보자

지금 당장 돌아보기 훈련을 해보자. 일기나 노트를 꺼낸다. 여러분 버전의 지렁이 젤리 사건이나 탐닉의 절벽에서 떨어졌던 최근의 경험을 떠올려본다. 맛이나 섭취량에 잠시 집중한다. 이제 의식을 몸으로 옮긴다. 먹은 후에 기분이 어땠는지 기억할 수 있는가? 그때 들었던 생각이나 감정을 기억할 수 있을까? 20분 뒤에 기분은 어땠는가? "여기서 내가 무엇을 얻었는가?"라고 스스로 물어보자. 뇌가 말하게 놔두지 말고, 그냥 단순하게 몸이 하는 말을 듣는다.

이제 그 경험을 잭이 했던 것처럼 말로 표현해보고 일기나 노트에 상세하게 기록한다. 기록하면 기억하는 데 도움이 되어 나중에 더 쉽게 돌아볼 수 있다. 더불어 앞으로 살펴볼 'Day 13. 상상하면 바뀔 수 있다: 갈망의 도구 2'를 진행하는 데도 도움이 될 것이다.

Day 13

상상하면 바꿀 수 있다: 갈망의 도구 2

2018년의 어느 평범한 날에 나는 비행기에 올랐다. 미국을 가로지르는 비행이라 최소 한 끼는 비행 중에 먹을 예정이었다. 보통은 건강한 음식을 미리 챙겨 기내에서 먹지만(요즘은 아보카도가 든 샌드위치를 자주 먹는다), 그날 아침에는 서두르느라 식사를 챙기지 못했다. 이륙 준비 중에 승무원이 간식이 필요한지 물었다. 그는 밝은 오렌지색의 치즈 크래커를 꺼내 보였다.

끼니를 거른 나는 밝은 오렌지색으로 번쩍이는 포장지를 살펴보았다. 잠시 유혹에 넘어갔다는 점은 인정한다(공짜다!). 하지만 이내 마음을 바꾸었다. 포장을 뜯어 크래커를 입에 넣은 뒤, 얇은 가짜 페이스트리와 가짜 치즈 크림을 씹는 상상을 하자 위가 뒤집혔다. 한 입도 맛보지 않고 그걸 먹으면 어떨지 **상상만 했을**

뿐인데 내 위가 반응했다.

우리 몸은 정말 현명하다. 영양성분표를 읽지 않아도 몸에 좋은지 나쁜지 바로 안다. 우리는 그저 몸이 보내는 신호에 귀 기울이면 된다.

크래커를 먹고 구역질하는 그 10초간의 상상이 '갈망의 도구 2'를 탄생시키는 씨앗이 되었다. "여기서 내가 무엇을 얻을 수 있지?"라고 스스로 물어봄으로써 눈앞의 음식이 보상일지 아닐지를 더 선명하게 알 수 있다. 돌아보기를 하면서 우리는 이전의 행동을 되돌아보고 거기서 배운다. 여기에서는 돌아보기를 통해 저장한 과거 정보와 갈망의 도구를 사용해 현재 경험에서 수집한 정보를 통합한다. 이렇게 통합한 정보를 이용해서 행동하기 전에 행동의 결과를 예측해 미래를 살펴보고, 행동을 바꿀 것이다.

갈망의 도구로 저장한 보상 가치를 평가하자

앞서 갈망의 도구 1은 음식 섭취를 실제로 하는 과정에서 활용한다면, 갈망의 도구 2는 실제 섭취한 뒤가 아니라 섭취했다고 '상상'한 뒤에 활용한다는 점에 차이가 있다. 갈망의 도구 2의 순서를 본격적으로 따르기 전에 이 도구의 개괄적인 작동 원리를 살펴보자.

첫째, 음식에 대한 갈망이 생기는 시기를 알아차려야 한다.

둘째, 그 음식을 아주 맛있게 먹는 **상상을 한다**. 음식이 어떻게 생겼는지, 냄새는 어떤지, 입에 닿는 온도, 질감, 맛 등을 상상한다. 섭취량이 문제라면 얼마나 많이 먹는지를 집중해서 상상한다. 주저하지 말고 상상해본다.

셋째, 결과가 어떨지 상상한다. 음식이 위에 들어 있는 느낌은 어떨까? 너무 빨리 먹거나 과식한 기분은 어떨까? 여러분의 기분이나 에너지에 어떤 영향을 미칠까? 어떤 감정이 생기는가? 좌절감? 분노? 실망?

갈망의 도구 2의 요점은, 먹는 행동을 직접 하지 않고 시뮬레이션한다는 데 있다. 결과를 측정할 수 있도록 아래에 갈망의 도구 1을 다시 옮겼다.

먹는 상상을 할 때마다 사용할 수 있는 '갈망의 도구'

갈망의 도구 1을 실생활에서 활용해본 적 있다면, 이 단순한 실천이 주는 효과가 얼마나 놀라운지 체감했을 것이다. 여러 번 반복해 환멸감 정보은행이 채워지는 순간을 느껴보았는가?

충분히 연습했다면, 실제로 뭔가를 먹지 않을 때도 갈망의 도구를 요긴하게 써먹을 수 있는 방법이 있다. 갈망의 도구 1과 구분하기 위해 이를 '갈망의 도구 2'로 명명했다.

아래 상황을 상상해보자.

- 지금 당장 먹고 싶은 이유에 주의를 집중한다. 허기, 특정 감정,

지루함 등이 느껴지는지 살핀다.
- 지금 먹으려는 음식이 무엇인지 주의를 집중한다. 무엇으로 만든 음식인가? 형태나 냄새는 어떠한가?
- 한 입 먹을 때마다 주의를 집중한다. 냄새, 맛, 질감, 온도 등이 어떤지 살핀다.
- 다 먹을 때까지 계속 주의를 집중한다.

먹는 상상을 한 뒤, 아래의 질문에 답해본다.

1. 얼마나 먹었는가? 아래 중 골라보자.
- 너무 많이 먹었다.
- 꽤 많이 먹었다.
- 적절하게 먹었다.
- 조금 모자라게 먹었다.
- 먹지 않았다.

2. 몸을 살펴보자. 지금 몸의 느낌은 어떤가?

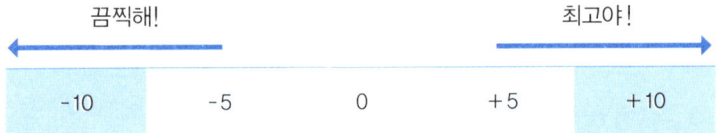

3. 감정을 헤아려보자. 지금 어떤 기분인가?

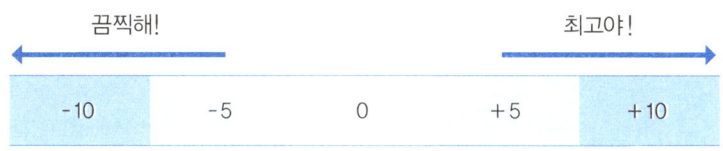

4. 생각을 확인해보자. 지금 어떤 생각이 드는가?

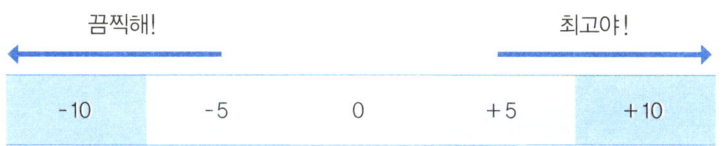

갈망의 도구 2

이제 다음 질문에 답해보자. 지금 특정 음식이나 특정 섭취량을 먹으려는 충동은 갈망의 도구 1 훈련 이전과 비교해서 얼마나 강한가?

갈망의 도구 1 훈련을 마친 뒤라면 두어 개 항목에 대한 점수는 바뀌었을 것이다. 하지만 특정 음식이나 섭취량을 먹은 결과에 세심하게 주의를 집중하지 않았었다면, 오히려 갈망이 더 강해졌을 수도 있다. 그래도 걱정하지 말자, 정보를 더 수집해나가면 된다.

계속 갈망의 도구 1을 활용해서 먹을 때 주의를 집중하자. 여러분에게 필요한 만큼 이 과정을 반복하면 된다. 유의미한 정보를 계속 쌓아서 정보은행을 구축하자.

세심하게 주의를 **집중해서** 정보은행이 가득 찼다면, 훈련을 시작하기 전보다는 탐식으로 돌진하는 일이 확실히 줄었을 것이다. 내 경우도 갈망의 도구를 치즈 크래커에 적용했을 때, 크래커를 먹지 않는 편이 더 기분이 좋으리라고 분명하게 알았다.

한동안 특정 음식이나 특정량의 음식을 먹지 않았어도 갈망이 커질 수 있다. 우리 뇌는 과거 경험을 바탕으로 미래 행동을 예측하기 때문이다. 지렁이 젤리처럼 특정 음식을 탐닉한 지 오래되었다면 그 경험이 어땠는지 기억이 잘 안 날 수도 있어서 보상 가치를 기억하기가 힘들다. 그래도 괜찮다. 이럴 때는 가장 최근에 탐닉한 다른 음식의 기억을 돌아보고 그때 **몸이** 어떻게 느꼈는지 떠올려본다. 생각하는 뇌보다 느끼는 몸이 더 강하다. 안와전두피질은 몸이 내미는 가장 최근의 증거에 귀 기울인다. 체화된 기억을 검색하기 어려워도 걱정하지 말자. 그냥 여러분의 정보은행을 갱신하면 된다. 너무 구식이라 최신 운영체제가 읽어 들이지 못하는 CD-ROM이나 메모리카드처럼, 여러분도 더 많은 정보를 모아야 한다. 거듭 강조하지만, 정보 수집이 더 필요하다면 갈망의 도구 1로 돌아가자.

갈망의 도구를 사용하는 일은 지적 훈련이 아니다. 특정 음식이나 특정량의 음식을 먹는 일이 '좋지' 않다는 사실을 누구나 머리로는 안다. 그저 머리로만 알아서는 실제로 효과를 보기 어렵다는 사실도 안다. 그러므로 갈망의 도구를 사용하려면 이 생각을 머리에서 지울 수 있어야 한다.

여러분의 몸에 직접 체화된 경험에 집중하자. 몸 깊숙이 침잠해 들어가라. 내 위는 이 행동을 어떻게 느꼈을까? X라는 행동을 한 뒤 나는 감정적으로 어떻게 느꼈는가? 명심하자. 느끼는 몸은 생각하는 뇌보다 훨씬 강하다. 행동이 일어나는 곳은 바로 이 지점이다. 과학적으로 설명하면 여러분은 먹는 행동에 매겼던 이전의 보상 가치를 작업 기억으로 끌어오는 것이다.

갈망의 도구는 단 한 가지, 아주 단순한 요소에 좌우된다. 바로 알아차림이다. 갈망의 도구 1에서 갈망을 충족하려고 먹은 결과에 주의를 집중하면, 기대만큼 만족스럽지 못한 음식이나 적정한 섭취량을 더 명확하게 알 수 있었던 것을 기억하는가. 각각의 정보는 갈망의 도구 2에서 꺼내 쓸 만큼 충분히 쌓일 때까지 여러분의 정보은행에 비축된다. 여기서 우리는 알아차림을 지금 이 순간에 끌어와서 습관적 식사에 정지 버튼을 누르고 대신 머릿속으로 행동의 결과를 예측할 모의실험을 할 수 있다. '내가 음식 Y를 X만큼 먹으면 어떻게 될까?'

흥미롭게도 **마음챙김**mindfulness 이라는 단어는 '기억하다' 혹은 '돌아보다'라는 뜻의 고대 팔리어 **사티**sati 를 현대 언어로 번역한 말이다. 뇌의 관점에서, 우리는 과거 경험을 현재에 돌아보면서 미래 행동을 예측한다. 우리는 갈망의 도구 2를 활용해서 음식 Y를

X만큼 먹으면 어떻게 될지 상상한다. 하지만 실제로 우리 뇌는 음식 Y를 X만큼 먹으면 어떤 기분이었는지 되돌아보는 것이다. 총체적으로 긍정적이라면 뇌는 어서 먹으라고 행동을 촉구할 것이다. 총체적으로 부정적이라면 환멸감이 이 행동을 막을 것이다. 뇌에 기분이 나빠지는 행동을 반복하지 말라는 증거가 충분하기 때문이다. 무슨 일이 일어날지 모의실험 할 정보가 부족하거나 결과를 기억할 수 없다면, 정보를 수집하기 위해 갈망의 도구 1을 반복하면 된다.

재키는 환멸감을 학습하는 과정이 "충격적인 삶의 변환점"이었다고 말했다. 재키는 수십 년간의 환멸감 정보를 가지고 있어서 갈망의 도구 2로 곧바로 넘어갈 수 있다는 사실을 깨달았을 때 매우 흥분했다. "원치 않았던 예전의 그 모든 경험이 지금 내게 도움이 될 줄 누가 알았겠어요!"

수년이 지난 지금도 재키는 마지막 폭식 경험을 돌아보는 일이 어렵지 않다. 불안, 흥분, 기대감, 수치심이 몽땅 '망쳐버렸어'라는 감정으로 뒤범벅되자, 재키는 음식 제한 감옥을 탈출했고 폭식이 시작되었다. 도넛의 달콤함은 몇 입 만에 사라져버렸다. 처음 폭식을 촉발했던 스트레스를 마비시키기 위해 그녀는 절박하게 음식을 입에 욱여넣었다. 그 후에는 "소화불량, 더부룩함, 메스꺼움으로 움직이거나 숨 쉬는 것조차 힘들어지면서 끔찍하게 불편한 기분"이 들었다. 재키는 대개 밤에 폭식하는 경향이 있어 더 부정적인 결과가 나타났다. 다음 날 아침, 재키는 폭식의 후유증에 시달렸다. 모든 음식이 장에 투하되는 폭탄처럼 느껴졌고, 역겹고 더부룩한 데다가 "과도한 자기 비난은 덤"이었다.

돌아보기에 유쾌한 기억은 아니지만 최소한 재키는 이 기억을 유용하게 활용했다.

폭식에서 무엇을 얻었는지 탐색하는 방법을 배운 뒤, 재키는 환멸감 정보은행을 갈망의 도구 2에서 활용했다.

가끔 퇴근하다가 폭식할 것 같은 기분이 들면, 패스트푸드점 앞에 주차한 뒤 폭식하는 상상을 합니다. 내키는 대로 폭식하면 어떤 일이 생길지 상상해보죠. 상상 속에서 폭식의 끝까지 가면, 그러니까 불안한 마음으로 음식을 사서 아주 짧은 위안을 얻고 나면 소화불량, 불안, 수치심, 메스꺼움, 탄수화물 혼수상태(탄수화물을 과량 먹고 혼수에 빠지듯 잠드는 상태-옮긴이), 불면이 찾아오고 자기비판의 시간이 엄습해요. 그렇게 상상하고 주차장을 빠져나오면서(가끔은 남몰래 웃으면서) 말로 다 할 수 없는 자유로움과 힘을 느껴요! 더는 갈망의 노예가 되지 않는, 짧고 시시한 게임에 불과한 거죠!

지금, 여러분의 일상에서 갈망의 도구 1, 2를 활용해보자. 재키처럼 곧바로 모의실험을 할 만큼 환멸감 정보를 충분히 저장했는가? 다시 말하지만 정보가 얼마 없어도 걱정할 필요 없다. 물론 정보를 모으는 데 시간이 약간 걸릴 수 있으니, 먹을 때마다 정보를 최대한 수집한다. 더불어 성공하지 못했다며 자책하거나 스스로 비난하는 습관 회로가 튀어나오는지도 잘 살펴본다. 이럴 때도 갈망의 도구를 똑같이 적용한다. 이 습관에서 무엇을 얻을 수 있는지 스스로 묻고, 동시에 환멸감을 정보로 저장한다. 한 입 먹을 때마다(혹은 자기비판적 사고를 할 때마다) 주의를 기울일수록 정보 은행은 더 커질 것이다.

✓ 오늘의 실천

갈망의 도구 2를 사용해보자

특정 음식을 먹고 싶은 충동이 일어날 때, 혹은 과식하려 할 때, 갈망의 도구 2를 사용해보자. 그 행동을 계속하려는 충동이 얼마나 강한지 알아차린다. 그런 뒤, 충동이 지나가거나 힘을 잃으면 어떤 기분이 드는지, 즉 환멸감의 힘을 알아차린다. 충동이 더 강해졌다면 음식을 먹되, 갈망의 도구 2에 설명한 단계를 따르면서 얻을 수 있는 모든 정보를 수집해 정보은행을 구축한다.

Day 14

갈망을 달래는 기술, RAIN 훈련

특정 감정 상태에서 혹은 자동 조종 상태로 전환되었을 때 먹는 행위가 촉발된다. 계획하는 뇌와 생존 뇌가 서로 의사소통하지 않으면 안와전두피질은 과부하에 걸리면서 감정적 혹은 습관적 식사에 지배당한다. 이런 순간이 왔을 때, 안와전두피질이 음식을 입에 넣기로 결정하기 전에 자동 조종 상태에서 벗어나 주의를 집중할 수 있는 중요한 도구 두 가지를 'Day 14. 갈망을 달래는 기술, RAIN 훈련'과 'Day 15. 주목하기의 힘'에 걸쳐 설명하겠다.

이어지는 두 장은 '주의 집중 마스터 클래스'라고 생각하자. 여기 나오는 내용들은 여러분이 지금까지 연마한 알아차림을 활용하며, 특히 갈망이 자아내는 두려움의 정체를 밝히거나 통제력을 잃었다고 느끼는 순간에 사용한다. 두 장이 끝날 때쯤이면 여러분은 덮쳐 오는 갈망을 몰아낼 도구를 갖게 될 것이다. 식습관 뿐만 아니라 다른 습관적 행동에도 이 도구들을 요긴하게 활용할 수 있다.

나는 로빈 부데트^Robin Boudette 박사와 함께 매주 Eat Right Now 프로그램 지도자를 훈련한다. 로빈 박사는 20년 동안 섭식 관련 장애 치료를 전공한 심리학자다. 마음챙김 수련자이자 지도자이기도 한 로빈 박사는 자기 분야에 마음챙김을 접목할 방법을 찾고 있었고, Eat Right Now 프로그램은 그에게 완벽한 기회였다.

로빈 박사와 내가 Eat Right Now 프로그램 지도자 훈련을 지원한 사람들을 살펴볼 때 자격증보다 중요하게 여기는 조건이 하나 있다. 바로 음식과 관련한 지원자 본인의 삶의 경험이다.

약물 남용 상담사이자 마음챙김 기반 스트레스 완화법 지도자인 메리 베스는 훌륭한 사례다. 협력자 훈련 과정을 마친 메리는 주로 불안과 더는 쓸모없는 습관 때문에 힘들어하는 사람들의 모임을 지도한다. 그녀는 어느 훈련 모임에서 아주 어렸을 때부터 아버지가 설정해놓은 자신과 음식 간의 관계를 털어놓았다.

메리의 아버지는 뉴욕시 다리 및 터널 요금 징수원(동전 바구니나 자동화 기술이 나오기 훨씬 전이다)이었으며, 장장 13년에 걸쳐 학위를 마쳤다. 그녀의 아버지는 교육을 매우 가치 있게 여겼고 딸에게도 그 가치를 물려주고 싶어 했다. 아버지는 메리가 공부를 열심히 하도록 격려하고자 보상 체계를 만들기도 했다.

아버지는 메리가 시험에서 모두 A 학점을 받으면 그녀가 가장 좋아하는 간식인 바나나 스플릿을 보상으로 사주었다. 아주 훌륭한 성적은 받지 않았어도 그녀가 열심히 노력했다는 점을 증명하면 바나나 스플릿은 아니지만 그래도 보상으로 아이스크림소다를 사주었다. 메리는 "항상 남동생이 부러웠어요. 내가 아이스크림소다를 먹을 때 남동생은 늘 바나나 스플릿을 먹었거든요"라고 말했다. 이야기를 마무리하면서 그녀는 이렇게 덧붙였다. "아버지는 보상에 기반한 학습에 대해 아마 알고 계셨던 것 같아요."

메리의 아버지가 설계한 습관 회로를 도식화해 분석하면 다음과 같다.

계기: 좋은 성적 받기
행동: 열심히 공부하기
결과(보상): 바나나 스플릿

성인이 된 후, 메리는 힘든 일을 해낼 때마다 음식으로 보상받으려는 욕구를 발견했다. 처음으로 여름방학 아르바이트를 구했을 때? 보상으로 간식. 대학 지원서 작성을 마쳤을 때? 보상으로 간식. 성가시고 까다로운 친구와 절교했을 때? 보상으로 간식. 간식. 간식…. 메리의 몸은 진짜로 원하지 않았지만, 그녀의 아귀는 바나나 스플릿을 먹고 싶어 했다.

의도치 않은 괴물이 탄생하는 과정

대부분 사람들은 이런 식의 습관을 평생에 걸쳐 훈련하면서 내면화한다. '잘하면' 자신에게 보상을 주고 '잘하지 못하면' 스스로 벌을 준다. 나는 프로그램에서 사용할 애니메이션 대본을 짤 때 이런 점을 참여자들이 알아챌 수 있도록 구성했다. 떼를 쓰는 아이에게 막대사탕을 쥐여주며 빠르게 달래면 무슨 일이 일어날까? 아이는 떼쓰고 소리 지르면 막대사탕을 먹을 수 있다는 사실을 학습한다. 그다음 장면에서는 떼를 쓰는 아이에게 사탕을 주지 않으면 무슨 일이 일어날지 알아보자고 제안한다. 얼마간은 불편하겠지만 아이는 결국 떼쓰기를 멈춘다.

이 애니메이션은 우리가 얼마나 오랫동안 우리 안의 '떼쓰는 아이'에게 뜻하지 않게 사탕을 줬는지, 떼쓰는 아이가 계속 떼쓰도록 내버려두면 무슨 일이 일어날지도 생각하게 한다.

여러분의 생각처럼, 나는 이 아이를 사랑과 연민으로 감싸줘야 한다고 믿는다(우리 자신도 같은 방식으로 대해야 한다). 그러나 유감스럽게도, 아이가 좋아하는 걸 모두 충족시켜주는 방식은 진정으로 아이를 위하는 길은 아니다. 아이의 마음이 어떻게 작동하는지 알아야 메리 베스의 아버지처럼 자녀에게 의도치 않게 쓸모없는 습관을 심어주지 않는다. 즉, 음식을 미끼로 자녀가 공부를 열심히 하게 하거나 과자에 목매게 하는 일을 막을 수 있다. 사랑하는 자녀에게(그리고 우리 자신에게) 필요한 것이 무엇인지 아는 일은 중요하다. 아이가 울 때 단순히 좋아하는 것을 쥐여주는 것이 아니라, 아이가 필요로 하는 것이 무엇인지 파악한 후 그것을 제공해주는 연민 어린 반응을 보여야 한다.

이 이야기는 우리 안의 아이에게도 똑같이 적용된다. 우리 모두의 마음속에는 떼쓰는 아이가 있다. 때로 세상이 모든 골칫거리와 부당함을 한 사람, 바로 여러분에게만 쏟아붓는다고 느낀다면, 여러분 안의 아이를 진정시킬 유일한 방법은 막대사탕이나 바나나 스플릿뿐이라고 여길 수도 있다. 그러나 우리는 자신을 사랑하는 동시에 자신에게 도움되는 행동을 선택하도록 <u>스스로</u> 훈련할 수 있는 존재다(연민과 사랑에 대해서는 조금 뒤에 설명하겠다).

갈망 괴물이 떼쓸 때 어떤 일이 벌어질까?

재키에게 갈망은 '내 안에서 떼쓰는 귀여운 아이'라기보다는 '미친 듯이 악을 쓰는 갈망 **괴물**'에 더 가깝다.

먹는 음식의 종류와 양을 제한해서 몸무게를 4.5킬로그램이나 줄였던 놀라운 시기에, 재키는 "이것도, 저것도 먹고 싶은데"라는 생각에 끊임없이 시달렸다(그녀는 중국식 테이크아웃 단골이었다). 목표를 달성한 보상이든, 기분에 따른 충동이든, 아니면 종잡을 수 없는 무엇 때문이든, 갈망 괴물은 재키가 너무 엄격하게 세운 규칙을 지키려 할 때마다 재키를 뒤흔들었다.

재키의 갈망은 종종 중국식 테이크아웃 음식 때문에 폭발했다. 평소 엄격하게 식단을 지킬 때마다 이 금지 음식으로 보상받고 싶은 생각이 머릿속에서 튀어나왔다. 대개 재키는 최초의 충동에는 잘 대응했다. 굴복하지 않았을 때는 안도와 함께 **이번엔 참을 수 있었어**, 라고 생각했다. 하지만 갈망 괴물은 사라진 것이 아니라 어딘가에 숨어 있었다. 재키도 이 싸움이 계속 이어지리라는 사실을 알았다. 다음번은 더 힘들어지리라는 것도 예감했다. 모임에서 자기 안의 갈망 괴물을 설명하면서 재키는 자기 머리 뒤를 가리켜 보이며 말했다. "문자 그대로 여기에 있는데, 점점 커지죠. 나중엔 나를 완전히 지배하고요. 그냥 잠식당하는 거예요."

재키의 갈망은 시간이 지날수록 덩치를 부풀렸다. 이 느낌은 며칠, 아니면 몇 주나 지속되기도 했다. "계속 싸워야 해요. 점점 커지는 괴물과 싸워야 하고 그러다가…"라고 말한 재키는 갑자기 이렇게 내뱉었다. "갈망 괴물은 그러니까, '젠장, 그냥 먹어!'라고 소리칩니다."

이길 수 없다고 느낀 재키는 결국 갈망 괴물의 명령을 따르고 만다. 패배한 재키는 단골 중국 음식점에 전화해서 "역겨울 정도로 많은 탄수화물"을 주문한다. 심지어 감자튀김과 밥과 커리를 곁들인 쌀국수까지 모두 주문한다. 그런 뒤, "괴물이 사라져서 크게 안도합니다. 엉망이 되고 소화불량에 시달리지만 그래도 어쨌든 싸우지 않아도 되니까요."

악쓰는 아이처럼, 우리 안의 갈망 괴물도 "**지금 당장** 날 처리하라고!"라며 소리친다. 우리는 이 목소리를 무시할 수 없다. 저항할 수도 없다. 이 갈망 괴물을 처리하기 전에는 다른 데로 주의를 돌리지도 못한다. 그러면 어떻게 해야 괴물을 먹이지 않고도 달랠 수 있을까?

갈망 괴물을 달래는 RAIN 훈련

갈망 괴물은 무시무시한 적이지만, 놀라울 정도로 유연하고 강력한 뇌의 적수는 되지 못한다. 여기서 현대의 위대한 명상 스승들이 이용하는 도구를 여러분에게 소개하겠다. 바로 RAIN 훈련이다. 이 도구로 여러분의 뇌와 삶을 바꿀 수 있다.

RAIN 훈련은 미국인 명상 스승 미셸 맥도널드Michele McDonald가 수십 년 전에 개발한 기법이다. 나는 유명한 심리학자이자 명상 스승인 타라 브랙Tara Brach에게 RAIN 훈련을 처음 배웠다. RAIN 훈련은 알아차리고RECOGNIZE, 받아들이며ACCEPT, 탐색하고INVESTIGATE, 비동일시한다Non-identification라는 단어의 첫 글자를 따왔다. 어쩌면 "비동일시라니, 무슨 말이지?"라며 어리둥절할지도 모른다. 비동일시는 기본적으로 우리의 생각, 감정, 몸의 감각과 자신을 구분한다는 뜻이다. 하지만 이 개념은 경험하거나 설명을 듣지 않으면 조금 복잡해 보인다. 그래서 나는 갈망을 다루는 프로그램에 RAIN 훈련을 접목했을 때, 이 두문자어를 미얀마의 명상 스승인 마하시 사야도Mahasi Sayadaw가 대중화한 '주목하기 훈련noting practice'으로 살짝 변형했다(이에 대해서는 'Day 15. 주목하기의 힘'에서 자세히 설명한다).

RAIN 훈련을 해보자

아래는 내가 RAIN 훈련을 활용하는 방법을 가르치는 단계다.

첫째, 갈망이 다가오는 것을 **알아차리고** RECOGNIZE **마음을 가라앉힌다** RELAX.

이를 악물고 충격에 대비하지 말 것! 무슨 수를 써도 다가오는 갈망을 통제할 수 없으므로 차분하게 갈망이 다가오는 것을 느껴본다. 다가오는 파도를 있는 그대로 **수용하고** ALLOW **받아들인다** ACCEPT. 밀어내거나 무시하려 하지 말자.

주의를 딴 데로 돌리거나 갈망에 대항해 뭔가를 하려 하지 말라. 이것은 여러분만의 경험이다. 저기 다가오고 있다. 살짝 미소 지어도 좋다. 정말이다.

갈망의 파도를 타기 위해 갈망을 주의 깊게 연구하고, 갈망이 구축되는 과정을 **탐색한다** INVESTIGATING. 탐색에서는 호기심이 중요하다. "지금 내 몸에 무슨 일이 일어나고 있지?"라고 물으면서 탐색한다. 애써서 찾지 않는다. 대신 여러분의 의식에서 가장 두드러지게 솟아나는 것을 살펴본다. 그것이 다가오는 것을 지켜본다. 느낌이 솟아난 곳은 몸의 어디인가? 어떻게 느껴지는가? 가슴에서 솟아난 긴장감인가? 뱃속이 불타는 느낌인가? 도망치고 싶은 충동을 일으키는 초조함인가?

마지막으로 경험을 **주목한다** NOTE. 그러면 현재에 머무르면서 호기심을 갖고 집중하며 파도를 탈 수 있다. 단어 하나, 짧은 구절로 단순히 주목한다. 그래야 지금 일어나는 일을 생각하거나 이해하는 대신 직접 경험하는 데 집중할 수 있다. 예를 들어 다음과 같은 증상에 주목해보면 좋다. 감정이 다가와서 절정을 이룰 때는 이 악물기, 상승감, 강렬함, 열기, 초조감 등이 나타난다. 감정이 물러가는 동안에는 떨림, 긴장감, 얼얼함, 완화, 편안함, 온화함, 확장감 등이 나타난다. 생각이 떠오르면 간단히 '생각'이 나타난 그 사실에만 주목하고 생각에 사로잡혀 분석하거나 생각하는 상태로 전환하지 않는다. 주의가 분산되거나 마음이 다른 데로 흘러가면 조용히 탐색으로 되돌아온다. 호기심을 가지고 "지금 내 몸에 무슨 일이 일어나는 걸까?"라고 묻는다.

RAIN 훈련의 요소

RAIN 훈련을 통해 갈망을 억제한 사람들은 놀라운 결과를 보여주었다. 내 첫 저서인 《크레이빙 마인드 The Craving Mind》에서 진료실에 찾아와 담배를 피우지 않으면 머리가 폭발할 것 같다고 호소했던 환자 사례를 들었다. 이 환자는 담배를 향한 갈망이 너무나 강해서 담배를 피우고 싶은 압박감에 머리 뚜껑이 날아갈 지경이었다. 나는 진료실에 있는 화이트보드를 활용해서 즉흥적으로 그를 RAIN 훈련으로 이끌었고, 갈망이 어떻게 느껴지는지 큰 소리로 말하게 했다. 그가 긴장감, 열기, 초조함 같은 몸의 감각을 인지하기 시작하자, 해당 감각이 얼마나 강한지 점수도 매기게 했다.

그의 감각이 점점 더 강렬해지자 우리도 상승하는 궤적을 따라갔다. 그리고 어느 순간, 궤적은 정점을 이룬 뒤 하강하기 시작했다. 그 순간, 그는 눈을 크게 떴다. 나는 무슨 일이 있었는지 그에게 물었다.

과거의 그는 정점의 순간에 더는 갈망을 참지 못하고 담배를 피우곤 했다고 말했다. 그러나 이번에는 달랐다. 자기 머릿속에 버티고 있던 산봉우리를 넘어서 산의 반대편으로 내려왔다. 우리가 갈망이라는 미지의 영역을 횡단하는 동안 담배를 피우지 않아도 갈망은 저절로 가라앉았고, 그는 담뱃불을 붙이지 않아도 된다는 사실을 깨달았다. 갈망은 저절로 사라질 수도 있었다. 그저 지켜보기만 해도 충분했다.

나는 RAIN 훈련을 활용하면 음식 갈망도 몰아낼 수 있으리라고 생각했다. 먼저 내가 담당한 환자들에게 시험해보고(효과가 있었다) 그 뒤에 Eat Right Now 앱에 RAIN 훈련을 넣어서 공식 연구를 시작했다. 머리말에서 설명했던 애슐리 메이슨의 연구를 기억하는가? RAIN 훈련은 프로그램에 참여한 사람들의 갈망으로 인한 섭식을 40퍼센트까지 낮추었다.

Eat Right Now 프로그램의 한 참여자가 밝힌 RAIN 훈련의 효과를 들어보자. "업무에서 스트레스받으면 **기분이 나쁘다**고 생각했습니다. 이 문제에 대한 보상으로 기분이 나아지도록 다크 민

트초콜릿을 먹어야겠다고 생각했죠. 다행스럽게도 나는 계기와 앞으로 일어날 행동을 알아차렸고, 초콜릿 대신 RAIN 훈련으로 불쾌함을 깊이 파헤쳤습니다(그래도 저녁을 먹은 뒤 일부러 다크 초콜릿 한 조각을 먹었고, 주의를 집중하면서 초콜릿을 음미했습니다)."

이제 RAIN 훈련의 요소를 하나하나 자세히 살펴보자.

알아차리고 RECOGNIZE **마음을 가라앉힌다** RELAX. 지금쯤이면 항상성 허기와 갈망의 느낌을 어떻게 구별할지 감을 잡았을 것이다. 여러분은 특정 음식을 향한 끈질긴 욕망이 보내는 숨길 수 없는 신호를 알아차렸다. 짜증 났거나 약간 집착하고 있을지도 모른다. 이 첫 단계는 아주 중요하다. 바로 지금이 바디 스캔 명상을 활용해 여러분의 느낌을 알아차리기에 시의적절한 때다. 지금 느끼는 것이 갈망이라는 사실을 깨닫기만 해도 여러분은 갈망의 힘을 어느 정도 억누를 수 있다. 한 번 보고 나면 공포영화에 등장하는 괴물이 무섭지 않은 경우와 같다. 일단 마주한 것의 정체를 알면 대응할 기회가 생긴다. 공포영화 속 등장인물처럼, 공포에 질리는 대신 침착해지면 더 잘 해낼 것이다. 무슨 일이 일어나는지 더 명확하게 알아차릴수록 **뭐라도 하려고** 들썩거리는 에너지에 지배당하는 대신 차분히 가라앉힐 수 있다.

수용하고 ALLOW **받아들인다** ACCEPT. 갈망의 존재를 수용, 혹은 받아들이는 단계는 중요하다. 우리가 저항하면 갈망은 지속된다는 점을 기억하자. 다가오는 갈망을 관찰하면 갈망이나 스스로를 평가하는 데 사로잡히지 않는다. 갈망에 굴복하는 습관 회로를 구축하면 갈망의 위세가 커지는데, 반대로 갈망에 적극적으로 저항하거나 부정하는 행동도 갈망을 키운다. 다쳤는데도 몸의 신호를 듣지 않고 통증을 무시하면서 훈련하는 운동선수처럼, 갈망을 부정하거나 저항하면 상황을 악화시킬 뿐이다. **과자 한 봉지를 다 먹지 않을 거야, 다 먹진 않을 거라고,** 라고 저항하면서 욕망의 대상을 계속 마음속에 두게 되면 이는 갈망을 더 키우는 일이다. Eat Right Now 앱 사용자는 이 감정을 가리켜 "먹고 싶지만 억누르면 집착하게 되고, 결국 먹기 전까지는 해결되지 않는다"라고 표현했다.

탐색한다 INVESTIGATING. 갈망에 대한 호기심과 세심한 관심을 키우면 지금 우리 몸에서 일어나는 일을 무시하고 결과를 예측하는 대신 경험을 차분하게 관찰할 수 있다. "RAIN 훈련으로 이 망할 갈망을 사라지게 할 거야"라고 말하는 순간, RAIN 훈련의 힘은 되레 약해지면서 여러분은 그대로 고꾸라질 것이다. 나는 어떤 일에 열성적이고 결과 지향적이며 근면한 사람들이 의외로 곧잘 고꾸라지는 상황을 자주 목격한다. RAIN 훈련을 수행하는 자신의 태도를 세심하게 관찰해보자. 시계를 계속 확인하거나 주목하는 매 순간 이를 악물거나 갈망이 진정될 때까지 걸리는 시간을 철두철미하게 재고 있는가? 이런 행동은 오히려 갈망을 자극하는 갈망 저항의 신호다. "이런, 갈망이 덮쳐 오고 있잖아!"라고 외치는 대신 호기심을 가지면 상황을 역전시킬 수 있다. "내 몸은 어떻게 느끼고 있을까?" 같은 호기심 어린 질문은 우리가 갈망에서 달아나기보다는 경험에 집중하게 돕는다. 호기심이 해결의 열쇠다.

주목한다^{NOTE}. 갈망이 덮쳐 오면 몸에서 느껴지는 신체 감각을 매 순간 주목한다. 단순히 경험을 알아차리기만 해도 동일시가 크게 줄어들지만, 주목하거나 이름을 붙이면 갈망에 더 잘 대응할 수 있다. 세부적인 방법에 대해서는 'Day 15. 주목하기의 힘'에서 더 자세히 설명하기로 하고, 지금은 상황을 해결할 수 있는지에만 신경 쓰자.

RAIN 훈련의 탁월한 효과

재키는 RAIN 훈련으로 갈망 괴물을 물리쳤다. 수년 동안 갈망과의 전투에서 거듭 패배한 끝에, 재키는 Eat Right Now 앱에 탑재된 프로그램을 빠짐없이 진행해보기로 했다. 프로그램 사용 초기, 그녀는 떨어져 살던 어머니와 오랜만에 여행을 갔는데, 어머니와 싸운 탓에 아주 끔찍한 여정이었다. 재키는 시끄러운 음악을 틀어 놓고 그저 "폭식하고 또 폭식하던" 슈퍼마켓 주차장에 차를 세웠다. 그녀는 근래에 RAIN 훈련 중 한 단계를 막 배운 참이라, 지금 바로 RAIN 훈련을 써먹을 수 있을지 궁금해졌다. 사실 그런 단순한 과정이 자신의 격렬한 갈망을 잠재울 수 있을지 조금 미심쩍었지만, "**폭식이야 언제든지 할 수 있어. 그냥 한 번 해보지, 뭐**"하고 가볍게 시도해보기로 했다.

재키는 차 안에서 중국식 테이크아웃 음식을 향한 갈망이 어떤 느낌인지 집중하기 시작했다. 벌써부터 혀끝에서 달고 짭짤한 마술 같은 맛의 조합이 느껴지는 듯했다.

"RAIN 훈련을 시도하고 나니까 폭풍이 지나간 해변에 덩그러니 서 있는 것 같았어요. 속상한 마음이 누그러지지는 않았죠. 여전히 화가 나고 마음이 상해서 차 안에서 그냥 울부짖었죠."

재키는 갈망 괴물을 무시하고 저항하고 맞서는 대신, 차 안에 들어오도록 허락했다. 그런 다음, 정확하게 어떤 기분인지 스스로 물으면서 몸이 어떻게 느끼는지 탐색했다. 그리고 그 감각, 즉 예견했던 흥분이나 중국 음식점으로 뛰어 들어가고 싶은 간절함에 주목하고 거기에 이름 붙였다. 놀랍게도, 얼마 지나지 않아 절박했던 갈망은 시들해졌다.

재키는 예상치 못했던 놀라운 순간을 이렇게 묘사했다. "그럴 필요가 없다는 걸 깨달았어요. 슈퍼마켓에 들어가서 식품을 집어 들면서 '이걸 먹으면 어떤 기분이 들까?'라고 스스로 물었죠. 원한다면 폭식해도 괜찮다고 허락했어요. 결국 아보카도 몇 개와 시금치를 샀죠."

"미친 듯이 웃으면서" 재키는 슈퍼마켓을 나와 주차장을 떠났다. 그녀는 이렇게 말했다. "성인이 된 후 처음 맛보는 자유였어요. 갈망을 두려워할 이유가 없었어요. 갈망 괴물은 많은 사람에게 실재하는 존재이고, 일단 갈망에 사로잡히면 괴물이 원하는 걸 주기 전까지는 사라지지 않을 것 같죠. 하지만 나는 '갈망 괴물, 네가 보이는걸. 넌 나를 위협할 수 없어'라는 마음이었어요. 스스로 해냈다는 걸 믿을 수가 없었죠. 이게 가능하다는 것도요. 이제는 그

길을 다시 걸을 필요가 없어졌어요. 음식에 대한 두려움을 완전히 버렸죠."

갈망이 덮칠 때마다 RAIN 훈련을 연습하자, 재키는 몸무게에 의한 속박에서도 벗어나기 시작했다. "몸무게에 신경을 꺼버렸어요. 체중계 눈금 대신 내 몸을 신뢰하게 되었죠."

두려움이 사라지자 재키는 음식이 자기에게 미치는 영향을 더 자세하게 관찰할 수 있었다. 그녀는 탄수화물 식품을 충분히 배부를 정도로만 먹지 않고 과식한다는 사실을 깨달았다. 여러분이 습관적으로 이 문장을 특정한 방식으로 해석하고 있다면 분명하게 말해두는데, 탄수화물을 악마화하려는 것이 아니다(음식 규칙을 철저하게 지키려는 것은 절대 효과 없다). 그저 자신에게 가장 적합한 음식을 찾는 일이 중요하다는 뜻이다. 자기 몸을 탐색하고 몸의 신호에 귀 기울이면서 재키는 쌀과 같은 탄수화물 대신 콩이나 채소가 자신에게 잘 맞는다는 사실을 발견했다. 그녀는 음식을 제한해서 갈망에 시달리다가 폭식에 빠지는 대신, 위가 보내는 신호를 듣고 배고플 때 먹는 법을 다시 배웠다. 동시에 '적정량의 음식'을 먹기 시작했다. 문제 해결의 초점을 바꾸자, 다음 해에 재키의 몸무게는 12.7킬로그램이나 줄었다.

재키는 지금까지의 경험을 이렇게 요약했다. "나는 음식과 정상적인 관계를 맺었다고 생각해본 적이 없었어요. 지금은 무엇이든 조금씩 먹을 수 있고 부족하다고 느끼지도 않아요. 조금만 먹어도 충분히 즐길 수 있죠. 무슨 일이 일어나지도 않고요. 하지만 전부 먹어 치우면 정신이 혼미해져 낮잠을 자야 할 거예요."

갈망은 언젠가는 지나간다

음식, 담배, 뉴스 피드, 그 외 어떤 것을 향한 갈망이든, 갈망이 언제든 '왔다가 간다는' 사실을 알아차리면 여기서 이득을 얻을 수 있다. 우리는 갈망을 없애려고 억지로 노력할 필요가 없다. 재키 이야기처럼, 갈망에 맞서 싸울수록 갈망은 우리의 에너지를 갉아먹으면서 강해지고 오래 지속된다. 자애로운 부모라면 떼를 쓰는 아이의 욕구가 아닌 필요를 채워주듯이, 우리도 갈망이 지쳐서 멈출 때까지 신중하고 호기심 어린 알아차림으로 견뎌야 한다.

그러면 갈망은 실제로 얼마나 오래 지속될까? 때에 따라 다르다. 내 환자들이 RAIN 훈련을 활용하기 시작했을 때, 나는 가끔 갈망이 지속되는 시간을 직접 측정해서 확인하도록 지도하곤 했다. "갈망이 얼마나 지속되는지 기록하고 보니, 그 시간이 그리 길지 않다는 걸 알게 되었습니다. 지속 시간이 겨우 1~2분에 불과하다는 걸 깨닫고 놀라기도 했죠"라고 말한 환자도 있다.

다른 환자들의 경우도 마찬가지다. 갈망이 지속되는 시간은 생각보다 짧다. 최장 기록? 대략 12분이다. 지금까지는 12분이 가장 긴 갈망의 지속 시간이었다. 길다고 여길 수도 있지만, 넓은 관점에서 보면 우리가 얻을 자유는 평생 계속되며, 따라서 몇 분간의 불쾌함을 견딜 가치는 충분하다.

> ✅ **오늘의 실천**

RAIN 훈련을 연습해보자

언제 어디서든 강렬한 갈망을 겪는다면 잠시 RAIN 훈련을 통해 갈망을 몰아내보자. 처음에는 작은 것부터 시작하는 편이 낫다.

일단 요령을 터득하면 점점 더 큰 갈망에 활용해본다. 수용하고 호기심을 갖는 단계를 건너뛰지 않도록 한다. 이 두 가지는 상황을 강제로 바꾸려는 오랜 습관에서 벗어나 저절로 일어나는 변화를 관찰하고 주목하도록 도울 핵심 요소다.

Day 15

주목하기의 힘

나는 전공의 시절에 극심한 공황발작에 시달리곤 했다. 차갑고 축축한 손, 발한, 빠르게 뛰는 심장, 얕은 호흡, 터널 시야(앞이 잘 보이지 않는 상태-옮긴이) 같은 증상 때문에 한밤중에 깨어나곤 했다. 때로는 당장 죽을 것 같은 기분이 들었다. 하지만 당시 정신과 의사가 되기 위해 수련받고 있었기에, 이런 증세가 공황발작의 전형적인 증상이라는 사실을 알았다.

공포에 짓눌린 뇌가 경고를 보내면(**넌 당장 죽을 거야!**) 생존 뇌가 끼어들었다. 공포에 사로 잡히면 인간은 오래된 습관에 틀어박힌다. 사고하는 뇌가 멈추기 때문에 나중에 후회할 온갖 일을 이때 저지른다. 다행히 당시 나는 수년 동안 마음챙김 수련을 해왔어서 RAIN 훈련 중 특정 단계, 즉 주목하기 기법을 활용해보기로 했다. 그리고 이는 곧 내 습관이 되었다.

전전두엽피질이 상황을 파악하기도 전에 나는 모든 징후와 증상에 주목하기 시작했다. 첫 번째 공황발작이 얼마나 지속됐는지는 모르겠지만, 상황이 정리되었을 때 내 생존 뇌는 그제야 정신 차린 사고하는 뇌에게 공황발작 진단 목록처럼 보이는 것을 건네주었다. 이 목록에서는 당장 응급실에 가야 할 만한 사항을 발견할 수 없었다. 몇 주 뒤에 두 번째 공황발작이 일어났을 때, 공황의 지속 시간은 훨씬 짧았다. 내 뇌가 이미 무슨 상황인지 알고 있었고, 주목하기 기법으로 공황발작을 진정시킬 수 있다는 점을 깨달았기 때문이었다. 결국 나는 이렇게 차츰차츰 공황발작을 완전히 내몰 수 있었다.

주목하기는 나를 진정으로 변화시켰다. 공황발작을 완전히 몰아내기 이전에도 주목하기는 내가 사고와 감정에서 일정한 거리와 균형감을 확보하게 돕고 현재 이 순간에 더 집중케 했으며 나 자신에게 더 가까이 다가가게 해주었다.

나는 RAIN 훈련 중에서도 주목하기를 더 자세히 알려주고자 이 내용을 별도의 장으로 분리했다. 여러분이 RAIN 훈련의 모든 단계를 완벽하게 따라 하지 않더라도 주목하기만큼은 일상에서 꼭 활용하기를 바란다.

내 명상 스승인 조셉 골드스타인 Joseph Goldstein 은 주목하기가 우리가 경험을 더 명확하게 관찰하도록 돕는다고 설명하면서 벽에 걸린 그림을 비유로 들었다. 그림에 액자를 씌우면 그림은 더 눈에 띈다. 미술관에서 본 그림들을 떠올려보라. 때로 그림 자체보다 더 장식적이고 큰 액자도 있다. 액자는 그림을 돋보이게 강조해서 관객들의 시선을 끌어모은다.

한편 그림의 색조가 그림이 걸린 벽과 비슷하다면 액자는 그림과 벽의 경계를 구분하는 역할도 겸한다. 주목하기는 경험에 액자를 씌우는 것과 같다. 주목하기는 생각과 감정, 감각을 배경에서 분리해서 우리의 주의를 집중시키며 '이건 생각이야', '저건 몸의 감각이야'라는 식으로 각 경험을 강조한다. 생각, 감정 몸의 감각을 관찰하면 우리는 이를 더 쉽게 수용할 수 있다.

주목할 때마다 우리는 자신과 생각의 정신적 거리를 조금씩 벌린다. 즉, 생각에 액자를 씌운다. 거리가 생기면 시야는 더 넓어진다. 시야가 넓어지면 내적 경험에 휩쓸리는 대신 그 경험을 관찰하여 생각, 감정, 감각과 자신을 동일시하는 일을 막을 수 있다. 다시 말해, 무의식적·습관적·감정적 결정을 할 가능성이 대폭 낮아진다는 이야기다. 주목하기는 생각, 감정, 감각이 괴물로 바뀌는 일을 막고 괴물이 뿜어내는 두려움과 권능을 약화하므로 여러분은 괴물에게 더 가까이 다가가 자세히 살펴볼 수 있다.

명성이 자자한 괴물의 괴성은 위협적이지만, 그저 소리에 불과할 뿐 실제로 물지는 않는다. 여러분이 두려워하지 않으면 괴물은 으르렁거리기를 그만두고 꼬리를 흔들기 시작한다. 바로 이때가 괴물과 친해질 순간이다(더 자세한 내용은 'Day 16. 머릿속 위원회와 거리 두기'에서에서 설명하기로 한다).

종종 갈망을 비롯한 여러 감정은 두렵거나 불쾌하다. 인간의 생존 뇌는 이로부터 달아나거나 이와 싸우거나 이를 억누르라고 말한다. 하지만 그것들을 주목하면 전혀 두려워할 필요가 없다. 우리는 괴물이 왔다가 그대로 떠나는 모습을 관찰만 하면 된다. 두렵지 않으면 싸우거나 도망치고 싶은 충동도 사라진다. 그러면 우리는 진실한 호기심을 가지고 의식의 무대를 춤추며 가로지르는 괴물을 더 가까이서 관찰할 수 있다.

생각, 감정, 감각(시각, 청각, 촉각, 후각, 미각) 중 하나가 관련된 경험에 주의를 집중하는 방법은 주목하기 기법 연습에 제격이다. 이렇게 경험을 범주화해 시작하면 사고의 개념 영역에서 길을 헤매지 않을 것이다. 지금 당장 시도해봐도 좋다. 잠시 하던 일을 멈추고 어떤 감각이 가장 예리하게 느껴지는지 살펴보자. 책의 단어를 보고 있는가? 창밖에서 공사 현장의 소음이 들리는가? 확인하지 말자. 그냥 무엇이 느껴지는지 관찰해보고 가장 강렬한 것에 주목한다. 그런 뒤 이 과정을 반복하면서 두드러지는 다른 감각은 없는지 살펴본다. 우세한 감각이 바뀌지 않았다면 그 사실에도 주목한다. 예를 들어 여전히 시각이 우세하다면 **시각**이라고 반복해 주목한다. 우세한 감각이 바뀌었다면 지금 가장 강렬한 감각에 주목한다.

주목하기를 어떻게 활용할지 구체적인 사례를 살펴보자. 거리를 걷다가 이웃의 목소리를 들었다고 해보자. 이어서 누군가가 경적을 울린다. 여러분은 **맙소사, 여기서 경적을 울리다니,** 라고 생각하고는 저 사람이 왜 저러는지 궁금해지기 시작한다. 그때 여러분은 언젠가 건널목을 건널 때 누군가가 여러분을 향해 경적을 울렸던 일을 기억해낸다. 그 얼간이가… 나도 권리가 있거든…운전할 때는 통화하지 말고 집중했어야지… 음주운전보다도 통화하거나 문자 보내는 게 운전에 더 위험하다고 들었는데… 아마 문자 보내느라 주의하지 않았을 거야… 요즘 사람들은 너무 산만하다니까… 기술 기업들은 확실히 우리를 스마트폰에 중독시키고 있어…. 그러다가 또 문득 얼마 전 친구가 공유해준 소셜미디어의 바이럴 게시글을 떠올리고는 재미있어하거나 분노한다.

방금 '생각 열차'에 올라탄 여러분은 열차가 어느새 중심지를 빠져나갔다는 것도 모른다. 상황을 파악하기도 전에 여러분은 혼란에 빠진다. 얼른 주변을 둘러보고 상황을 파악한다. 잠시 뒤, 여러분은 업무 회의 중에, 학교 수업 중에 깜빡 졸았다는 사실을 깨닫는다.

이제 같은 상황에 주목하기를 활용하는 경우를 살펴보자. 여러분은 거리를 걷다가 누군가 울리는 경적을 듣는다. 여러분은 **맙소사, 여기서 경적을 울리다니**, 라고 생각한다. 생각에 빠져드는 대신 여러분은 단순히 '생각'에 주목한다. 그런 뒤, 경적 때문에 깜짝 놀랐다는 점을 알아차리고 혈관을 타고 쏟아져 나오는 아드레날린을 느끼면서 '감각'에 주목한다. 어쩌면 두려운 반응을 의식해서 '감정(두려움)'에 주목할 수도 있다. 두려움은 여러분이 다시 몸으로 주의를 돌리게 하므로 몇 초간 더 '감각'에 주목한다.

주변이 조용해지면서 새소리가 들리면 청각이라는 '감각'에 주목한다. 여기까지 여러분이 주목한 것은 다음과 같다. '생각'[1초], '감각'[1초], '감정(두려움)'[1초], '감각'[1초], '감각'[1초], '감각'[1초], '감각(청각)'[1초]. 이런 식으로 계속 주목한다. 자신과 경험 간 거리가 멀어질수록 시야는 더 넓어진다.

일단 요령을 터득하면 주목하기에 미묘한 차이를 덧붙일 수 있다. 여러분은 순간순간 느껴지는 특별한 몸의 감각에 주목할 수 있다. 또한 미래에 관한 생각, 과거 생각, 계획과 관련한 생각 등 다양한 생각에 주목할 수도 있다. 두려움, 분노, 불안, 지루함 같은 특별한 감정도 주목할 수 있다.

경험에 주목하면 생각, 감정, 감각에 동화되어 사로잡히지 않고 우리가 생각, 감정, 감각을 갖춘 개인이라는 균형감 있는 관점을 깨우치게 된다.

이쯤에서 주목하기에 관해 덧붙일 것이 있다. (불확실성을 싫어하는) 계획하는 뇌가 생각, 느낌, 감각에 이름을 붙이면 생존 뇌가 "와, **바로** 이렇게 된 거였군. 나도 화가 났다는 걸 알았지만 이제 더 분명하게 알 수 있어. 이제 좀 진정이 되네!"라고 말한다. 불확실성은 전보다 줄어들고, 두려움에 질려 쓸모없는 습관을 반복하는 상태를 벗어나게 된다. 이름 붙이기는 통제 기준을 부여하므로 우리 뇌를 충족시킨다. 특히 감정에 이름을 붙이면 스트레스성 폭식과 같은 자기 파괴적 행동으로 치닫는 대신 감정을 처리하는 데 유용한 건설적인 것, 즉 주목하기가 남는다.

주목하기 기법을 처음 배웠을 때, 내가 들은 조언은 '하나도 빠짐없이 주목하라'였다. 다시 말하면 아침에 일어났을 때부터 시작해서 잠들 때까지 온종일 얼마나 주목할 수 있는지 확인한 뒤, 이 과정을 다음 날에도 반복한다. 요령을 터득하기까지 시간이 조금 걸렸지만, 반복한 덕분에 완전히 습관으로 자리 잡을 수 있었다. 병원 복도를 걸을 때도 색, 질감, 형태, 내 몸의 감각에 주목했다. 회의를 시작하기 몇 분 전이나 진료실에서 환자가 나가고 들어오는 찰나에도 내 생각과 마음의 상태에 주목했다. 음식을 먹을 때도 마찬가지였다.

여러 감정 중 특히 분노에 주목하는데, 그러면 분노는 더 빨리 사라졌다. 분노라는 감정에 사로잡히지 않기 때문이다. 음식은 더 맛있어졌다. 인간관계는 더 풍부해졌다. 주목하기에 능숙해질수록 현재에 더 집중할 수 있다는 점도 인지하고 이 생각 또한 주목했다.

행동의 보상이 클수록 그 행동을 더 많이 하게 되므로 자동 조종 상태에서 길을 잃을 때와 비교해 주목할 때는 어떤 느낌이 드는지에도 주목하자. 내 경우, 주목하기를 할 때는 더 차분해지고 나와 세상과 더 깊이 소통하는 데 도움이 되었고, 비판적이거나 반사적으로 반응할 때보다 기분이 더 좋았다. 여러분도 하루 중 틈틈이 주목하는 연습을 짧게 짧게 여러 번 반복해서 주목하기를 새롭고 유용한 습관으로 정착시킬 수 있다.

Eat Right Now 프로그램 사용자들 중 특히 주목하기 기법에 대해 긍정적으로 언급한 사용자들은 자신의 관점에 유의미한 변화가 있었다고 밝혔다. 사용자들은 짝 풀림 uncoupling 이라는 단어를 반복적으로 사용했는데, 직장이나 인간관계로 인한 스트레스 상황에 대응하는 방법으로 음식이나 식사를 선택하는 행위가 짝 풀림, 즉 분리되었다고 했다. 주목하는 행동이 음식이나 식사의 힘과 매력을 떨어트려 행동에 제동을 걸었거나, 혹은 최소한 약화시킨 것처럼 보였다.

아래는 Eat Right Now 프로그램에서 주목하기를 활용하는 사용자들의 실제 후기다.

오늘 울화통이 터지는 일이 있었는데, 선생님이 권한 대로 차분히 관찰했습니다. 재미있는 게, 처음에는 이 상태를 관찰하거나 가만히 다가오게 내버려두기가 싫었습니다. 짜증이 영원히 지속될까 봐 두려웠거든요. 그래도 속는 셈 치고 내 안의 '떼쓰는 아이'를 떠올렸고, 그 아이가 언제까지나 소리 지르지는 않을 거라고 믿어보기로 했어요. 짜증을 객관적으로 관찰하기 위해 느낌에 주목하려고 애썼죠. 그러는 동안에는 불편했지만, 종국엔 예상치도 못한 일이 일어났어요. 내 마음이 다른 주제로 옮겨 갔고, 나는 아무렇지도 않게 뮤즐리를 먹고 있었죠. 짜증에 대해서는 거의 생각하지도 않은 채, 적절한 속도로 먹으면서 뮤즐리의 맛도 충분히 음미했고요. 마지막에는 너무 뿌듯했어요. 명백하게 나의 승리였으니까요! 그 후로는 어떤 상황이 닥쳐오든 단순하게 관조하기를 멈추지 않고 있습니다.

좌절감을 안겨주는 일들이 종종 있죠. 나는 특히 컴퓨터 문서 작업이 그렇습니다. 오늘은 일하면서 내 기분에 주목했더니 오히려 좌절감이 가라앉았어요. 그래서 음식을 갈망하지 않고도 일할 수 있었습니다. 실수도 더 적었어요.

오늘은 직장 상사 때문에 정말 스트레스가 많았던 날이었습니다. 상사는 가끔 욱하는 성미가 있는데, 오늘은 그야말로 제대로 폭발했죠. 팀 회의 내내 정말 끔찍했어요. 지하철을 타고 퇴근하면서 불안과 폭발할 것 같은 감정을 느꼈습니다. 금방이라도 울음이 날 것 같았고, 두통도 왔어요. 그래서 지하철 안에서 주목하기 연습을 했습니다. 본 것, 들은 것, 분노, 아픔, 혼란, 두려움 등 겪고 있는 감각이나 느낌에 속속 주목했죠. 그랬더니 집에 도착해서 정크푸드를 먹고 싶은 욕구를 가라앉히고 건강한 간식을 먹을 수 있었습니다.

주목하기에 대해 자주 묻는 질문

주목하기 기법을 처음 시작해보려는 사람들은 종종 해야 할 일 목록에 항목이 하나 더 덧붙여진 것처럼 여기곤 한다. 아래에 주목하기와 관련해 내가 자주 받는 질문과 해결책을 설명해놓았다. 헤매지 않고 시작하는 데 도움이 될 것이다.

주목하는 일이 부담스러워요.

당연하다. 새로운 습관 만들기는 처음에는 업무처럼 여겨진다. 하지만 뇌를 길들이려면 시간이 필요하다. 인내심을 가지자. 실수로 무의식적으로 행동하더라도 괜찮다. 그땐 멈추고 다시 시작하면 된다.

얼마나 노력해야 할까요?

주목하기가 노력처럼 느껴진다면 여러분의 뇌가 지나치게 구체적으로 주목하고 있다는 신호다. 이럴 때는 그냥 큰 범주만 주목한다. 주목하는 내용보다는 과정이 더 중요하다. 몸에 어떤 느낌이 느껴지는데 구체적으로 무엇인지 잘 모르겠다면 그냥 '감각'이라고만 해둔다. 나는 몸에서 느껴지는 감각이 무엇인지 정확하게 알 수 없을 때는 이름 붙이기에 집착하지 않고 '어떤 것'이라고 해두고 넘어가기도 한다.

순간의 경험에 주목하는 일이 오히려 나를 현재에서 멀어지게 해요.

맞다. 주목하기는 우리가 현재에 집중하도록 뇌가 추가로 일해야 하는 인지 과정이다. 현재 순간에 집중하기 위해 현재에 방해가 될 수 있는 연습을 해야 한다는 건 역설적이기도 하다. 우리는 주목함으로써 우리 내부와 외부 세계에서 지금 이 순간 무슨 일이 일어나는지 파악할 수 있다. 그러니 일단 상황에 동일시되지 않고 능숙하게 상황 파악이 된다면 더는 주목하지 않아도 된다.

현재에 집중하는 데 익숙해지면 주목하지 않고 그저 현재에 존재하면 된다. 생각에 휩쓸리면 그것에 주목하고, 다시 안정될 때까지 몇 분간 이어가다가 멈춰도 좋다. 주목하기는 춤추는 것과 같다. 새로운 춤을 배우기 시작할 때는 춤을 춘다기보다 몸짓 하나하나를 떠올리며 부자연스럽게 몸을 놀리기 십상이다. 하지만 일단 동작이 몸에 익으면 생각에서 벗어나 몸이 저절로 움직여지면서, 그냥 춤추면 된다.

주목하기 자체가 새로운 습관 회로가 되었어요.

갈망이 사라질 때까지 주목하고, 주목하고, 주목하고, 주목하고, 또 주목한다? 뭐, 이게 필요할 때도 있다. 습관 만들기가 취미인 뇌는 항상 더 많은 습관 회로를 형성하려 한다. 갈망을 억누르려고 주목하면 우리는 실제로는 또 다른 욕구 회로를 돌리는 셈이다. 나는 갈망을 억제하고 싶어. 그러니까 RAIN 훈련을 연습할 거야. 계기: 갈망. 행동: RAIN 훈련을 연습한다. 예상 결과: 갈망이 사라진다(다시는 돌아오지 않는다). 결과가 기대되는 습관 회로는 교묘하고 까다롭다. 기대란 어떤 일이 일어나길 바라는 상태라서, 과정이 아니라 최종 결과에만 집착할 가능성이 높아진다. 그러면 RAIN 훈련은 여정보다는 결과에 초점을 맞추게 될 것이다. 하지만 중요한 것은 여정 그 자체다.

주목하기를 순전히 자기 경험을 변화시키기 위한 목적으로 활용한다면, 주목하기는 일어나는 상황에 저항하는 성향을 띠기 시작한다. 그러니 명심하자. 주목하기는 경험을 더 명확하게 보고 느끼는 방법일 뿐, 경험을 밀어내는 수단이 아니다. 여기서 '저항' 또는 '욕구'에 주목하면, 그 순간 경험이 달라지기를 원한다는 사실을 알아차릴 수 있으므로 주목하기 습관 회로를 무심코 만드는 일을 막을 수 있다. 또한 바로 이럴 때 RAIN 훈련을 저항에 대한 해독제로 활용하면 좋다. 즉, RAIN 훈련을 수용과 호기심으로 이어지는 진입로로 활용해서 계속 주목하기를 이어갈 수 있다.

> ✓ **오늘의 실천**

하루의 일과에 주목해보자

잠시 여러분의 일과를 돌아보자. 샤워나 양치질처럼 거의 매일 반복하는 일은 무엇일까? 반복하는 일과에 주목해보자. 이제 이런 일과에 습관 한 가지, 즉 주목하기를 덧붙일 수 있는지 살펴본다.

샤워할 때 생각, 들리는 것, 보이는 것, 몸의 감각에 주목해보자. 양치질할 때도 생각, 들리는 것, 보이는 것, 몸의 감각에 주목해본다. 얼마나 많은 일과에 주목하기를 덧붙일 수 있는지 생각해보자. 그 뒤 경험을 되돌아본다. 자동 조종 상태로 헤매기(끊임없이 과도한 계획을 세우거나 걱정하기 등)보다 현재에 집중하는 쪽이 기분이 더 낫지 않았던가?

Day 16

머릿속 위원회와 거리 두기

나는 25년이 넘는 긴 세월 동안 인간의 마음에 관해 읽고, 조사하고, 연구하고, 실험하고, 개인적으로 탐색하고, 경이로움을 느꼈다. 1.3킬로그램에 불과한 조직 덩어리인 뇌는 호흡을 조절하고, 의사결정을 하고, 비판적으로 사고하며, 우리 몸이 방을 가로질러 가 소파를 긁는 고양이를 안아 올리게 한다. 이 얼마나 놀라운가. 하지만 이게 전부가 아니다. 뇌는 놀라울 정도로 많은 감정을 처리하는데, 감정은 생각과 신체 감각의 복합체이며, 따라서 기술적으로나 경험적으로 생각이자 느낌이다.

이런 점을 생각하면 경이로움을 느끼지 않을 수가 없다(이조차도 또 하나의 감정이다!). 그러나 뇌는 적지 않은 비판의 화살을 우리 자신에게 돌리기도 한다. 우리는 자신의 약점과 나약함을 가장 잘 알며, 주저하지 않고 이 부분을 파고든다. 우리는 자신에게 가장 냉혹한 비판자일 수 있다.

이런 점은 우리가 어떤 음식을 선택했느냐를 놓고 비난, 비판, 혹은 품평할 때 가장 잘 드러난다. 저녁 식사 때 과식한 자신에게 "넌 정말 안되겠구나"라고 몇 번이나 말했는가? 디저트 숟가락(혹은 접시)까지 깨끗하게 핥은 뒤 "대체 뭐가 문제야?"라거나 "이러지 말았어야 했어!"라고 말한 적은? 지금까지 감정에 의해 식습관이 생기는 과정을 설명했지만 교활한 뇌는 여기서 멈추지 않는다. 우리는 감정 때문에 먹지만, 먹는 행동 자체도 감정, 즉 죄책감과 수치심이 뒤얽힌 역동적인 이중주를 **만들어낸다**.

머릿속에 사는 위원회

우리 머릿속에는 우리가 하는 일마다 잔소리를 늘어놓는 성가신 목소리들이 있다. 마치 스릴러영화 속 등장인물에게 "거길 가면 안 되지!"라고 중얼거리는 관객들처럼 말이다. "정말 와인을 석 잔이나 마셔야겠어? 어떻게 됐는지 보라고!" 흡사 100명의 판사가 여러분의 모든 행동을 지켜보면서 자기 기준에 맞지 않으면 수치심을 주려고 벼르는 것 같다.

그들은 우리에게 조언하거나 특정 행동을 요구하는데, 이 말을 무시하기란 정말 어렵다. 목소리가 대단히 큰 위원도 있다. 독재자 같은 목소리 하나든 다양한 감정을 대표하는 여러 목소리든,

누구나 이런 목소리와 함께 살아간다. 어쩌면 여러분의 음식 선택만 전문적으로 평가하는 특별 분과 위원회가 존재할 수도 있다.

앤은 자기 머릿속에서 시끄럽게 떠들어대는 대규모 음식 위원회에 대해 말해주었다. 위원회는 음식 규칙과 그 규칙을 여러 음식에 적용하는 방법을 상기시키곤 했다. 어떤 목소리는 점잖게 지적했고, 또 다른 목소리는 전문가들의 최근 의견이나 건강 잡지에서 읽은 기사를 토대로 자기주장을 합리화하거나 정당화했다. 앤은 위원회가 입을 열 때마다 협상하려고 했다. 하지만 위원회와 합리적으로 타협할 수 없다는 사실을 깨달았다. 위원회가 떠들기 시작하면 앤은 "망했네"라며 체념하기 일쑤였다.

재키의 위원회도 앤의 위원회만큼이나 절망적이었다.

어떤 위원은 "케이크를 먹어!"라고 소리치고 다른 위원은 케이크를 먹은 나를 비난했어요! 내가 하지 말아야 할 일을 할 때마다 광분했죠. 내겐 음식 규칙이 아주 많았는데, 규칙을 어길 때마다 위원회는 나를 음식 감옥에 집어넣곤 했어요. 나를 가둔 다음에는 얼마나 나쁜 사람인지 떠들어댔죠. 끔찍했어요. 웃긴 건 이 위원회가 나에 대해 말하는 나 자신이라는 점에서, 실제로는 내가 나를 가뒀다는 사실이었죠.

어떻게 이런 위원회가 우리를 도움되지 않는 식습관으로 이끄는지 궁금하지 않은가? 우리는 자기가 한 일에 대해 수치심이나 불쾌감을 느끼면, 어떻게든 해결해야 한다는 충동을 느끼기 때문이다. 과거를 바꿀 수는 없으므로 우리는 지금 당장 할 수 있는 일에 초점을 맞춘다. 당장 할 수 있는 일은 바로 자신을 비난하는 것이다. 그러면 아무것도 안 하는 것보다는 기분이 좀 낫다. 심지어 자기 비난이 미래에 자신을 변화시킬 것이라고 합리화까지 하지만, 그저 불쾌해지기만 할 뿐이다.

계기: 쓸모없는 습관에 대한 수치심
행동: 자기 비난
결과: 뭐라도 했다는 기분이 들지만, 기분은 나쁘다.

기분 나쁠 때 대다수는 어떻게 할까? 먹는다. 여러분이 알아차리기도 전에, 또 다른 습관 회로 한복판에 뛰어드는 셈이다.

계기: 기분이 나쁘다.
행동: 더 먹는다.
결과: 수치심이 더 커진다.

위 과정의 문제점을 단번에 파악할 수 있을 것이다. 행동을 바꾸기 전에, 먼저 머릿속에서 비난과 수치심을 안기면서 반갑지 않은 피드백을 재빠르게 건네는 목소리를 무시해야 한다. 다행히 알아차림을 이용하면 위원회의 거센 공격에서 벗어날 수 있다.

관찰자 효과

알아차림으로 위원회가 선을 넘지 않게 하려면, 물리학자가 물리적 우주를 설명할 때 언급하는 현상을 알면 도움된다. 그런 다음, 이 현상을 우리의 감정 우주에 어떻게 적용할지 알려주겠다.

물질을 구성하는 소립자의 하나인 전자는 무지무지 작고 무게가 거의 나가지 않는다. 정확하게는 $9.10938356 \times 10^{-31}$킬로그램이다. 전자를 잡기는커녕 저울에 올려놓을 수도 없다는 사실을 고려할 때, 전자의 무게를 측정했다는 사실 자체가 놀라운 일이다. 전자를 검출할 때 물리학자는 전자에 빛을 비춘다. 전자를 광자, 즉 빛 입자로 때려서 전자의 속도와 운동량이 얼마나 변하는지를 측정하는 것이다. 하지만 여기에는 문제점이 있는데, 전자를 관찰하는 과학자들의 행위가 결과에 영향을 준다는 점이다. 이 경우, 광자로 전자를 때렸을 때 전자의 속도와 운동량 변화에 영향을 미친다. 그저 전자를 관찰하는 행위만으로도 전자의 물리적 특성이 변한다.

전자 무게를 측정하는 과정이 전자 무게를 변화시키는 현상을 물리학에서는 관찰자 효과^{observer effect}라고 부른다. 그런데 관찰자 효과를 여기서 언급하는 이유가 뭐냐고?

관찰자 효과가 양자 세계에서만 나타나는 현상이 아니기 때문이다. 자동차 타이어의 공기압을 재려고 압력계를 밸브에 꽂으면 무슨 일이 일어날까? 아주 작게, '쉿' 하는 소리가 들리지 않는가? 바로 타이어에서 공기가 빠져나오는 소리다. 결과에 영향을 미치지 않고 타이어 압력을 측정할 수는 없다.

관찰자 효과는 심리학 분야까지 확장된다. 심리학 연구 결과를 무심코, 혹은 뜻하지 않게 편향시킬 방법은 수없이 많다. 여러분도 확증 편향 confirmation bias 이라는 말을 들어봤을 것이다. 원래 가진 신념과 일치하는 증거를 더 신뢰하고 주목하는 성향을 가리킨다. 관찰자 효과와 확증 편향은 심리학이 발견한 수많은 편향 중 단 두 가지일 뿐이다.

실험하는 동안 피험자들을 관찰하면 관찰자 효과가 연구 결과에 영향을 미친다. 심리학에서 관찰자 효과는 종종 호손 효과 Hawthorne effect 라고도 부른다. 호손 효과라는 용어는 1924~1932년에 미국 시카고 교외 호손에 있는 전기 공장에서 시행한 여러 실험에서 비롯되었다. 과학자들은 다양한 조명 환경이 노동자의 생산량에 미치는 영향을 조사했는데, 어떤 조명을 비추더라도 노동자의 생산량이 증가하는 현상을 발견했다. 즉 조명이 흐릿해도 밝아도 상관없었다.

여기에는 뜻밖의 결말이 있다. 과학자들이 조명 실험을 끝내자 생산량은 다시 이전 수준으로 낮아졌다. 아마 여러분은 이 실험 결과에 대해 이미 짐작하고도 남았을 것이다. "당연하지! 일할 때 대표님이 뒤에서 지켜보고 있으면 응당 업무 생산량이 늘겠지. 이런 건 과학자들이 연구하지 않아도 알겠네."

이제 관찰자 효과가 무엇인지 알았으니, 관찰자 효과를 유용하게 활용하는 방법을 탐색해보자.

관찰자 효과를 활용해 위원회를 식별하기

물리학자가 전자의 무게를 측정하는 과정이 전자의 무게를 변화시키듯이, 우리가 생각을 관찰하면 우리도 결과에 영향을 미친다. 머릿속의 목소리를 식별하면 생각과 우리는 별개라는 사실을 알아차릴 거리를 확보할 수 있다. 우리는 생각하는 사람이며, 목소리를 들을지 말지 결정할 수 있다. 이것은 **엄청난** 사실이다. 이런 관점에서, 우리는 머릿속에서 빠져나온 뒤 자기 비난을 추진력으로 삼아 쓸모없는 행동을 일으키는, 도움되지 않는 행동의 회로를 끊을 수 있다.

내게 머릿속 위원회 이야기를 처음 들려주었던 사람은 타니사로 비구 Bhikkhu Thānissaro 였다. 그는 동양 전통 불교로 귀의한 서양인 수도승으로 캘리포니아주 샌디에이고에 있는 메타숲속승원의 승원장이다. 나는 타니사로의 강연을 몇 차례 들었는데, 그중 특히 한 강연에서 귀가 쫑긋해지는 경험을 했다.

그가 머릿속 위원회에 대해 말했을 때 나는 마음이 꿰뚫린 듯한 충격을 받았다. 속으로 '맞아!'라고 외치며 내 마음을 단박에 이해했던 순간이었다. 나는 내 머릿속에도 위원회가 있음을 깨달았다. 내게 어떤 일을 하라고 지시하는 대표가 있고, 내가 하는 모든 일이 옳은지 그른지 평가하는 판사도 있었으며, 내 행동이 타인에게 어떻게 보일지 부지런히 관찰하는 정치가도 있었다. 이들은 내 머릿속에서 끊임없이 떠들면서 소란을 떨었고 올바르게 생각하는 것을 방해했다.

목소리에 이름을 붙이니 구분하기 쉬워졌고, 뒤죽박죽 섞인 명령과 논평을 생각으로써 더 명확하게 볼 수 있었다. 머릿속에 목소리들이 있다는 이유만으로 반드시 그 말을 들을 필요는 없다고 지적한 타니사로는 정말 비범했다. 이름을 붙이는 행위 자체가 이미 목소리의 진정한 본질에 빛을 비추는 셈이다. 위원회는 그저 머릿속에 있는 생각일 뿐이다.

문자 그대로 위원회에 이름을 지어주어도 유용하다(혹여 예시로 든 이름이 여러분의 이름이라면 미리 사과한다). 판사: 조나스, 죄책감 부여자: 거트루드, 수치심 부여자: 샤일로, 더 열심히 해: 매디슨, 넌 쓸모없어: 유진, 너 자신을 책망해: 버티가 좋은 예시다.

위원회에 이름을 붙이고 언제, 어떤 상황에서 이들이 고개를 들이미는지 주시한다. 위원회의 활동 범위와 패턴을 추적하면 언제 위원회가 등장할지 더 쉽게 예측할 수 있다. 더 중요한 점은 위원회를 추적하면 그들을 관찰하게 된다는 것이다. 위원회를 관찰하면 위원회와의 관계가 바뀐다. 맞다, 관찰자 효과를 우리 머릿속에 적용해야 한다.

나는 이 전략을 시각적 비유를 들어 간편하게 설명하곤 한다. 우선 왼손을 들어 주먹을 쥔다. 오른손은 주먹 쥔 왼손을 감싼다. 그다음엔 주먹 쥔 왼손이 '우리의 생각'을, 감싼 오른손은 '우리'를 나타낸다고 설명한다. 그러곤 왼손을 움직이기 시작한다. 당연하게도 오른손이 같이 움직인다. 즉 우리 자신과 생각이 동일시되어 있으면 생각이 우리를 휘두르는 격이다. 생각은 우리를 어디로

든 끌고 갈 수 있다. 그런 다음, 오른손을 떼어 왼손에서 몇 센티미터 떨어뜨려 거리를 두면, 생각에 끌려다니지 않는다고 설명을 마무리한다. 왼손을 아무리 움직여도 더는 붙어있지 않으므로 오른손은 제자리에 있다. 이는 바로 우리와 생각 사이에 거리를 확보한 상태다. 거리를 두면 한발 뒤로 물러나 시야를 확보할 수 있다. 생각은 생각으로 인지할 수 있고, 생각이 왔다가 가는 것도 볼 수 있다. 마찬가지로, 위원회를 식별하면 거리와 시야를 확보할 수 있다.

자기 비난 습관 회로에서 벗어나려면

자기 비난 습관 회로에서 벗어나기 위해서는 일단 자신이 자기 비난 습관 회로에 갇혀 있다는 사실부터 알아야 한다.

자기 비난이라는 습관 회로에 사로잡히면 우리는 비판, 죄책감, 수치심의 회로를 거친다. 지금 일어나는 일에 동일시된 나머지 순환 회로에 갇혔다는 사실도 모른다. 파티나 저녁 식사에서 길티 플레저를 탐닉하면 '먹었다'는 행동에 죄책감을 느낀다. 탐닉에 대한 죄책감은 자기비판을 촉발하면서 자신에 대한 수치심을 일으킨다. 죄책감은 우리가 한 행동에 대한 감정이며, 수치심은 우리 자신에 대한 감정이다.

위원회에 이름을 붙이면 우리는 '죄책감', '수치심', '비판', 그 외 지금 일어나는 감정이 무엇이든 알아차릴 수 있다. 그러면 시야가 넓어지면서 도움되지 않는 순환 회로에서 벗어나 현재 우리 삶에서 일어나는 일에 다시 개입할 수 있다. 우리는 머릿속에 처박혀 있는 대신, 위원회의 심리적 조종을 차단하고 저녁을 즐길 수 있다.

머릿속 목소리에 이름을 붙이자

《알아차림 Aware》의 저자인 정신과 의사 대니얼 J. 시겔 Daniel J. Siegel 박사는 위원회에 이름을 붙여 그들이 우리에게 미치는 영향력을 축소하는 과정을 '이름 붙여 길들이기'라고 불렀다. 위원회는 사실 힘이 없으며, 그저 자신이 원하는 행동을 하도록 여러분을 조종하려 할 뿐이다.

알아차림을 통해 우리는 위원회를 있는 그대로 볼 수 있다. 위원회는 나쁜 조언을 하면서 우리가 조언을 따르지 않으면 죄책감을 느끼게 하는 머릿속의 목소리다. 이 목소리에 이름을 붙이면 거리가 벌어지면서 나와 내 생각은 별개라는 사실을 알 수 있다. 앞서 설명했듯이 우리는 생각하는 사람이며, 위원회의 목소리를 들을지 무시할지 결정할 수 있다. 위원회의 비난이 우리에게 얼마나 해로운지 알아차리고 환멸을 느낄 수도 있다. 바로 이것이 우리가 머릿속 목소리에서 벗어나 생각에 끌려다니지 않고 온전한 자기 삶을 사는 방법이다.

흔히 나타나는 위원회의 목소리 유형

처음에는 위원들을 구별하기 어려울 수도 있다. 위원회는 대부분 여러분의 기억보다 더 오래 여러분의 머릿속에 머물러왔다. 명확히 식별되진 않지만 어떤 쓸모없는 목소리가 여러분의 기분을 망치고 있다면, 이들을 구별할 수 있을 때까지는 '쓸모없는 위원회 위원'이라고만 불러도 된다.

일반적으로 흔히 나타나는 목소리 유형은 아래와 같다.

- 수치심
- 자기 회의
- 혐오감
- 경멸
- 열등감
- 절망
- 무가치함
- 낙담
- 쓸모없음
- 실패

이름만 붙여도 위원회의 영향력을 줄일 수 있다. 위원회는 삶에 도움되지 않는다. 엄밀히 따지자면 낭비, 사기, 때로는 학대의 원인일 뿐이다.

언젠가 내 트위터(현 X)를 태그한 사람이 "나와 오랫동안 함께 했던 것이 위원회였군요. 때로는 무시하기가 어렵습니다"라고 트윗을 게시했다.

바로 아래에 그는 사진 2개를 나란히 올렸다. 하나는 벽에 잔뜩 붙은 포스트잇 메모를 찍은 사진이었다. 포스트잇에는 '우울한 케빈', '난 못해 케빈', '죄책감 케빈', '포기하자 케빈', '수치심 케빈'이라고 적혀 있었다. 다른 사진도 벽에 붙은 포스트잇 메모를 찍은 것이었다. 하지만 **케빈** 위에 줄을 좍좍 그은 대신 위원회 이름이 새로 적혀 있었다. '우울한 드위질', '못된 브래드', '죄책감 게이브' 등이었다. 그중 하나의 포스트잇에만 전체에 줄이 그어져 있었는데, 바로 수치심이었다.

게시자는 "수치심은 이제 위원회에서 퇴출되었다. 완전히 지워졌다"라고 설명했다. 그는 포스트잇처럼 단순한 도구를 활용해서 일단 수치심을 알아차리고 그 목소리를 쫓아내면 더는 수치심이 위원회에 존재할 수 없다는 점을 보여주었다.

위원회의 목소리를 무시하면 위원회에 쏠리던 주의를 다른 곳에 돌릴 수 있다. 몸이 보내는 신호에 귀 기울이고 자신을 신뢰할 수 있다. 일단 잔소리꾼들이 사라지면 마음에서 소음과 어수선함이 줄어든다. 그러면 여러분은 기존의 정체성에서 벗어나 새로운 자신으로 나아갈 수 있는 더 넓은 공간과 자유를 얻게 될 것이다.

✅ 오늘의 실천

위원회에 이름을 붙여보자

포스트잇이나 종이를 준비한다. 심호흡을 여러 번 한 후, 내부의 목소리에 귀 기울인다. 머릿속에 어떤 위원회가 자리 잡고 있는가?

위원들을 적어 내려간 다음 각각의 위원에 이름을 붙인다. 특정한 말투를 가진 목소리가 있는가? 그러면 자신에게 물어보자. "이 위원은 내게 유용한가, 해로운가?"

위원회가 언제 튀어나와서 자기 의견, 평가, 비판, 명령을 내세우는지 주의를 집중한다. 목소리를 들으면 그대로 적는다. "아, 이놈은 ××네."

Step 3 17~21일

식습관 주도권을 되찾는 뇌의 힘과 몸의 지혜

지금쯤 여러분은 쓸모없는 습관 회로를 분석하고 알아차림을 활용해서 오래된 습관에 환멸감을 쌓는 일에 능숙해졌을 것이다.

지금까지는 갈망의 도구를 사용해서 보상 가치 재설정 공식에서 부정적 예측오류라는 변수를 활용해왔다. RAIN 훈련을 활용해 낡은 습관 회로를 벗어나는 기분이 어떤지도 알았을 테고, 주목하기 기법을 연습해 알아차림을 구축하고 안정시키는 방법도 배웠을 것이다.

이 책의 'Step 1'과 'Step 2'에서 소개한 과제, 특히 오래된 습관 회로가 얼마나 불쾌한지 탐색하는 부분은 가끔 버거울 수 있다. 어떤 과정은 정말 힘들다. 특히나 피곤하고, 변화에 저항이 심한 날, 망할 과자를 그냥 먹어버리고 싶은 날엔 더 그렇다. 하지만 정상에 올라서서 여유로운 마음으로 풍경을 즐기려면 일단 마음속에 있는 산을 올라가야 한다. 그러니 이 등반을 강요된 행진처럼 느끼지 않았기를 바란다.

이제 재미있는 부분, 그러니까 새롭고 유용한 습관을 구축하는 일만 남았다. 여기서는 긍정적 예측오류를 활용한다. 앞서 배운 마음에 관한 지식을 사용해서 지속적인 변화를 위한 발판을 마련한다. 산은 오르기보다는 내려가기가 더 쉬워서 여러분에게는 탄력이 붙을 것이다.

뇌의 성향과 맞는 일부터 시작하자. 뇌와 맞서 싸우는 대신 뇌의 힘을 이용해서 여러분과 음식과의 관계를 변화시키고 여러분 자신과의 관계도 바꾸어보자.

호기심은 0칼로리 슈퍼푸드다

음식과 여러분의 관계를 변화시키는 중대한 요소로 나는 알아차림을 강조해왔다. 정말로 배고픈지 아닌지 인식하려면 알아차림을 활용해야 한다.

식습관 회로를 분석할 때도, 다양한 식습관의 보상 가치를 긍정적으로든 부정적으로든 바꿀 때도 알아차림이 필요하다. 과식이 어떤 느낌인지 인식하면 깊숙이 뿌리 박힌 콘넛츠 중독, 혹은 접시 비우기 습관을 끊어내는 데 도움이 된다. 어떤 행동이든, 어느 방향으로 바꾸든 알아차림은 명백히 중요한 요소다.

이제부터는 호기심의 힘을 면밀히 탐색할 것이다. RAIN 훈련에서 호기심에 대해 언급한 바 있다. 다음에 이어지는 'Day 17. 선택의 자유가 습관을 쉽게 바꾼다'에서 여러분은 호기심 어린 태도가 마음챙김이라는 동전의 한 면이라는 사실을 배울 것이다. 이 동전의 또 다른 면은 알아차림이다. 호기심과 알아차림은 양자택

일 게임이 아니며, 승리하려면 양쪽 모두 필요하다.

나는 호기심이 무엇인지, 어떻게 이용할지에 관한 질문을 수없이 받았다. 간략하게 호기심을 두 종류로 설명할 수 있다. 호기심이 생기는가? 그럼, 시작해보자.

과학자 조던 리트먼Jordan Litman과 폴 실비아Paul Silvia는 호기심을 경험하는 주요 방법 두 가지를 D 유형과 I 유형으로 정의했다. D는 결핍deprivation을, I는 관심interest을 나타낸다. '결핍 호기심'이라는 명칭은 매우 적절하다. 정보가 부족하면 우리는 정보를 찾아 나선다. 결핍 호기심은 우리에게 '저걸 찾아봐' 혹은 '이걸 알아보자'라고 끊임없이 추동하는 억제하기 힘든 감각이다. 신경과학의 관점에서는 뭔가를 하도록 몰아가는 도파민 분비와 비슷한 느낌이다. 일단 필요한 정보를 얻으면 결핍이 사라지면서 갈증은 풀린다.

연구 결과에 따르면, 때로 동물은 갈증을 느낄 때 물 한 모금보다는 정보 한 조각을 얻는 것을 더 선호한다는 사실이 밝혀졌다. 과학자들이 이 사실을 어떻게 알아냈는지 호기심이 생기는가? 과학자들이 영장류에 도박을 가르치자, 이들은 최우선 보상인 물을 대가로 도박 결과에 관한 고급 정보를 얻으려고 했다. 여러분의 뇌가 이미 예측했겠지만, 도박판이 어떻게 돌아갈지 슬쩍 훔쳐본다는 선택에는 안와전두피질이 관여한다. 위가 비면 음식을 먹으라는 신호를 보내듯 지식에 대한 갈증도 마찬가지로 뇌에 정보의 해갈을 요구한다. 칼로리와 정보는 모두 인간의 생존을 돕는다.

반면 관심 호기심은 특정 정보를 획득하고 소비하는 것이 아니다. 결핍 호기심이 정보를 향한 욕구에서 비롯한다면, 관심 호기심은 뇌의 양식을 모으는 행동 자체에 더 초점을 맞춘다. 배고플 때, 우리는 위를 채우려고 빠르게 음식을 먹어 치운다. 이런 상황에서는 종종 음식을 먹는 방법에 주의를 집중하지 않는다. 음식 맛이 어떤지, 먹는 행위가 어떤 느낌인지도 의식하지 않는다. 이는 결핍 호기심과 유사하다. 반면 음식을 씹는 과정은 관심 호기심과 유사하다. 주의를 집중하면 먹는 행위는 즐거울 수도 있고, 주의를 집중하지 않으면 그저 빈 위를 채우는 행위에 지나지 않는다.

관심 호기심 VS. 결핍 호기심

관심 호기심은 학습하는 **과정에서** 활용하는 유형의 호기심이다. 그저 특정 정보 한 조각을 얻고 마는 게 아니라 새로움을 발견하는 과정을 즐기도록 한다. 예를 들어 키우는 고양이나 개가 방금 먹은 식물에 독성이 있는지 알아야 할 때, 결핍 호기심은 서둘러 정보를 찾게 한다. 그래서 이 식물이 반려동물에게 해롭진 않지만, 특정 문화권에서는 상징적인 의미로 인해 중요하게 여겨진다는 사실을 알게 된다면, 바로 이것은 관심 호기심이 움직인 결과다.

결핍 호기심은 폐쇄된 느낌으로 초점을 점점 좁혀가면서 정보를 빠르게 찾아내도록 한다. 이 과정에서 불필요한 것은 모두 무시한다. 그러나 관심 호기심은 우리를 경험으로 이끈다. 학습하는 과정에 집중하게 되므로 서두르지 않게 된다. 발견의 즐거움은 그 자체로 기분 좋다. 보상받으려 뭔가를 얻지 않아도 되므로 본질적인 보상이 된다.

두 유형의 호기심은 다음과 같이 기억하면 좋다. 결핍 호기심은 목적이 있다. 여러분에게 부족한 정보를 얻으면 호기심은 끝을 맺고 임무는 완수된다. 관심 호기심은 여정이다. 마음속에 특별한 목적이 있더라도 배우는 과정을 즐길 수 있다. 달성의 여부는 크게 중요하지 않다.

뇌과학에서 관심 호기심은 결핍 호기심보다 연구가 더디다. 관심 호기심에 대한 흥미가 부족해서는 아니라고 생각한다. 다만 명확하게 정의하고 연구하기가 더 어려울 뿐이다. 사람들을 뇌 스캐너에 넣고 결핍 호기심을 유도하는 사소한 질문을 하는 연구는 상대적으로 쉽다. 하지만 원숭이에게 도박을 가르치는 일은 어렵고, 더욱이 사람을 뇌 스캐너에 넣고 발견의 기쁨이나 선종 수도승이 말하는 무지의 즐거움에 집중하게 하는 일은 훨씬 더 어렵다.

하지만 관심 호기심을 탐색하는 데 최첨단 뇌 스캐너에 의존할 필요는 없다. 스스로 발견하는 것은 어렵지 않기 때문이다. 뭔가에 관심을 갖는 것, 즉 진정한 호기심은 기분을 좋게 한다. 이 자체가 본질적인 보상이므로 호기심은 저절로 동력을 얻는다. 애초에 결핍되지 않았으므로 채워야 할 구멍도 없다. 답이 없어도 괜찮다는 사실을 스스로 깨닫고 수용할 수도 있다. 사실 이 모든 걸 다 떠나서, 단순히 호기심 넘치는 상태라는 가벼움에 비해 '알아야 한다는 욕구'는 얼마나 부담스러운가. 알아야 한다는 욕구나 필요성을 버리면 그 자체로 자유로워질 수 있다.

관심 호기심은 우리가 학습하게 한다. 우리는 호기심이 생기면 자연스럽게 다가가서 더 자세히 관찰한다. 하나라도 더 많이 배우려 한다. 예측하는 뇌가 같은 대상을 새로운 시각에서 열린 마음으로 본다. 세상에, 나는 문학적 표현인 줄만 알았지, 꽃잎이 실제로 아침 햇살에 '반짝일' 줄은 몰랐다. 얼마나 경이로운가.

마이클 폴란Michael Pollan은 저서 《욕망하는 식물》에서 이렇게 말했다. "기억은 현재에만 깃드는 경이로움의 적이다. 어린이를 제외하면 경이로움이 망각, 즉 삭제하는 과정에 좌우되는 이유가 여기에 있다." 과정에 집중할수록 우리는 섣불리 가정하지 않으며, 매 순간 무슨 일이 일어나는지 더 명확하게 볼 수 있다.

우리가 삶을 대하는 태도는 우리의 생존에 중요하다. 상황이 특정 방식으로 흘러가리라고 짐작하고 가정하는 습관은 뇌를 억제해서 학습을 가로막는다. 하지만 계속 호기심을 가지면 새로운 경험을 할 수 있다. 모든 것이 친숙하고 안전한 자신만의 안전지대에서 벗어나 학습하는 성장지대로 들어서게 된다. 관심 호기심은 우리가 열린 태도를 유지하게 도와주고, 가정하는 대신 궁금증을 느끼게 한다. 고대 그리스 철학자 소크라테스는 "지혜는 경이로움에서 나온다"라는 말을 남기기도 했다.

여러분이 이미 호기심의 힘을 어느 정도 경험했기를 바란다. 지금까지 이 책에서 설명한 여러 훈련과 기법에 편견 대신 관심 호기심을 끌어오면, 자기 비난과 수치심의 습관 회로에 갇히지 않고 학습하고 성장하는 데 도움이 된다. 앞으로 펼쳐질 'Step 3'에서 호기심이라는 정신 근육을 단련하면 학습이 수월해질 뿐 아니라 여정이 더 즐거워질 것이다.

'Step 3'에서는 유익한 습관을 자유롭게 선택하는 방법을 중점적으로 다룬다. 도움되리라 믿었지만 결코 기대했던 결과를 내놓지 못하는 '의무감'의 습관 회로에 더 큰 환멸을 느끼다 보면, 몸이 보내는 신호를 들으면서 유용한 습관을 선택하게 될 것이다. 여러분은 건강한 식습관의 더 나은 보상 가치를 알게 되고, 자신을 돌보는 다른 방법을 배우면서 오래된 습관에서 벗어나 더 나은 습관으로 향하게 될 것이다. 새로운 습관은 점차 자리를 잡게 될 텐데, 여기에 덤으로 여러분은 친절의 힘을 깨달을 것이다. 살아오면서 무심코 만든 '의무감' 습관을 해체하고 정신적 상처를 치유하는 과정에서 친절이 얼마나 유용한지 알게 될 것이다.

호기심과 친절은 단짝 친구다. 이 둘은 서로를 지지한다. 이 둘은 여러분의 친구이기도 하다. 여러분의 뇌에 죄책감과 수치심보다 훨씬 보상 가치가 높고 활력 넘치는 단짝이다. 호기심과 친절에 의지할수록 이 단짝도 여러분을 더 충실히 돕고 지지할 것이다.

Day 17

선택의 자유가 습관을 쉽게 바꾼다

지난 2주 동안 여러분은 쓸모없는 식습관 회로를 벗어나는 방법을 배웠다. 여러분이 담배나 특정 약물에 중독되었다면 'Step 3'를 통해 이런 해로운 물질과 헤어질 수 있을 것이다. 다만 음식과는 완전히 결별할 수 없다(음, 지렁이 젤리 같은 것은 예외다). 담배는 피우지 않아도 괜찮지만, 음식은 먹지 않으면 죽으니까.

강조하고 싶은 건, 완전한 제거는 해결책이 될 수 없다는 점이다. 좋아하는 과자를 먹지 않으려고 하면 마음속에서 그 금단의 열매가 얼마나 더 환상적으로 달콤해지는지 여러분도 알고 있을 것이다.

이제 여러분이 낡은 습관 회로를 확인하고 바라건대 벗어나기 시작하면, 여러분의 뇌는 "내가 정말 원하는 건 뭘까?"라고 자문할 수 있다. 그저 갈망의 간지러움을 긁는 데서 벗어나 진실로 성장하려면 무엇이 필요할까? 여러분의 뇌는 이미 오래된 습관보다 더 적절한 것을 탐색하기 시작했다. 여러분이 알아차림을 갈고 닦을수록 뇌는 지속적이고 장기적으로 생존 확률을 보장하는 것이 무엇일지 궁리하기 시작한다. 하찮은 것 대신 만족감을 줄 수 있는 건 무엇일까? 일단 새롭고 건강한 식습관을 찾으면, 즉 맛있고 영양도 풍부한 음식과 여러분을 탐닉의 절벽 아래로 떨어뜨리지 않을 섭취량을 찾으면, 만족한 여러분은 건강에 해로운 낡은 습관을 다시는 떠올리지 않게 된다.

나는 이 과정을 '더 위대하고 훌륭한 제안 찾기'라고 명명했다. 매우 비과학적인 명칭이지만 불편하고 어색한 통과의례였던 고등학교 시절 데이트를 떠올리면서 이름을 붙였다.

금요일에 데이트 약속이 정해지면 주말이 다가올수록 나는 점점 설레지만, 결국 데이트가 임박한 순간에 세상에서 가장 통탄스러운 변명으로 약속을 파투 내는 전화를 받는다. "미안, 집안일이 갑자기 생겼어." 그 흔한 변명은 상대방에게 다른 사람과의 데이트처럼 새롭고 더 나은 선택의 기회가 열렸다는 뜻이다. 내 데이트 상대는 '더 위대하고 훌륭한 제안'을 받았다.

여러분의 안와전두피질은 항상 선택지를 두고 저울질하며, 언제나 더 위대하고 훌륭한 제안을 선택할 것이다. 의지력의 실패에 대해 살펴본 바처럼, 뇌와 맞서는 대신 뇌의 능력을 활용하는 것이 비결이다. 그러면 성공할 가능성이 커지면서 새롭고 유용한 습관이 정착한다.

훌륭한 리더라면 팀원이 자율적으로 한 선택이 의무감을 기반으로 위에서 부과한 과업보다 더 깊이, 더 오래 수용된다는 사실을 잘 알고 있을 것이다. 현명한 부모라면 찬바람이 거센 아침에 자녀가 모자를 쓰지 않겠다고 해도 소란 피우지 않는다. 월요일에 자녀가 직접 경험하면, 말하자면 **으악, 어제는 귀가 떨어져 나갈 뻔했어!** 라고 자녀가 깨달으면 화요일에는 스스로 모자를 쓰리라는 사실을 알고 있기 때문이다. 10분 동안 자녀와 옥신각신하면서 억지로 모자를 씌우기보다 효율적이다. 귀를 따뜻하게 보호하는 것은 감기보다 확실히 더 위대하고 훌륭한 제안이다.

자유롭게, 의식적으로 선택하라

내 연구팀은 프로그램 참여자들이 스스로 선택할 수 있으면 안와 전두피질을 효율적으로 활용해서 더 위대하고 훌륭한 제안을 직접 찾아낸다는 점을 발견했다.

내가 Eat Right Now 프로그램을 개시했을 때, 내 친구 피트는 캘리포니아 폴리테크닉 주립대학교에서 학생들에게 더 효과적인 물리학 강의법이 무엇인지 실험했다. 피트는 '거꾸로 교실' 교수법 모델을 탐색해보기로 했다. 거꾸로 교실은 강의와 과제가 뒤집힌 모델로, 학생들이 집에서 먼저 새로운 강의 내용을 예습해 와서 학교에서는 예습한 내용을 바탕으로 과제를 하거나 토론한다.

피트는 자신의 물리학 강의를 영상으로 찍어서 학생들에게 나누어 주었다. 피트의 강의 시간은 자유로워졌고, 학생들은 강의실에서 과제를 하면서 피트나 다른 학생들에게 질문하고 답을 얻었다.

나도 마음챙김 센터에서 거꾸로 교실 모델을 적용할 수 있을지 알아보고 싶었다. 참여자들이 먼저 집에서 Eat Right Now 앱을 사용한 뒤, 마음챙김 기반 스트레스 완화법 모임이나 비슷한 주말 모임에 나와서 유용한 의견을 나누자는 발상이었다. 내가 앞에 나서서 보상에 기반한 학습이 좋다고 떠드는 대신, 참여자들이 보편적인 개념을 먼저 학습한 뒤 모임에서 질문하는 형식이다.

매주가 활기 넘쳤다. 참여자들은 일상에서 프로그램 원칙을 시행하느라 고군분투하면서 생긴 문제를 모임에서 나누었다. 예를 들어, 의지력 습관 회로에 갇혀 있는 누군가가 모임에서 문제를 털어놓으면, 다른 참여자나 내가 함께 논의해서 당사자가 갇힌 곳이 어느 부분인지 살펴보고, 의지력을 버리고 생존 뇌와 계획하는 뇌와 함께 일하는 방법을 제시했다. 이런 방식은 문제를 털어놓은 당사자뿐만 아니라 모임의 다른 참여자 모두에게도 도움이 되었다.

모임을 1~2년 정도 운영하자 패턴이 보이기 시작했다. 프로그램 참여자에게 나타난 첫 번째 변화는 참여자들이 습관 회로를 더 능숙하게 분석하게 되었다는 점이다. 사람들은 프로그램에 참여하기 전보다 더 많은 습관 회로를 확인하고 더 명확하게 볼 수 있었다. 아주 놀랍지는 않았다. 우리는 사람들이 정확하게 그렇게 하도록 훈련하고 있었으니까. 참여자들이 2주 이상 앱을 사용하고 모임에 나온 뒤에도 습관 회로를 분석할 수 없다면 그쪽이 더 놀라웠을(솔직하게는 실망스러웠을) 것이다. 내가 발견한 두 번째 변화는 참여자들이 식습관을 바꾸고 있다는 점이다. 그뿐 아니라 앱을 사용하고 모임에 나오는 두 달 동안 참여자들은 초반에 비해 점점 더 밝아지고 긍정적으로 바뀌어갔다. 모임을 이끄느라 한창 바빴던 나는 전체 패턴까지 콕 집어내기가 어려웠다. 내가 눈치챈 것이라고는 어떤 변화가 일어난다는 사실이 전부였다.

이런 변화를 이끄는 전환 과정을 관찰하기 위해 나는 전문가를 초대했다. 아리엘 베차^{Ariel Beccia}는 내 연구실에서 일하는 대학원생으로 질적 연구를 수행했다. 우리가 과학의 영역에서 '연구'라고 했을 때 대부분은 수치를 측정하고 설명하는 형식이다. 시간이 지나면서 나타나는 변화를 이런저런 방식으로 계산하고 얼마나 변화했는지 백분율로 나타낸다. 혹은 두 집단 간 뇌 활동량 차이를 관찰한다. 이 모든 것이 **양적** 연구다.

질적 연구가 끼어드는 틈새는 바로 여기다. 질적 연구는 양적인 변화가 일어나는 동안 사람들이 무엇을 체험하는지 설명한다. 질적 연구는 수치가 변하면서 나타나는 양적 변화를 사람들이 삶에서 어떻게 경험하는지에 초점을 맞춘다.

아리엘은 거꾸로 교실 모임 참여자의 삶에서 무슨 일이 일어나는지 알아낼 질적 연구를 설계했다. 그런 뒤 우리 모임에 나와 참여자들의 대화를 들었다.

아리엘은 건강에 해로운 식습관을 건강한 식습관으로 바꾸는 모든 변화가 참여자들의 의식적인 선택 능력 덕분이라는 사실을 발견했다. 'Step 1'과 'Step 2'를 거치면서 참여자들은 긍정적인 음식 및 식습관 선택 능력이 향상되었다고 느꼈고, 부정적인 경험이나 감정에 대처할 때 적용할 방법을 '선택'했다. 한 참여자는 'Step 3'를 이렇게 요약했다. "알아차림은 언제든지 할 수 있다. 하지만 변화를 유지하는 방법은 선택이다. 선택하는 것이 지속적인 차이를 만든다"

이 연구를 보면 'Step 3'에서 성공의 열쇠는 마음이 보내는 '의무감' 명령이 아니라 몸이 보내는 신호를 듣고 내리는 '선택'이라는 점이 명확하다. 참여자들의 의견을 모아 우리는 'Step 3'의 핵심을 '체화된 알아차림에서 나오는 자발적인 선택의 자유'로 정의했다.

수년 동안 관찰해온 것의 정체를 정확하게 짚어낼 수 있어서 정말 기뻤다. 뇌의 불확실성을 줄이면 기분이 좋아진다는 것을 보여주는 또 다른 사례이기도 했다. 프로그램 참여자 모임에서 정의를 내렸다는 점도 의미 있었다. 우리는 흰 가운을 걸치고 사람들에게 일방적으로 지시하는 연구자는 아니다. 우리는 모임 참여자들의 이야기에 귀 기울였고, 그들은 현명하고 설득력 있게 자신의 이야기를 들려주었다.

모임 참여자들은 강제되지 않고 자유롭게 이뤄진 선택이 우리 뇌가 작동하는 방식과 정확하게 들어맞는다고 거듭 증명한다.

선택할 자유가 있을 때 우리는 보상이 더 큰 선택지를 고른다. 결정적으로 우리는 먼저 **우리에게 선택지가 있다고 느껴야 한다.**

'Step 3'는 오래된 습관 회로에서 벗어날 수 있다는 선택지가 우리에게 있음을 인식하는 것에서 시작한다. 습관 회로의 존재를 알아차리지 못한 채('Step 1')로는 'Step 3'를 시작할 수 없다. 오래된 습관 회로의 보상 가치가 얼마나 형편없는지 알아차리지 못한 채('Step 2')로는 습관 회로에서 벗어날 동기가 유발되지 않는다. 대안을 시도해야만, 즉 탐닉의 절벽에서 떨어지는 대신 쾌락 안정기의 꼭대기에서 멈춰봐야만 우리는 대안이 있다는 사실을 알 수 있다. 더 중요한 점은 대안이 더 나은 선택이라는 사실을 깨달아야 한다는 것이다. 우리 스스로 더 위대하고 훌륭한 제안을 찾아야 한다.

결국 이것이 우리 뇌가 작동하는 방식이다. 안와전두피질은 A와 B 중에서 보상이 더 큰 쪽을 선택한다. 'Step 3'에서는 환멸을 느끼게 된 음식보다 더 맛있는 음식이 아주 많다고 안와전두피질에 알려줘, 우리 뇌가 더 위대하고 훌륭한 제안을 자유롭게 선택하게끔 하는 방법을 다룬다. 예를 들어 과일 한 조각은 달콤한 맛으로 충족감을 주면서도 더 큰 갈망을 일으키지 않는다. 과식하지 않는 것, 즉 탐닉의 절벽에서 떨어지기 전에 멈추는 것도 중요하다. 어떤 행동을 하지 않는 것, 즉 과식하지 않는 것은 그 자체로 더 위대하고 훌륭한 제안을 실천하는 행동이다. 과식하는 것보다 더 나은 선택이기 때문이다.

더 위대하고 훌륭한 제안 원칙은 의사결정에도 적용된다. 다음의 예를 살펴보자.

어떤 문제에 대해 선택할 권한이 없는 것과 있는 것, 어느 쪽이 나은가?

어떤 일을 강요받아 하는 것과 자발적으로 하는 것, 어느 쪽이 나은가?

일단 사고하는 뇌가 몸의 느낌에 귀 기울이기 시작하면 합의에 이르는 대화가 이뤄지며, 몸과 뇌는 자연스럽게 더 위대하고 훌륭한 제안을 선택한다. 자유롭고 자발적인 선택은 오래된 식습관에 갇힌 것보다 훨씬 더 기분 좋다. 다이어트나 식단 계획을 지키도록 스스로 강제하는 일보다도 기분 좋다.

다음에 나올 'Day 18. 우리가 먹는 음식이 우리의 기분이다'에서 뇌를 활용해서 더 위대하고 훌륭한 제안에 매혹되는 방법을 알려주려고 한다.

✓ 오늘의 실천

자발적인 선택의 미덕

습관의 힘은 강력하지만, 앞서 설명했듯이 습관은 부서뜨릴 수 있다. 사실 A보다 나은 B를 찾은 것만으로도 여러분이 이미 1~2개의 습관 회로를 무너뜨렸으리라 생각한다.

최근에 습관을 바꾼 경험을 떠올려보자. 새로운 행동을 자유롭게 선택했다고 느꼈을 때, 새로운 행동을 습관으로 더 쉽게 정착시킬 수 있다는 점을 깨달았는가? 바꾸기가 더 힘들었던 다른 습관이 있는가? 그런 습관의 경우, 여러분은 자유롭게 새 보상을 선택했는가, 아니면 외부의 압력에 따라 선택했는가?

Day 18

우리가 먹는 음식이
우리의 기분이다

내겐 어린 시절의 기억이 많지 않다. 상처 난 무릎을 하고 숲에서 놀던 희미한 기억이 전부다. 하지만 1학년인가 2학년 때쯤, 선명하게 기억하는 하루가 있다. 친구인 클레이턴의 집에서 밤샘 파티를 한 날이었다.

그날의 기억이 특별하게 남은 까닭은 클레이턴의 부모님이 아침 식사로 탄산음료와 도넛을 주셨기 때문이다. 우리 집에서 먹었던 그나마 단맛 나는 음식은 캐럽(이 괴이한 초콜릿 맛이 나는 열매는 내 건강에 신경 쓰는 어머니가 인디애나주 식품협동조합에서 사 오셨다)이 전부였다. 청량음료와 도넛이라는 설탕 폭탄은 어린 내 마음을 강타했다. 하지만 얼마 안 가서 위가 끔찍하게 아팠다. 집에 가서 어머니께 배가 너무 아프다고 했더니 어머니는 "아침에 뭘 먹었니?"라고 물으셨다. 1시간 전에 먹어 치운 젤리가 코팅된 도넛을 다시 떠올리자(3개 먹었던가?), 머릿속에서 뭔가가 딸각거렸다. 아마 그게 내 생애 최초의 돌아보기였을 것이다.

몇 년 뒤, 중학생이 된 나는 BMX 자전거 경주에 깊이 빠져들었다. 내가 자란 인디애나주에는 '옥수수가 자라는 걸 지켜보는 게 취미'라는 농담이 있을 정도로 딱히 할 만한 놀거리가 없었다. 흙먼지 날리는 경주로를 자전거로 내달리고 높이 점프한 뒤 착지할 때마다 황홀한 기분이었다. 경주는 여름 주말에 열렸고 3라운드로 진행되었다. 기록원은 참가자들을 연령별로 나눈 다음 참가자들의 각 라운드 점수를 기록하고 총점수를 합산해 그날의 승자를 정했다. 나는 경쟁자들의 기록을 주의 깊게 살폈다. **우승**하고 싶었다.

나는 매 경주가 시작되기 전에 신문 배달을 해서 번 돈으로 에너지를 보충할 음식을 직접 사 먹었다. 어머니는 내가 경주에 적합한 음식이라고 생각한 탄산음료와 초코바를 사주지 않으셨기 때문이다. 캐럽은 이제 필요 없었다! 하지만 모든 연령 그룹의 경주가 순차적으로 이어졌기에 내 차례가 올 때까지 오랜 시간을 멍하니 대기해야 했다. 첫 번째 라운드는 대체로 힘차게 달려서 종종 1위나 2위를 하기도 했다. 그다음 라운드가 오기까지 시간은 더디게 흘러갔고 에너지는 차차 줄어들었으며 기분도 처졌다. 마지막 라운드에서는 다른 경쟁자들에게 뒤처지지 않으려고 안간힘을 써야만 했다. 설탕과 카페인의 효과로 나타난 일시적 과잉 흥분 상태가 끝나면 나는 화가 나고 불쾌해졌다.

경주를 앞둔 어느 아침, 어머니가 경주 직전에 먹으면 힘이 날 거라며 땅콩버터와 꿀을 바른 샌드위치를 권해주셨다. 에너지 부스터로 이만한 음식이 없다는 말씀도 덧붙이셨다. 경주에서 우승하고 싶은 마음이 컸기에 나는 어머니가 권한 천연 단백질 음식을 대안으로 먹었다. 그날 경주에서는 세 번째 라운드가 끝날 때까지도 첫 번째 라운드에서처럼 힘이 넘치고 상쾌한 기분이 들었다. 나는 음식이 활력과 기분에 얼마나 큰 영향을 주는지 그때는 전혀 몰랐다. 다만 먹는 음식을 바꾸자 부루퉁한 기분은 사라지고 애초에 내가 왜 달리는지 새삼 되새겼던 기억은 생생하다. 이기든 지든 상관없이 자전거 경주는 재미있었다(바람을 쐬는 것도 좋았다).

정신과 의사로서 식습관 문제를 겪는 여러 환자들을 만나고 깨닫게 된 점은 이 여정을 걷는 사람이 나뿐만 아니라는 것이다. 영양정신의학 nutritional psychiatry 은 정신의학의 하위분야로 지난 몇 년 동안 새롭게 주목받았다. 영양정신의학은 이름 그대로 우리가 먹는 음식이 감정에 어떤 영향을 미치는지를 연구한다(나는 여기에 음식과 감정은 양방향 도로라는 점을 덧붙이고 싶다. 즉, 우리가 느끼는 감정이 먹는 행동에도 영향을 미친다). 예를 들어 정제당이 많이 함유된 식단과 우울증 같은 기분장애 증상의 악화는 상관관계가 있다. 한 단면연구 결과에 따르면, 혈당지수 glycemic index 가 높은 식단을 먹는 사람들은 우울증에 걸릴 확률이 높았다. 인공 식용색소와 벤조산나트륨(안식향산나트륨이라고도 한다-옮긴이) 같은 보존제는 어린이들의 과다활동hyperactivity을 늘린다는 연구 결과도 있다. 우리가 먹는 음식 유형이 몸과 뇌의 염증 지표를 높이고 기분 장애에 미칠 영향을 연구하는 영양정신의학은 최근 한창 몸집을 부풀리고 있다. 과학자들은 이 모든 과정이 일어나는 세부 사항을 더 면밀히 알아내려고 경쟁하고 있는데, 연구 결과를 통해 내가 어릴 때 줄기차게 들었던 말을 직접 증명하고 있는 중이다. 당신이 먹는 것이 바로 당신이다.

음식은 곧 기분이다. 우리가 쓰레기 같은 음식을 먹으면 우리의 기분도 쓰레기 같아진다. 역설적으로 인간의 마음에서 피드백 회로가 작동하는 기전을 모른다면, 쓰레기 같은 기분은 우리가 더 쓰레기 같은 음식을 먹도록 재촉하면서 악순환의 회로를 영속화할지도 모른다.

우리가 먹는 음식이 활력, 기분, 건강에 어떻게 영향을 주는지 알면 더 위대하고 훌륭한 제안을 찾아 선택할 수 있다. 나는 이제 탄산음료는 절대 마시지 않는다. 탄산음료를 마신 뒤의 기분과 따뜻한 차나 물을 마신 뒤의 기분을 상상해서 비교만 해도 뇌가 알아서 선택한다.

블루베리-지렁이 젤리 실험의 해피엔딩

내가 지렁이 젤리에서 벗어나지 못했을 때, 소규모 실험연구를 한 적 있다. 과학에서 단일 피험자 임상 시험(한 명의 피험자를 대상으로 다양한 치료법의 효과나 부작용을 조사하는 다중 교차 임상 시험-옮긴이)은 한 명의 피험자에게서 많은 것을 연구할 수 있다. 나는 스스로를 시험 대상으로 삼아 지렁이 젤리와 블루베리를 비교해보기로 했다. 이때는 지렁이 젤리 생각이 머릿속에 아주 잠깐 스치기만 해도 먹지 않고는 못 배겼기에 집에 지렁이 젤리를 들여놓는 게 두려울 정도인 시기였다.

주의 집중은 지렁이 젤리에 환멸을 느끼는 데 도움이 되었지만, 그걸로 끝은 아니었다. 내 뇌에서 지렁이 젤리의 선호도가 낮아졌어도, 야식으로 지렁이 젤리를 먹던 익숙함은 여전히 남아 있었다. 나는 찬장 근처를 서성거리곤 했다. 갈망은 사라지지 않았다. 내 뇌는 만족감을 채워줄 달달한 무엇, 더 위대하고 훌륭한 제안을 찾고 있었다.

내 뇌가 저녁 식사 후에 달콤한 음식을 원한다면, 무의식적 식사를 부르는 갈망을 일으키지 않으면서 내게 만족감도 안겨주는 가장 적절한 단 음식을 찾아야 했다. 또한 내 활력과 기분에도 영향을 미치는지 고려해야 했고, 여기에 더해 맛도 좋아야 했다. 그래서 나는 지렁이 젤리와 블루베리를 비교하기 시작했다.

우선 나는 지렁이 젤리와 블루베리로 마음챙김 식사를 했다. 두 음식은 맛이 전혀 달랐다. 지렁이 젤리는 느글느글한 단맛에 뭔지 모를 인공적인 향이 희미하게 느껴졌다. 블루베리는 그런 것이 전혀 없었다. 블루베리의 맛을 표현할 적절한 단어가 떠오르지 않는다. 블루베리는 입안에서 느껴지는 촉감, 맛, 뇌와 몸을 채우는 만족감의 완벽한 균형을 맞추도록 진화한 것 같았고, 특히 지렁이 젤리와 비교하면 그런 느낌이 더했다. 색을 비교하자면 지렁이 젤리는 기이할 정도로 현란하고 블루베리는 자연스러운 짙은 푸른색이었다. 입안에서의 촉감을 따지자면 지렁이 젤리는 끈적끈적하고 블루베리는 톡 터지는 느낌에 이어 부드럽고도 단단한 촉감이 동시에 느껴졌다. 더 먹고 싶은 갈망은 지렁이 젤리 쪽이 현격히 높았고, 블루베리는 충분히 먹으면 멈추기도 쉬웠다. 여러분도 결과가 어느 정도 짐작되리라.•

우리의 뇌는 의식할 기회만 있다면 좋은 음식을 먹었는지 구별할 수 있다. 블루베리의 유익함에 관한 논문을 읽을 필요도 없다. 뇌는 먹는 순간 이미 진실을 알고 있다. 나는 더 위대하고 훌륭한 제안을 찾아냈다.

몸은 이미 알고 있다

블루베리-지렁이 젤리 실험은 중요한 사항을 몇 가지 보여준다.

첫째, 주의를 집중하면 인간이 건강에 유익한 음식을 찾아내는 데 도움이 된 오랜 진화와 비슷한 과정을 활용할 수 있다. 가공

• 그렇다. 여기서는 의도적으로 과장했다. 앞서 지적했듯이, 주의를 집중한다고 해서 초콜릿이나 아이스크림이 갑자기 맛없어지지는 않는다. 하지만 블루베리 한 컵과 지렁이 젤리 한 컵, 혹은 아이스크림 한 컵 등 무엇이든 여러분이 선택한 단 음식을 먹고 결과를 탐색할 수는 있다.

식품을 먹는 데 길든 현대인은 이 과정을 다시 배워야 한다.

둘째, 천연 식품에 든 당류와 가공한 당류는 갈망이라는 관점에서 완전히 다르다. 블루베리에 든 당류는 식이섬유와 함께 섭취하므로 장에서 상대적으로 느리게, 그리고 지속적으로 흡수된다. 가공식품에 든 당류는 쉽게 소화되도록 만들어졌으므로 빠르게 흡수된다. 그러면 대응 반응으로 혈류에서 인슐린 스파이크가 나타난다. 여기서 파생된 용어가 **혈당지수**다. 식품마다 할당된 숫자, 즉 혈당지수는 해당 식품이 혈당을 얼마나 높이는지를 바탕으로 책정된다. 혈당의 상승과 하강은 갈망을 불러온다. 정제 탄수화물(기본적으로 당류)을 먹으면 그저 더 먹고 싶어질 뿐이다.

인간의 몸은 기근을 견디기 위해 이런 방식으로 진화했음을 잊지 말자. 여러분도 경험했겠지만 천연 칼로리 공급원을 먹으면 기분에 미치는 영향이 가공식품을 먹을 때와 매우 다르며, 갈망보다는 만족감을 느낀다. 또 탐닉의 절벽에서 떨어지는 대신 쾌락 안정기의 꼭대기에서 더 쉽고 부드럽게 멈출 수 있다.

셋째, 음식에 환멸을 느끼면서 생기는 공허를 뇌가 적절히 채우리라고 신뢰할 수 있다.

신뢰를 쌓으려면 뇌가 작동하는 방식을 이해해야 한다. 그런 뒤 알아차림을 활용해서 뇌가 우리를 위해 일하게 하면서 신뢰를 구축한다. 억지로 브로콜리를 먹는 습관은 보상이 되지 않고 기진맥진하게 할 뿐이다. 그러니 알아차림과 호기심을 적극적으로 활용하라. 이 둘은 우리가 스스로에게 주는 요긴한 선물이다.

'좋은' 식품 목록보다 몸의 신호를 듣는 게 우선이다

우리에게 필요한 영양소는 유전자 구성, 운동 습관, 신체 크기, 수면 습관, 그 외 수십 가지 요인에 따라 개인별로 조금씩 다르다. 그럼에도 일반적으로 더 높은 보상 가치를 가지는 식품은 분명히 있다. 단순하고 가공하지 않은 식품, 즉 땅에서 자라 나온 그대로의 상태나 식물에서 막 수확한 상태에 가까운 식품이 여기에 해당한다(가공하지 않은 식물성 식품은 지구에 해를 미치지 않는다는 장점도 있다).

여기에 굳이 식품 목록을 싣지는 않겠다. 우리는 너무나 쉽게 음식 규칙에 얽매이고, 이 규칙을 지키지 못하면 쉽게 자신을 음식 감옥에 가두기 때문이다.

목록을 찾는 대신 몸이 보내는 신호를 주의 깊게 듣자. 다양한 음식을 먹어보면서 무엇을 얻을 수 있는지에 주의를 집중한다. 여러분의 몸은 금지 식품과 허용 식품이 끊임없이 바뀌는 목록보다 더 현명하다.

그렇다. 알아차림은 건강에 해로운 음식이나 섭취량과 멀어지게 할 뿐 아니라, 건강과 행복에 유익한 식품과 친해지도록 돕기도 한다. 이건 먹고 저건 먹지 말라고 스스로 억제할 필요는 없다. 알아차림을 지속하면서 결과에 주의를 집중한다면 몸이 알아

서 할 것이다. 이 과정이 여러분의 몸과 마음에 유익한 습관 회로로 자리 잡는 것은 덤이다.

부정적인 기분이 정크푸드를 먹도록 유인해서 기분이 더 나빠지는 과정을 알아차리면 여러분은 이 습관 회로에 환멸을 느끼게 된다. 가공식품이나 인공 첨가물이 든 식품이 기분에 영향을 미치고 심지어 더 해로운 식품을 갈망하도록 이끈다는 사실을 알면 여러분은 이 습관 회로에 환멸을 느끼면서 벗어나고자 할 것이다. 그러면 내가 오랫동안 해왔듯 여러분도 기분을 북돋우고 활력을 지속시키는 수많은 식품을 탐색할 수 있다.

우리의 몸은 어떤 식품이나 섭취량이 더 위대하고 훌륭한 제안인지 이미 안다. 여러분은 그저 듣기만 하면 된다. 몸에 귀 기울일 때마다, 그리고 결과에 주의를 집중할 때마다 기분이 좋아지기 때문에 이런 행동에 매혹을 느끼게 될 것이다.

인공 식용색소, 산도 조절제, 감미료와 같은 식품 첨가물을 배제하고 천연 식품만 먹는 식단을 탐색하거나 탄산음료를 탄산수로, 혹은 지렁이 젤리를 블루베리로 대체하는 식단을 하는 등 우리 몸과 뇌는 무엇이 최선인지 알고 있다. 나중에 돌아보기를 하면 식품의 보상 가치가 굳건해지고 앞으로의 접근성도 좋아진다.

지금 당장은 어렵게 느껴지겠지만 간단하다. 나는 개념이나 과정을 지나치게 단순화하지 않았다. 빠뜨린 내용도 없다. 내 연구팀이 내놓은 연구 결과가 이를 뒷받침한다. 나는 뇌 및 행동 강화학습의 기본 요소를 연구해온 수많은 과학자의 어깨 위에 올라서 있기도 하다.

> ✅ **오늘의 실천**

매혹 정보은행을 구축하자

지금쯤 여러분은 모두 무너뜨리지는 못했겠지만 그래도 유용한 식품 정보로 가득 찬 환멸감 정보은행을 갖췄을 것이다. 이 정보은행에 저장한 정보는 마음챙김 식사를 통해 도출된 부적 강화학습의 결과물이다. 하지만 정적 강화학습도 빠뜨려서는 안 된다.

이제 매혹 정보은행에 장기 및 단기간의 만족감을 주는 식품 정보를 축적할 때다. 지금까지 배운 결과로 더 즐기게 된 식품을 두어 가지 골라보자.

마음챙김 식사 연습: 앞서 설명했던 마음챙김 식사법에 따라 주의를 집중하면서 선택한 음식을 먹는다. 한 입 먹을 때마다 맛을 음미한다. 먹은 후의 기분도 살펴본다.

선택한 음식을 돌아보기: 음식을 먹은 뒤 20분, 혹은 1시간 뒤에 시간을 들여 기분이 어떤지 관찰한다. 먹는 순간에 어떤 기분이었는지 돌아본다. 이 과정을 최대한 자주 반복해서 선택한 음식이 얼마나 기분이 좋았는지(그리고 여전히 기분이 좋은지) 기억한다.

음식 섭취량으로도 같은 연습을 할 수 있다. 쾌락 안정기를 활용해서 탐닉의 절벽에서 떨어지기 직전에 멈추면 어떤 느낌인지 주목하자. 나중에 돌아보기를 통해 이 느낌을 기억했다가 탐닉이라는 충동을 느낄 때 잘 떠올릴 수 있는지 시험해본다.

Day 19

친절이라는 선물

몇 년 전, 폭식 장애를 겪는 30대 여성이 진료실에 찾아왔다. 이제부터 그녀를 타샤라고 부르겠다.[*] 타샤의 진료기록은 폭식 장애의 모든 기준을 충족했다. 정상보다 빠른 식사 속도, 불편할 정도로 배부를 때까지 먹는 습관, 배고프지 않아도 많이 먹는 습관, 과식 후에 찾아오는 혐오감, 우울감, 죄책감….

전형적인 치료 과정이 어떻게 진행될지도 훤히 그려졌다. 우울증을 억제하기 위한 약물 처방, 부정적인 사고방식에 초점을 맞춘 인지행동 치료, 어쩌면 영양학 상담도 필요할지 몰랐다.

- 이 책에 나온 많은 등장인물과는 달리, 타샤는 본명이 아니다. 하지만 다른 모든 사람과 마찬가지로 실제 인물이다.

당시 나는 꽤 오랫동안 진료해왔기에, 진단 확인 목록의 수많은 항목이 타샤를 설명하기에는 부족하다는 사실을 알았다. 현대인이라면 누구나 그렇겠지만 타샤의 사정은 훨씬 더 복잡했다. 타샤에게 자세한 이야기를 들음으로써, 진료기록보다 그녀에게 훨씬 더 도움이 되는 것에 다가갈 수 있었다.

나는 타샤와 이야기를 나누다가 타샤의 트라우마 이력을 발견했다. 그녀는 열 살이 되기 전부터 부정적인 감정을 억누르기 위해 먹는 습관을 들였다. 내 진료실에 왔을 때쯤에는 한 달에 대략 20일가량 라지 사이즈 피자 한 판을 폭식하는 지경에 이르러 있었다. 때로는 폭식에 폭식을 더했다. 폭식하는 습관은 타샤의 몸과 마음에 타격을 주었고, 몸무게는 건강에 해로운 수준이었으며, 우울증도 있었다. 폭식한 후에는 죄책감을 느꼈고, 폭식을 멈추지 못하는 자신을 부끄럽게 여겼다. 타샤는 이 악순환에서 벗어나기를 어느 정도 포기한 상태였다. 나는 타샤에게 깊이 공감했다. 타샤는 너무나 오랫동안 고통받았다.

하지만 그토록 오랫동안 폭식해왔어도 나는 모든 것을 돌려놓을 희망이 있다고 생각했다. 우리는 함께 타샤의 습관 회로를 도식화해 분석했다. 계기: 부정적 감정. 행동: 피자 폭식. 결과: 감정 마비. 분석하면서 폭식이 타샤의 수치심을 끌어냈고, 이 수치심 때문에 '폭식에 폭식을 더하는' 행동으로 이어졌다는 점이 분명해졌다. 타샤의 머릿속 위원회는 쉬지 않고 폭식을 비난했다. 폭식에 대해 죄책감을 느끼면 타샤는 자기 자신에 대해 수치심을 느꼈다.

타샤는 자기 행동만 비난하는 게 아니라 자기 **자신까지** 비난했다.

폭식 때문에 죄책감과 수치심의 늪에 빠지는데, 왜 타샤는 폭식을 반복할까? 불행히도 그녀의 뇌는 부정적인 감정에 대처하는 법을 단 하나밖에 알지 못했기 때문이다. 그것은 바로 폭식이라는 해로운 습관 회로를 지속하는 것이었다.

폭식이 자기 비난으로 이어지면 자기 비난은 죄책감과 수치심으로 이어지고, 이것이 또 다른 폭식을 일으키면서 끝없는 소용돌이 속에 빨려 들어가는 것만 같았다. 중력이 끌어당기는 힘은 정말로, 매우 강력하다. 일단 휘말리면 점점 더 빠르고 강력하게 우리를 끌어당긴다. 각각의 소용돌이가 서로를 공고히 하므로 '습관의 끝판왕' 회로에서 빠져나오려면 막막한 기분이 들기 마련이다. 분명한 건, 타샤의 뇌에서 일어나는 일은 그녀의 탓이 아니었다.

익숙함은 우리를 잘못된 방향으로 이끌기도 한다

불행히도 이 소용돌이의 중력을 더욱 강하게 하는 다른 힘이 있다. 그것은 바로 익숙함이다. 잊지 말자. 우리 뇌는 변화를 좋아하지 않는다. 뇌는 평소 방식에서 벗어날 경우 우리를 극도로 불편하게 만들고, 우리는 이 불편감에서 벗어나기 위해 익숙한 것들을 찾는다. 놀랍게도, 이런 일은 계획하는 뇌가 행동을 바꾸는 편이 더 낫다는 사실을 명확히 인지하고 있을 때조차 일어난다. 이렇듯 익숙함을 추구하는 경향성이 어떻게 우리를 잘못된 방향으로 인도할 수 있는지 살펴보자.

야엘 밀그램^{Yael Millgram}이 이끄는 히브리대학교 연구팀은 간단한 실험을 했다. 그들은 우울증에 걸린 사람들과 우울증에 걸리지 않은 사람들에게 각각 일련의 사진을 보여주었다.

어떤 사진은 귀여운 새끼고양이들이 옹기종기 모여 카메라를 향해 웃고 있는 듯한 행복한 이미지를 담고 있었다. 다른 어떤 사진은 누군가 울고 있는 듯한 슬픈 이미지를 담고 있었다. 또 시계나 의자처럼 중립적인 이미지를 담은 사진도 있었다. 과학자들은 피험자들에게 사진을 본 뒤 어떤 기분이 들었는지를 물었다. 두 피험자 집단 모두에서 행복한 사진은 행복감을 불러일으켰고, 슬픈 사진은 슬픔을 불러일으켰다. 당연한 결과였다. 하지만 여기서 흥미로운 지점이 발견된다. 행복한 사진을 바라보는 횟수는 두 집단이 큰 차이가 없었지만, 슬픔을 유발하는 사진을 바라보는 횟수는 우울증에 걸리지 않은 사람들에 비해서 우울증에 걸린 사람들이 심각하게 많았다.

밀그램 연구팀은 이 실험을 똑같이 반복했다. 다만 행복감이나 슬픔을 불러일으키는 사진 대신 행복감이나 슬픔을 불러일으키는 음악을 새로 모집한 피험자들에게 들려주었다. 결과는 마찬가지였다. 우울증에 걸린 사람들은 슬픈 음악을 더 많이 들었다.

연구팀은 우울증에 걸린 사람들에게 기분을 좋게 하거나 나쁘게 조절하도록 인지 전략^{cognitive strategy}(학습자가 내재적 정보처리 과정을 조절하는 능력-옮긴이)을 가르치면 어떤 일이 일어날지 궁금했다. 이들은 어느 쪽을 선택할까? 연구팀은 마지막 실험에 참여한 피험자들에게 인지적 재해석 cognitive reappraisal 기법을 통해 감정적 자극에 감정적 반응을 더 많이 혹은 더 적게 표현하는 방법을 가르쳤다. 인지적 재해석이란 이미지에 다른 의미를 부여하거나 다른 방식으로 해석함으로써 감정적 반응을 늘리거나 줄이는 기법이다. 훈련을 마친 피험자들은 첫 번째 실험과 마찬가지로 행복하거나 슬프거나 중립적인 이미지를 받았다. 그리고 인지적 재해석을 활용해 더 큰 행복감을 느낄지, 아니면 더 큰 슬픔을 느낄지 정하라는 요청을 받았다. 아마 여러분은 이 실험 결과를 짐작할 것이다. 실제로 우울증에 걸린 사람들은 자신의 기분을 좋게 하는 대신 더 슬프게 하는 전략을 선택했다.

우울증 따위는 모르는 사람들에게 이 이야기는 다소 괴이하게 들릴지 모른다. 하지만 우울증에 걸린 사람들에게는 당연하거나 익숙한 결론일 것이다. 한마디로, 우울한 사람들은 이러한 기분을 느끼는 데 익숙하다. 우울이 곧 안전지대인 셈이다.

우리는 미지에 대한 불확실성을 견디기보다는 익숙한 불편감을 택하는 게 낫다고 여긴다. 뭔가 거북하고 괴로워도 그저 익숙하다는 이유만으로 이미 알고 있는 현실에 안주한다. 하지만 인간의 마음이 어떻게 변화에 저항하는지 이해하면, 새로운 경험을 열린 마음으로 받아들이고 저항심에 대처하여 변화를 일으키는 데 도움이 된다.

우리가 식습관을 스스로 평가할 때도 정확하게 같은 일이 일어난다. 완벽한 세상이라면 우리는 그저 우리 안에서 떠드는 밥 뉴하트에게 "그만 해!"라고 호통쳐서 내보내고, 더는 자기 비난에 빠지지 않을 것이다. 하지만 우리는 쓸모없는 습관을 구실로 자책하는 데 너무나 익숙하다. 심지어 자책하는 습관까지 만들 정도다. 우리는 쓸모없는 습관을 자기 탓인 양 여긴다. 그러나 이 모든 일들의 원인은 뇌 속 전기 회로가 잘못 연결되어 일어나는 문제일 뿐이며, 이 결함은 고칠 수 있다.

여기에 더해, 뇌는 우리의 행동을 합리화한다. 우리가 자기 비난에서 뭔가를 얻고 있다고 되뇐다. 그렇지 않다면 왜 이러고 있겠는가? **자기 비난은 이 행동을 멈추게 할 거야!** 슬프게도, 자기 비난이 하는 일이라고는 자기 비난이라는 습관을 강화하는 것뿐이다. 대다수 사람들은 아무것도 하지 않기보다는 자기 비난이라도 해야 기분이 나아진다. 특히나 마음속 짐을 과도하게 짊어진 사람들이라면 더더욱 그렇다. 바꿀 수 없는 과거에 일이 일어났지만, 뭐라도 해야 한다는 기분이 들고, 지금 당장 할 수 있는 일은 스스로 비난하는 것뿐이기 때문이다. 그러니까, 자기 비난은 통제와 비슷하다. 자기 비난이 반복될수록 자기 비난에 익숙해지고, 그러면 이 습관 회로에서 벗어나기는 더 힘들어진다.

Eat Right Now 프로그램의 한 참여자는 이렇게 말했다. "종종 왜 스스로를 파괴하는 것 같은지, 왜 이런 행동을 싫어하는 걸 분명히 알면서도 먹는지 이유가 궁금했습니다. 예전에는 '어쩌면 내가 더 격렬하게 나를 싫어해야 하나 보다' 하고 생각했죠. 그래야 다음번에 이 기억이 나를 억누를 테니까요."

폭식-수치심-폭식 순환 회로에 갇힌 타샤에게 다시 돌아와 보자. 함께하면서 타샤는 안와전두피질을 활용하는 방법을 배웠고, 자기 비난에서 무엇을 얻었는지 탐색하기 시작했다. 이 부분은 상당히 쉬웠다. 타샤의 안와전두피질은 사실 자기 비난에서 얻은 것이 더 심각한 폭식뿐이라는 점을 깨달았다. 보상도 없었다. 이런 부정적 예측오류를 통해 타샤의 뇌는 습관 회로를 깨뜨리고 폭식의 빈도를 줄였다.

하지만 이것은 이야기의 절반일 뿐이다. 자기 비난 자체를 완화하면 어떨까? 타샤에게는 자기 비난의 순간을 대체할 더 나은 제안이 필요했다.

신경과학 연구가 뒷받침하는 친절의 보상

타샤의 자기 비난 위원회는 초과 근무 중이었다. 타샤는 자기 비난이 얼마나 보람 없는지 비로소 깨닫고 습관 회로에서 벗어나는 방법을 배우기 시작했다. 이제 비법 소스를 사용할 차례였다. 이 비법은 바로 친절이다. 나는 타샤가 자신을 향한 친절을 탐색하도록 격려했다.

사람들은 친절 kindness 과 연민 compassion 을 혼용하곤 한다. 특히 자기 자신에게 베풀 때 더 그렇다. 연민이라는 단어의 어원은 라틴어

compati로, com은 '함께', pati는 '고통받는다'라는 뜻이다. 타인이든 자신이든 고통에 직면한 사람을 어떻게든 돕고자 하는 마음은 자연스러운 반응이다. 그렇다면 이러한 연민 어린 반응으로서의 태도는 무엇일까? 친절이다. 따라서 연민과 친절은 연관성이 있지만 완전히 같지는 않다. 고통이 부재해도 우리는 친절할 수 있다. 고통받는 상황에서 고통을 덜어내고자 연민이 자연스럽게 움직이는 것이 친절이다. 왜 이런 상황에서 친절이 비롯될까?

내 연구팀은 친절의 보상 가치가 어느 정도인지 연구했다. 수백 명을 대상으로 다양한 정신 상태와 행동의 순위를 평가해서 선호도가 높은 것은 상위로, 선호도가 낮은 것은 하위로 기록하게 했다. 정신 상태는 불안, 두려움, 분노, 좌절, 근심부터 감사, 만족, 연대감, 친절까지 다양했다. 여기서 친절은 기쁨에 이어 2위를 기록했다. 지금 당장 이 실험을 재현해봐도 좋다. 어느 쪽이 기분 좋은가? 자신을 비난할 때인가, 아니면 자신에게 친절할 때인가? 너무나 쉬운 문제다.

자신을 냉혹하게 평가하고 그런 자신을 비난하는 성향이 있다면, 바로 지금이 한발 물러나서 분석한 뒤, "여기서 무엇을 얻을 수 있지?"라고 자문할 때다. 자기 비난 습관을 버리려고 애쓸 필요는 없다. 의지력은 낭설에 지나지 않는다는 점을 기억하자. 그저 알아차림과 친절을 일깨우면 된다. 여러분의 안와전두피질은 알아차림을 통해 자기 비난이 보상이 아니라는 점을 알아차리고 자연스럽게 선호도를 낮출 것이다. 그러면 이때 친절이 다가와서

"저번에 나랑 있을 때 어땠어?"라고 다정하게 물을 것이다. 친절은 더 위대하고 훌륭한 제안이다. 스스로 비난하거나 자책하는 등 고통스러운 상황에서 우리는 친절을 새로운 습관으로 키워 의지할 수 있다.

예를 들어보자. 이 장의 초고를 쓰기 전날, 나는 매주 실시간으로 진행하는 화상 미팅에서 알렉스라는 사람을 만났다. 알렉스는 자기 비난 때문에 힘들었던 경험을 털어놓았다. 나는 자신을 비난했을 때 기분이 어땠는지 자세히 탐색해보라고 제안했다. 그는 200명가량이 모인 방송에서 속마음을 드러내야 했으므로 짧게 생각해본 뒤에, 기분이 나빴다고 대답했다.

다음으로 나는 알렉스에게 친절을 경험했던 때를 떠올려보라고 했다. 나는 가게 계산대 대기 줄에서 순서를 양보받은 일이나 자녀가 그를 안아주었던 이야기 정도를 기대했다. 하지만 알렉스의 대답은 내가 예상도 못한 것이었다. "얼마 전 룸메이트에게 아침으로 달걀을 요리해주었습니다." 놀라울 만큼 흥미로웠다.

나는 그러면 룸메이트에게 친절하게 행동했을 때 어떤 기분이었냐고 물었다. 알렉스는 기분이 아주 좋았다고 답했다. 알렉스는 타인에게 친절을 베풀면 자기 기분에도 긍정적인 효과를 미친다는 사실을 보여주었다. 나는 그에게 친절을 경험했을 때의 느낌(기분이 좋다!)과 비난을 경험했을 때의 느낌(기분이 좋지 않다)을 비교해보라고 했다. 그런 뒤 어느 쪽이 보상 가치가 더 높은지 명확히 확인하게 했다.

때로 나 자신보다는 타인에게 친절을 베풀기가 더 쉽다. 그래서 약 5분에 걸친 탐색이 끝난 뒤, 나는 알렉스에게 자기 비난의 상황이 오면, 룸메이트에게 달걀을 요리해주었을 때 어떤 기분이었는지 떠올려보라는 과제를 주었다. 잠시 모든 것을 멈추고 머릿속에서 자신에게 달걀을 요리해주라고 했다. 그는 알겠다고 했다.

친절은 기분이 좋다. 타인이 우리를 친절하게 대할 때, 특히 어떤 대가도 바라지 않고 조건 없이 친절을 베풀 때 우리는 마치 제일 좋아하는 포근한 이불을 덮은 듯한 따스함을 느낀다. 지금은 대학생들에게 마음챙김을 가르치는 트레이시는 이렇게 표현하기도 했다. "친절은 정말 부드러운 스웨터를 입은 기분이에요. 스웨터의 부드러움을 피부만이 아니라 몸 전체로 느끼는 거예요. 아주 편안하죠." 여기에 보너스도 있다. 자기를 친절히 대하는 마음을 가지면, 우리는 친절을 (우리 자신에게) 베풀면서 친절을 (우리 자신에게서) 받을 수도 있다. 가히 스웨터에 비유할 만하다.

트레이시와 알렉스가 겪었던 친절의 보상이 주는 느낌은 신경과학이 뒷받침한다. 내 연구팀은 친절이 뇌에 미치는 영향을 뇌 영상 연구를 비롯한 여러 실험을 통해 연구했는데, 여기에는 친절 연습도 포함된다(친절 연습을 하는 방법은 뒤에서 설명하겠다). 우리는 초콜릿을 더 먹고 싶거나, 자신을 비난하거나, 미래를 걱정할 때 활성화하는 영역인 후대상피질 posterior cingulate cortex 이 친절을 베풀 때는 상당히 비활성화되는 현상을 반복적으로 발견했다. 요점은 다음과 같이 요약할 수 있다. 친절은 갈망으로 달아오른 뇌 영역을 진정시킨다.

주의를 집중하면 우리는 모두 친절이라는 스웨터가 어떤 느낌인지 알 수 있다. 누군가가 우리에게 친절을 베풀든, 우리가 타인에게 친절을 베풀든, 우리가 자신에게 친절하게 대하든 상관없다. 우리 자신과 타인을 위해 머릿속에서 친절이라는 스웨터를 뜰 수 있을까?

친절이 두려운 사람들

영국 심리학자 폴 길버트Paul Gilbert 의 논문에 따르면, 자기 비난에 절여져 있는 사람은 친절, 특히 자신에게 베푸는 친절이 두려울 수 있다고 한다. 이들이 갖는 두려움은 스트레스, 불안, 우울증과도 연관된다.

자신을 너그럽게 대하지 못하는 습관이 있으면 자신에게 친절을 베풀거나 타인의 친절을 있는 그대로 받아들이기가 어려운데, 그 이유는 그저 지금까지 해오던 일과 다르기 때문이다. 이런 사람들은 자신은 친절을 받을 자격이 없다는 두려움이 클 수 있다. 또한 친절을 받아들이면 무너지거나 통제력을 잃을까 봐 겁날 수도 있다. 아이스크림을 하나 더 먹으면 자기에게 친절을 베푸는 것이라고 우리 마음이 확신할 때, 자기 방종은 자기 통제와 손잡는다. 아이러니하게도 이 순간 우리가 할 수 있는 가장 친절한 행동은 자기 생각과 감정을 들여다보는 것이다.

Eat Right Now 모임 참여자를 대상으로 한 질적 연구는 우리가 자기 자신을 비난하거나 자기 방종에 사로잡히거나 식습관 회로 때문에 스트레스받을 때 마음에서 일어나는 일을 이해하면, 고질적인 습관 회로를 부술 수 있다는 점을 보여주었다. 아래는 우리의 발견을 설명한 논문에서 발췌한 글이다.

많은 사람에게 이런 행동은 대응 방식이며, 계기는 스트레스받거나 트라우마가 만들어진 사건이다. 한 여성은 이렇게 말했다. "폭식에 대해 의문을 품지 않았던 것 같아요. 그런데 이제는 새로운 세상을 볼 수 있게 된 것 같아요!" 자기 삶에서 섭식 장애의 역할을 이해하자 수치심이나 죄책감 같은 감정이 줄어들었고 ("판단하기 어려워. 난 인간일 뿐이고 이게 내 감정이야."), 이는 다이어트를 통해 식사를 '통제'하려던 이전의 시도와 종종 대비된다. 한 여성은 "그게 이 프로그램과 다른 프로그램의 중요한 차이점이에요. 기존의 다른 프로그램들은 몸무게가 줄어들거나 줄지 않았거나로 우리가 좋은 사람인지 나쁜 사람인지 결정하죠"라고 설명했다.

수치심과 죄책감을 덜어내자 사람들은 힘을 얻었고, 자기를 친절히 대하는 열린 마음을 지닐 수 있게 되었다. 감정적 고통을 먹는 습관으로 회피하지 않고 근본 원인을 해결하려는 욕구까지 생겼다. 한 참여자는 "내게는 매우 고무적이었는데, 이제 무슨 일이 일어나는지 알았으니까 바뀔 수 있을 것 같아요."라고 했다.

힘을 얻었다고 느끼면 자발적으로 선택할 더 위대한 능력을 얻고, 자신에게 긍정적인 감정을 갖게 된다. 약하다거나 실패했다는 이유로 스스로 비난하기보다 자신을 연민과 이해로 대하면서 우리가 그저 어려움을 겪고 있는 자신을 보호하려 했을 뿐이라고 인정한다.

프로그램 참여자 중 누군가는 "친절을 베풀면, 오랫동안 버티던 위원회의 목소리들이 완벽하게 사라져요. 나를 절망에 빠트리는 '만약'에 끊임없이 시달리는 대신, 친절한 목소리가 항상 함께하죠. 내 삶은 완전히 달라졌어요!"라고 간결하게 말했다.

우리는 낡고 쓸모없는 위원회에 환멸을 느낄 수 있다. 보상 가치가 떨어지면 위원회는 우리 머릿속에서, 그리고 우리 삶에서 사라질 것이다. 같은 방식으로 친절이 얼마나 기분 좋은지 깨달으면 친절의 보상 가치가 더 높아지면서 더 쉽고 명확하게 친절이 보내는 목소리에 귀 기울이게 될 것이다. 특히 오래된 목소리들이 떠났다면 말이다. '만약'이나 다른 비관론자와 비교할 때, 친절은 특히나 확실히 더 위대하고 훌륭한 제안이다.

친절도 연습할 수 있다

자신에게 친절을 베푸는 방법은 다양하겠지만 아주 간단한 것부터 시작해보자. 알렉스가 그랬듯이, 자기 비난적 혹은 자신에게 불친절한 습관 회로를 분석해보는 것이다. 여러분은 언제 자신에게 말을 걸며, 그때의 말투는 어떤가? '잠시 일어나 쉬자'는 몸의 말을 듣는 대신 책상에 계속 앉아 있기를 고집하는가? 정신 및 신체적으로 자기 자신에게 불친절한 행동은 단번에 감지하기 어려울 만큼 미묘하다.

수많은 징후를 탐색하던 나는 양치질할 때 자기 돌봄이 부족하다는 사실을 발견했다. 나는 빠르고 거친 동작으로 양치질하고 있었다. 여러분도 정신적이든 신체적이든 이런 습관적 행동을 발견했다면 "여기서 나는 무엇을 얻을 수 있지?"라고 물어보자. 그리고 그 결과에 주의 깊게 집중해본다. 그런 뒤, 시간을 들여 자신에게 진심 어린 친절을 베풀어보자. 스스로를 너무 힘들게 하지 말라고 당부하는 문장처럼 아주 간단할 수도 있다. "지금 왜 이런 기분인지 충분히 이해할 수 있어", "최선을 다하고 있어", "이대로도 아주 훌륭해(왜냐하면 넌 훌륭하니까!)", 그 외에도 마음을 울리는 말이라면 무엇이든 좋다. 경험을 있는 그대로 인정하는 것은 친절한 행동이다. 어떤 일이 일어나고 있음을 인정하는 건 현실을 부정하는 것과 전혀 다르다(여담이지만 만약 누군가가 우리에게 해를 끼칠 때, 이를 용납하라는 말이 아니다. 일어나는 일을 부인하기보다 수용하면 적절한 행동을 취할 수 있다).

타인에게 소소한 친절을 베풀면서 매혹 정보은행에 친절을 저축할 수도 있다. 여러분은 아무 대가를 바라지 않고 타인을 위해 열린 문을 잡아주는 일이 상당히 기분 좋다는 사실을 깨달을 것이다. 이런 결과들에 주의를 집중하면 여러분의 뇌도 이런 행동을 점차 즐기면서 친절은 서서히 습관으로 자리 잡을 것이다.

하지만 변화를 지속하려면, 안와전두피질이 친절 베풀기/그렇지 않기 두 가지 선택지 중에서 자유롭게 선택할 수 있게끔 해야 한다. 안와전두피질에 친절의 최대 잠재력과 보상 가치를 알려주려면 알아차림의 힘을 빌려야 한다. 어떤 유형의 친절이든, 여러분의 몸이 친절을 어떻게 느끼는지 주목하자. 그때의 기분을 잘 기억하고 훗날 이 기분을 쉽게 떠올릴 수 있을 때까지 이 과정을 반복한다.

친절 연습

조용한 장소에 편한 자세로 앉아 시작한다. 몸의 호흡을 따라가면서 마음을 비운다.

먼저, 친절과 대조되도록, 최근 자신에게 불친절했던 상황을 떠올린다. 몸이 어떻게 느끼는지 주의를 기울이고, 거기서 솟아오르는 감각에 잠시 주목한다.

이제 소중한 친구가 문을 열고 다가오는 상상을 해본다. 오랫동안 만나지 못했던 친구를 떠올려보자. 기분이 어떤가?

지금 이 기분과 바로 직전 여러분이 자신에게 불친절했을 때 느낀 기분이 어떻게 다른지 살펴본다. 가슴에서 온기가 차오르는가? 불안하거나 동요했던 마음이 조금 가라앉는가?

이제 아주 소중한 친구나 사랑하는 가족 혹은 연인을 떠올려본다. 아마 그들은 여러분이 조건 없이 사랑하거나 관대하게 여기는 존재일 것이다. 사람이 아니라 반려동물일 수도 있겠다.

이제 이들의 유익한 특성을 생각해보자. 문을 열고 들어오는 소중한 친구를 상상했을 때와 비슷한 감정이 몸에서 솟아오르는지 살핀다. 마음이 훈훈해지거나 가슴이 부풀 수도 있다. 심장께에서 뜨거운 뭔가가 느껴지기도 한다. 지금 당장은 아무것도 느끼지 못해도 괜찮다. 친절 연습을 하는 동안 몸을 계속 관찰한다.

이제 방금 마음속에 떠올린 대상에게 건넬 행복을 비는 문장을 몇 개 고른다. 아래에 예시 문장이 있지만 여러분 마음에 드는 문장이면 무엇이든 좋다.

이 점을 기억하면서 이제 첫 번째 친절 문장을 건네본다. "네가 행복하길"이라고 말해보자. 문장을 말하면서 숨을 들이쉬고 몸 전체로 호흡한다. **네가 행복하길.**

이제 두 번째 친절 문장을 건넨다. "네가 건강하길." 문장을 말할 때 숨을 들이쉬고 몸 전체로 호흡한다. **네가 건강하길.**

이제 세 번째 친절 문장을 건넨다. "네가 모든 해악에서 안전하길." 문장을 말할 때 숨을 들이쉬고 몸 전체로 호흡한다. **네가 모든 해악에서 안전하길.**

이제 마지막 친절 문장을 건네본다. "네가 기쁜 마음으로 자신을 배려하길." 문장을 말할 때 숨을 들이쉬고 몸 전체로 호흡한다. **네가 기쁜 마음으로 자신을 배려하길.**

몇 분간 이 문장들을 적절한 속도로 조용히 되뇐다. 친절 문장들과 여러분 몸속의 조건 없는 사랑의 느낌을 닻처럼 가라앉히고 현재 이 순간에 머무른다. 지금 감정이 미비하거나 강요된 듯 느껴지면 긴장을 풀고 문장에 집중한다. 꾸준히 하다 보면 시간이 흐르면서 능력도 강해질 테니, 억지로 하지 않는다. 마음이 흐트러지면 그저 어디로 흘러갔는지 인지한 뒤, 여러분의 가슴에 있는 친절 문장과 조건 없는 사랑의 느낌으로 돌아온다.

이제 자기 자신을 관찰한다. 여러분만의 좋은 특성을 상기해본다. 이 과정에서 저항이 느껴지면 주목한다. 그렇다. 우리는 스스로 깎아내리는 자기 비난에 익숙하다. 자기 비난에서 무엇을 얻는지 찬찬히 지켜보고 한쪽으로 밀어내본다. 자신에게 "나는 행복해지고 싶을까?"라고 묻는다. 그리고 이 질문을 마음 깊숙이 가라앉힌다.

자신에게 첫 번째 친절 문장을 건넨다. "내가 행복하길"이라고 말한다. 문장을 말할 때 숨을 들이쉬고 몸 전체로 호흡한다. **내가 행복하길.**

이제 자신에게 두 번째 친절 문장을 건넨다. "내가 건강하길." 문장을 말할 때 숨을 들이쉬고 몸 전체로 호흡한다. **내가 건강하길.**

이제 세 번째 친절 문장을 건넨다. "내가 모든 해악에서 안전하길." 문장을 말할 때 숨을 들이쉬고 몸 전체로 호흡한다. **내가 모든 해악에서 안전하길.** 그렇다. 이 문장은 말로, 감정적으로, 신체적으로 스스로 해치지 않고 타인에게서도 상처받지 않길 바라는 마음을 뜻한다.

이제 마지막 친절 문장을 건네본다. "내가 기쁜 마음으로 자신을 배려하길." 문장을 말할 때 숨을 들이쉬고 몸 전체로 호흡한다. **내가 기쁜 마음으로 자신을 배려하길.**

몇 분간 이 문장들을 적절한 속도로 조용히 되뇐다. 친절 문장과 여러분 몸속의 조건 없는 사랑의 느낌을 닻처럼 묵직하게 가라앉히고 현재 이 순간에 머무른다. 마음이 흐트러지면 그저 어디로 흘러갔는지 인지하고, 여러분의 가슴에 있는 친절 문장과 조건 없는 사랑의 느낌으로 돌아온다. 저항이나 긴장감, 혹은 다른 신체 감각을 인식했다면 그저 이를 기억한 뒤, 다시 문장들을 반복한다.

친절 연습에 몰입하기 어렵다면 아래에 대안이 될 만한 연습법을 따라 해봐도 좋다.

지금 여러분을 감싸고 보호해준다고 느껴지는 장소에 자리 잡는다. 의자에 앉아도 좋고 침대에 누워도 좋다. 눈을 감거나 시선에서 힘을 뺀다. 편안해질 때까지 호흡을 깊이 내쉰다. 호흡을 내쉴 때마다 얼굴과 몸의 과한 긴장을 풀어낸다. 몸을 지탱하는 의자나 침대에 조금 더 깊이 파고드는 몸무게를 느껴본다.

지금 기분이 어떤지 조심스럽게 확인한다. 친절하고 다정하게 여러분의 경험을 전체적으로 살펴본다. 지금 마음을 스쳐가는 생각에 주목한다. 느껴지는 감정이 무엇이든 간에 거기에 주의를 집중한다. 지금 이 순간 여러분의 몸은 어떻게 느끼는지 탐색한다.

여러분뿐만 아니라 누구나 이 연습을 어렵게 느낀다. 인간은 온갖 다양한 느낌과 감정과 경험을 겪는다. 종종 우리는 경험을 바꾸려고 애쓴다. 경험에 저항하거나 수정하려고 한다. 연민을 가지고 경험을 들여다보면 아무리 힘든 경험이라도 거기서 따뜻하고 친절하게 수용하는 법을 배울 수 있다. 그리고 여기서 얻은 것은 힘들 때 자신을 돌보는 데 도움이 된다.

그러니 여러분의 경험이 무엇이든, 경험을 존중하면 어떤 기분이 드는지 지금 당장 탐색해보자. 힘든 경험이 있었다면 이를 존중하고, "힘들게 느껴지고, 어렵지만, 이렇게 느끼는 건 당연한 거야"라고 말하면서 인정한다. 접촉을 활용할 수도 있다. 손을 가슴이나 배, 팔에 얹거나 손을 맞잡고 접촉에서 전해지는 온기와 배려에 집중한다.

힘을 주는 단어나 문장을 읊어도 도움이 된다. **친절하고 다정하게 나를 배려하길. 난 지금 최선을 다하고 있어.** 가장 든든하게 느껴지는 단어나 문장을 선택한다.

> 자신에게 배려와 연민의 감정을 건네주는 것이 무엇인지 탐색할 수도 있다. 이를 통해 자신을 향한 존중이 어떤 느낌인지 주목해보자. 누구나 배려와 연민을 지니고 있다는 점을 알면 언제든지 이 특성을 활용할 수 있다. 원하는 만큼 친절 연습을 해보자.
>
> 마지막으로 하루를 보내면서 배려와 연민을 언제든지 이용할 수 있다는 사실도 기억하자. 배려와 연민은 언제나 여러분 안에 있다. 여러분이 자신을 친절하게 계속 돌볼 수 있기를.

친절 연습은 언제 어디서든 할 수 있다. 거리를 걷다가 문득 마음속으로 친절 문장을 건네면서 해볼 수도 있다. 모두가 공감하는 친절 문장은 없다. 여기 나온 문장은 그저 예시일 뿐 여러분이 마음 가는 문장을 찾으면 된다.

친절 연습을 처음 시작하기가 어려울 수도 있다. 나도 그랬다. 처음 마음챙김을 배우면서 자애심loving-kindness을 접하게 되었는데, 1970년대 히피들의 뜬구름 잡는 사랑론처럼 들렸다. 나는 자애심을 평가하는 대신 시도한 후에야, 자애심이 얼마나 유용한지 몸소 깨달았다. 전공의 시절, 자전거를 타고 병원에 출근하면서 나는 친절 연습을 했다. 나를 향해 경적을 울리는 자동차 운전자에게 짧은 친절 문장을 건네고, 이어 내게도 건넸다. **당신이 행복해지길, 그리고 나도 행복해지길.**

이 행동은 그날 내 하루의 분위기를 결정했다. 누군가가 내게 경적을 울려서 기분이 나쁜 날과는 상당히 대조적으로 현재에 더 충실할 수 있었고, 환자와 동료들에게도 친절을 베풀 수 있었다.

만약 느긋하게 친절 연습을 할 만큼 마음에 여유가 없다고 투덜대는 중이라면, 레너드 코헨^{Leonard Cohen}의 〈송가^{Anthem}〉 노랫말 속 현명한 조언을 들려주고 싶다. "완벽해지겠다는 생각은 버려라." 여러분의 결함은 세상의 빛이 여러분을 비추는 방식이다. 더불어 독특하고 진실한 여러분의 빛을 세상에 비출 방법이라고 덧붙이고 싶다.

스스로 친절을 베푸는 방법

나는 피자를 폭식하는 타샤에게 자기를 친절히 대하는 연습을, 특히 수치심의 소용돌이에 빠져드는 순간에 해보라고 권했다. 몇 달에 걸친 연습은 타샤의 인생관을 송두리째 바꾸었다. 타샤는 폭식을 거의 완벽하게 중단했고, 피자를 딱 한 조각만 먹으면서 피자의 맛을 진심으로 즐기게 되었다고 말했다. 피자는 적이 아니었고, 이제 타샤는 이 사실을 명확하게 알 수 있었다. 자신의 적이 되는 대신 타샤는 자신의 친구가 되었다. 스스로 소중히 여기게 되면서 관계를 상상하는 대신 실제로 데이트를 시작했다.

더 심오한 친절 연습이나 자기 연민 연습이 하고 싶다면, 훈련하거나 '배울' 방법은 많다. 크리스틴 네프^{Kristin Neff}가 만든 자기 연민 강의를 예로 들 수 있겠다. 더 전통적인 방법은 모든 주요 종교에서 볼 수 있는 기도, 예배 같은 의례를 들 수 있으므로, 만약 여러분이 종교를 가지고 있다면 성직자나 종교단체 지도자와 상의해보기를 권한다. 어떤 형식을 선택하는지는 중요하지 않다. 여러분이 자기 비난 대신 자기애의 보상 가치가 얼마나 높은지에 주의를 집중하는 것이 더 중요하다. 이것이 여러분이 자유로워지는 방법이다.

✅ **오늘의 실천**

자기 친절을 연습하자

하루 동안 자신의 정신 및 신체 행동을 관찰하자. 그러다가 스스로에게 불친절한 습관을 발견하면 "여기서 무엇을 얻을 수 있을까?"라고 자문한다. 재키처럼 여러분도 습관적으로 '비난과 평가'라는 색안경을 끼고 세상을 바라봤다면, '배려와 친절'이라는 안경으로 바꿔 끼었을 때 여러분의 시야와 인생관은 어떻게 변할까? 타인에게 단 한 번이라도 친절을 무작위로 베풀 수 있는가?

그러면 이번에는 자신에게 딱 한 번, 친절을 베풀어보면 어떨까? 일단 습관이 되면, 하루에 한 번으로 만족하지 말자. 특히 습관이 저절로 움직이면서 친절한 행동이 하루를 얼마나 기분 좋고 기쁘게 할지 되돌아보자.

요령이 생길 때까지 이 책 326~331쪽의 친절 연습 과정을 읽기만 해도 충분하다. 하루 동안 머릿속에서 친절한 목소리가 얼마나 자주 들려오는지 주의를 기울이고, 들려오는 목소리에 이름을 붙여주자. 그리고 주목해보자. 친절한 목소리가 여러분을 얼마나 행복하게 하는지 의식한 뒤, 친절한 목소리를 위원회에서 승진시켜 마이크를 쥐여주고 더 많이 말하게 하자.

Plus page

트라우마에 대해

레스콜라-와그너 모델은 반세기 동안 쥐부터 인간에 이르는 동물의 행동을 예측하고 설명해왔다.

강화학습의 이론적 모델은 종이가 발명되기 수백 년 전의 고대 불교심리학까지 거슬러 올라간다. 무작위 배정 임상 시험(대조군과 실험군을 무작위로 배정해 신약이나 새 치료법의 효과와 안정성을 평가하는 시험. 피험자와 연구자 모두 대상이 어떤 집단인지 모르게 맹검 방식을 차용한다-옮긴이)을 통해 강화학습 모델을 흡연부터 불안, 과식까지 다양한 행동에 적용하면, 의미 있고 실제적인 영향을 미친다는 사실을 증명할 수 있다.

그러나 긍정적 및 부정적 예측오류가 행동을 변화시키고, 여기에는 알아차림이 필요하다는 레스콜라-와그너 모델에는 '개인의 역사'라는 요인이 빠졌다는 사실이 뚜렷하게 보인다. 뚜렷하다고 강조하는 이유는 진료실에서 환자를 마주할 때마다 이 사실을 절실히 깨닫기 때문이다. 환자를 더 효과적으로 도우려면 그들의 개인사를 알아야만 한다.

특히 트라우마를 가진 환자라면 더 그렇다. 트라우마는 다양한 반응을 유발할 수 있는 매우 개인적인 경험이라서 트라우마를 다루는 방식조차 트라우마를 촉발하는 계기가 될 수 있다.

만약 여러분이 책을 읽는 동안 과거의 어떤 사건 때문에 숨쉬기가 버거울 만큼 괴롭다면 언제든 책을 덮고 이 책에서 배운 훈련 중 하나, 예를 들어 주목하기 기법이나 친절 연습으로 자신을 진정시킨다. 아니면 이 글의 맨 마지막에 나오는 '오늘의 실천' 코너로 건너뛰어서 '다섯 손가락 호흡법' 같은 마음챙김 기법을 익힌다. 치료사에게 배운 진정 훈련을 하거나 지역 네트워크에 도움을 청해도 좋다.

나는 식습관 패턴이 방어 기전으로 굳어지는 과정을 발견하면서 과학과 환자를 실용적으로 연결할 수 있었다. 강화학습은 우리를 위험에서 보호하는 기전이다. 뭔가 나쁜 일이 일어나면 우리는 앞으로 그 일을 회피할 방법을 찾는다. 트라우마의 경우, 뇌가 할 수 있는 일은 딱 한 가지다. 진짜 심각한 트라우마부터 사소한 것까지 어떤 트라우마든 간에, 우리 뇌는 같은 회피 기전을 들고 나온다. 트라우마를 회피하는 방법을 배우고 그 방법이 통하면 같은 행동을 반복한다.

예를 들어 앞서 각주에서 언급했듯이, 내 환자 중에는 원치 않은 성적 접근을 차단하려 일부러 몸무게를 늘린 사람이 있었다. 고통스러운 기억과 감정을 억누르기 위해 먹는 방법을 선택한 타샤도 예로 들 수 있다. 환자들이 자신의 트라우마에 대해 이야기할 때마다 나는 가슴이 아팠다. 너무나 많은 사람들이 일어난 일을 피하기 위해 뭔가를 해야만 했다고 생각하며 죄책감을 느끼고, 죄책감이 촉발하는 수치심의 소용돌이에 빨려 들면서 자신을 부끄럽게 여긴다. 때로는 자신이 어딘가 잘못되었다고 생각하기도 한다. 나는 조심스럽게 그들이 잘못되지 않았으며 그들의 잘못이 아니라고 말해준다. 환자들은 잘못되지 않았다. 환자들이 이런 습관 회로에서 빠져나오도록 돕기 위해 나는 항상 같은 말을 해준다. 많은 사람들이 '내 잘못이야'라는 생각에 너무 오래 빠져 있던 탓에 그게 사실이 아닐지도 모른다는 생각조차 하지 못한다.

어린 시절의 트라우마라면 수치심의 역사는 특히나 견고하다. 성인과 비교할 때 아이들은 자신의 환경을 통제할 힘이 더더욱 부족하기에 **내 잘못이야**라는 생각은 아이들이 내놓을 수 있는 유일한 대응책이 되기도 한다. 그리고 이 상태가 오래될수록 이 생각은 더 견고해진다.

여러분이 트라우마를 겪은 적 있다면 진심으로 위로를 전한다. 그렇지만 그것은 여러분의 잘못이 아니다. 또한 여러분에게는 오랫동안 반복된 '내 잘못이야' 레퍼토리를 바꾸고, 이로부터 딸려 왔던 수치심을 극복할 수 있는 힘이 있다.

그러면 인간이라는 종 전체를 생각할 때, 레스콜라-와그너 모델은 틀렸을까? 뭔가 놓친 것이 있을까? 어린 시절이나 개인사라는

변수를 넣어야 할까? 그렇기도 하고 아니기도 하다.

먼저 '아니다'부터 생각해보자. 앞서 나는 레스콜라-와그너 모델이 작동하는 데는 '어린 시절'이라는 변수를 고려할 필요는 없다고 언급했다. 이제 이 주장에 숨은 더 미묘한 의미를 살펴보자. 우리의 과거는 현재의 습관, 즉 지금 우리가 행동하는 방식을 정한다. 지금 우리가 하는 행동은 미래의 습관을 결정한다. 행동의 결과에 주의를 집중하면 다음 세 가지 중 하나가 일어난다. (1) 예상보다 보상이 크면 긍정적 예측오류를 통해 앞으로 이 행동을 더 많이 반복한다. (2) 예상보다 보상이 적으면 부정적 예측오류를 통해 앞으로 이 행동을 반복할 가능성이 줄어든다. (3) 예상이 적중하면 예상이 빗나가지 않았으므로 과거의 행동을 똑같이 반복한다. 즉, 습관은 그대로이며 행동은 늘어나거나 줄어들지 않는다.

그러나 이 모든 것은 행동 자체에 엄청나게 주의를 집중하는지에 달려 있다. 행동과 그 결과에만 초점을 맞추면 레스콜라-와그너 모델은 예외 없이 잘 적용된다.

이제 '그렇다'를 살펴보자. 뭔가 빠진 것이 있다. 인간으로서, 우리를 인간으로 만드는 것은 우리의 역사, 우리의 이야기다. 우리는 과거를 돌아보고 미래를 걱정한다. 우리는 이런 행동을 정말 많이 한다. 이제는 정설이 된 한 연구 결과에 따르면, 인간은 깨어 있는 시간의 절반을 과거와 미래 사이에서 방황하면서 흘려보낸다. 그러다 트라우마를 겪으면 뇌는 과거를 회피하고 미래에 같은 일이 반복되는 것을 막을 방법을 학습한다. 예를 들어 부정적인 감정을 억누르려고 먹으면, 일단 부정적인 감정을 촉발하는 과거의 기억을 회피하는 데 도움이 된다. 그러면 뇌는 과거에 일어났던 일이 미래에 발생하는 상황을 막는 것과 먹는 행동을 연관시킨다. 이는 무의식적인 과정이며 우리 잘못이 아니다. 뇌가 우리를 지키기 위해 최선을 다한 결과다.

그렇다면 '그렇다, 모델은 정확하다'와 '아니다, 모델에 개인사를 포함해야 한다'를 어떻게 조율할 수 있을까?

과거와 미래가 맞닿는 유일한 지점은 현재뿐이다. '지금 여기'가 과거를 이용해서 미래를 바꿀 유일한 시간이다. 이 작업을 통해 과거를 있는 그대로 직시하고, 무심코 혹은 습관적으로 과거를 현재로 끌어오지 않는 법을 배울 수 있다. 그리고 미래로 나아갈 수 있다(다시 말하는데, 이것은 우리 잘못이 아니다. 뇌는 그저 우리를 도우려고 애쓰는 것뿐이다). 예를 들어 환자가 불안, 공포, 과식, 혹은 이 모두로 힘들어할 때, 종종 환자의 뇌는 전혀 위험하지 않은 상황임에도 습관적으로 위험 신호를 보낸다. 과거의 위험은 더는 존재하지 않지만 경고 신호는 계속 울리고 있어서 환자의 경계 태세를 끌어올리거나 이를 계기로 먹는 행위를 촉발시킨다. 비유하자면 부엌에 달린 화재경보기와 같다. 화재경보기가 잘못 설정되어 있다면, 즉 연기뿐만 아니라 증기도 감지하도록 설정되어 있다면 오경보가 수도 없이 울릴 것이다. 진짜 불이 났을 때만이 아니라 물이 끓기만 해도 경보가 울릴 것이다. 부엌에서라면 경보를 무시하는 법을 배우면 된다. 성가시기는 해도 참을 수는 있을 테니까. 하지만 경보가 머릿속에서 울린다면 이걸 무시하기는 훨씬 어렵다.

달아나거나 먹으라는 경보, 혹은 달아나면서 먹으라는 경보가 울리면 무시하기가 정말 어렵다. 여기서 우리는 과거에 현재라는 빛을 비출 수 있다. 환자나 프로그램 참여자에게 나는 제일 먼저 기본적인 진정 훈련, 그러니까 주목하기 기법, RAIN 훈련, 친절 연습부터 단순하게는 주변의 소리에 귀 기울이기, 앞에 있는 대상을 관찰하는 데 집중하기, 다섯 손가락 호흡법 등을 알려준다.

공황에 빠졌거나 폭식하는 중이라면 우리 뇌는 자동 조종되는 불도저와 같다. 이 상태는 추진력이 매우 커서 무작정 앞에 뛰어들어 멈추게 할 수는 없다. 하지만 우리는 엔진을 끄는 방법은 배울 수 있다. 다시 말해 여러분의 전전두엽피질이 오프라인 상태라면 제일 먼저 해야 할 일은 이를 다시 온라인 상태로 되돌리는 것이다. 진정 훈련으로 우리는 현재에 머무르고, 따라서 우리가 불도저처럼 밀고 나가는 행동이 무엇이든 속도를 줄여 결국 멈추는 것도 가능하다. 또한 호기심과 친절로써 강렬한 감정 그 자체를 수용하면서 자기 자신을 돌볼 수도 있다.

일단 진정되고 전전두엽피질이 온라인 상태로 돌아오면 전전두엽피질을 다시 활용할 수 있다. 가끔 이렇게 묻는 사람이 있다. "지금 내가 위험한가요?" 이런 질문을 받으면 나는 이들을 현재에 더 깊숙이 집중케 하면서 정말 위험한지 주변을 스스로 둘러보게 한다. 실제 상황인가? 아니면 습관인가?

진정하면서 현재에 감각과 알아차림의 닻을 내리면 중요한 일을 두 가지 할 수 있다. 먼저, 과거와 현재를 분리할 수 있다. 위험 신호에 대한 대응이 먹는 행동이라면 이를 습관적 행동으로 분리해서 그 행동의 현재 결과에 집중할 수 있다. 결과를 확대해서 관찰하면 부정적 예측오류의 힘으로 행동을 바꾸고 그다음 과제도 할 수 있다. 바로 화재경보기의 오경보를 조정하듯이, 이 위험 신호를 인식해서 재조정하는 것이다.

위험 신호를 재조정하는 기법과 치료법 연구는 상당하며, 마음챙김 훈련부터 안구운동 둔감화 및 재처리 기법^{EMDR, Eye movement desensitization and reprocessing Therapy}까지 다양하다. 치료법에는 공통점이 최소한 하나 있다. 감정을 현재 이 순간의 감정으로 경험케 하고 사고와 기억과는 다른 것으로 분리해서 보게 한다는 점이다. 기억은 습관적으로 촉발하는 감정적 반응과 분리될 수 있다. 기억을 과거의 기억으로 인지하면서 습관적으로 정신 및 신체적인 반응을 하지 않도록 학습할 수 있다. 이 같은 방식으로 우리는 기억과 감정을 분리하고 습관 회로에서 벗어난다.

위험 신호를 재조정하여 경고음 소리가 작아지면, 오래된 정신 패턴이 지금의 우리에게 얼마나 해로운지 더 명확하게 인식할 수 있다. 과거에는 보호 기전으로 작용했을 수도 있는 이 기능이 일시적인 습관에서 반영구적인 습관으로 굳어졌다. 아이러니하게도 과거의 보호 기전이 현재의 우리를 해치고 있으며 앞으로도 그럴 것이다. 이는 마치 우리가 자란 탓에 더 이상 맞지 않는 즐겨 신던 신발과 같다. 익숙하기에 우리는 그 신발을 계속 신는다. 신발 때문에 생기는 현재의 고통을 익숙하다며 무시하기까지 한다.

반동적으로 음식을 먹거나 이제 더는 도움되지 않는 습관 회로에 빠지지 않고도 강렬한 감정 그 자체를 받아들일 수 있다는 걸 더 많이 배울수록 과거를 더 많이 치유할 수 있다. 과거의 끔찍했던 환경에서 자기 나름의 최선을 다했다는 사실을 알면 그제야 비로소 어린 시절의 자신을 존중할 수 있다. 과거를 존중할 수 있어야 이를 바탕으로 떨치고 싶은 습관을 바꾸고 앞으로 나아갈 수 있다. 낡은 신발이 더는 발에 맞지 않은 데다가 사실은 발을 망가뜨리고 있는 사실을 깨달으면, 뇌는 자연스럽게 새 신발을 찾기 시작한다.

사례를 하나 들어보겠다. 주마다 실시간으로 진행하는 줌 모임에서 누군가가 어린 시절 트라우마를 다루는 방법에 대해 논의해 달라고 요청해왔다. 이런 실시간 온라인 모임에서는 200명 이상의 사람들 앞에서 자기 경험과 관련된 주제를 1대1 대화 방식으로 털어놓는다. 그래서 나는 요청자에게 '그때로 돌아가기'를 해도 괜찮은지 먼저 확인하고 모임 참여자 모두에게도 주지한 뒤, 그의 기억을 파고들기로 했다.

나는 요청자에게 그가 가진 습관 회로를 설명해 달라고 했다. 그는 어린 시절에 트라우마를 겪은 후, 걱정하는 습관으로 자신을 보호했다. 그것이 자신을 안전하게 지키려는 그만의 방법이었다. 우리는 걱정하는 습관이 당시 그가 스스로 통제한다는 느낌을 받을 유일한 방법이 된 과정에 관해 대화를 나눴다. 이어 그는 불안 완화 프로그램 unwinding anxiety program 을 통해 걱정하는 습관이 지금의 자신에게 도움되지 않는다는 사실을 깨달았다. 오래된 신발이 그의 발을 아프게 하고 있었다. 나는 그에게 오래된 전략에서 벗어나 자신을 돌볼 새로운 방식을 배웠는지 물었다. 그는 고개를 끄덕였다.

나는 그에게 어린 시절의 자신을 존중하고 자신을 보호하려 했던 모든 일을 인정하면서 이제 과거를 보내주고 현재를 살면서 앞으로 나아갈 수 있는지도 물었다. 그는 할 수 있다고 답했다. 어렸던 자신을 존중하는 일은 정말 중요했다고도 덧붙였다. 그는 지금의 자신에게 딱 맞고 앞으로 나아가도록 도울 새 신발을 신을 준비가 되었다.

이 과정이 쉽다거나 모두가 거쳐야 한다는 뜻은 아니다. 하지만 이 이야기는 우리 자신을 존중하는 방식과 현재의 습관 회로, 그리고 더는 우리에게 적합하지 않은 낡은 습관 회로를 벗어나는 방법을 결합하면, 과거는 과거로 남겨두고 더 밝은 미래로 나아갈 수 있음을 보여준다.

> ✅ **오늘의 실천**

다섯 손가락 호흡법을 훈련해보자

사고하고 계획하는 뇌인 전전두엽피질 영역 중 위 옆면을 배외측 전전두엽피질 dorsolateral prefrontal cortex 이라고 한다. 배외측 전전두엽피질은 작업 기억에서 중요한 역할을 하는데, 바로 즉각적인 의식적 지각력과 언어 과정에 관여한다. 기본적으로 우리가 지금 당장 사용할 정보, 예를 들어 쇼핑 목록이나 전화번호 등을 기억하는 작업을 담당하는 영역이다.

스트레스받거나 불안을 느낄 때 이런 정보를 기억하기가 더 힘들다는 사실을 아는가? 우리 뇌는 컴퓨터와 비슷하다. 작업 기억에는 정보를 많이 저장할 수 없다. 만약 심각한 걱정거리가 있다면 그 걱정이 너무 많은 공간을 차지하기 때문에, 회의에서 조금 전에 누군가가 했던 말을 기억하기가 더 어렵다. 그러면 뇌가 더 효율적으로 일하도록 이 공간을 비우려면 어떻게 해야 할까?

앞서 마음챙김 훈련으로 전전두엽피질을 다시 온라인으로 되돌릴 수 있다고 말했다. 하지만 이 일이 정말 어려울 때도 있다. 호흡이나 발에 얼마간 주의를 집중해야 하지만, 작업 기억 공간이 걱정으로 가득 찼다면 이 단계가 몸과 마음을 진정시키는 데 적절하지 않거나 강제적으로 느껴질 수 있다.

여기서 사소하지만, 뇌의 RAM을 재부팅하는 요령을 공개한다. 마음챙김 기법의 하나인 다섯 손가락 호흡법 five-finger breathing 이다.

이 기법은 무척 간편해서 누구든 어느 때나 써먹을 수 있다.

먼저 오른손을 앞으로 내민다. 왼손의 집게손가락을 오른손 엄지손가락의 바깥면 아랫부분에 갖다 댄다. 호흡을 들이마시면서 오른손 엄지손가락 아랫부분부터 맨 윗부분까지 올라갔다가 호흡을 내쉬면서 내려온다. 그다음 오른손 집게손가락, 가운뎃손가락, 약손가락, 새끼손가락 순으로 똑같이 시행한다. 모든 손가락을 반복했으면 이번에는 새끼손가락부터 엄지손가락까지 반대 방향으로 똑같이 반복한다. 손가락 몇 개를 왔다 갔다 하며 호흡하는 게 무슨 소용이냐고? 걱정에 사로잡혀 있는 것보다는 낫지 않을까?

방법은 무척 간단하지만 여러 감각을 동시에 집중시키는 다섯 손가락 호흡법의 효과는 매우 탁월하다. 손가락을 보면서 감촉을 느끼는 동시에 호흡에 주의를 집중해야 한다. 시각과 촉각 같은 여러 감각이 관여할 뿐 아니라 손의 움직임과 호흡처럼 여러 부위를 의식하며 동작해야 한다. 그러려면 뇌의 RAM을 상당 부분 동원해야 하는데, 이는 걱정거리를 몰아내기에 충분하다.

다양한 감각과 여러 부위를 의식하면서 RAM 공간을 모두 사용하면 걱정거리는 잠시 잊게 될 것이다. 여러분이 진정되면 걱정거리는 과거와 같은 힘을 갖지 못할 것이다. 자극이 사라지면서 걱정거리에 쓰이는 에너지가 줄어들 테고, 그러면 지금 당장 행동해야 한다고 여기는 대신 놓아버리거나 그저 생각으로 치부하기가 더 쉬워진다.

Day 20

자신의 경험을
전적으로 신뢰하기

이 책의 결론이 궁금한가? 어쩌면 몇 장이나 남았는지 책을 뒤적이거나 최후까지 내가 아껴둔 비밀스러운 지혜가 무엇일지 마지막 장을 훑어봤을 수도 있겠다.

여러 해 동안 Eat Right Now 프로그램 참여자에게 제일 많이 받은 질문은 다음 질문들의 변형 질문에 불과했다. "이게 정말 될까요?", "변화가 계속될까요?" 이런 점이 바로 내가 뇌과학을 좋아하는 이유다. 오랜 습관을 버리든 새 습관을 만들든, 습관 변화에 관한 한 뇌 영역의 흥미로운 점은, 이 영역은 오직 한 가지 방식을 따르며 이 한 가지 방식만을 지킨다는 것이다.

바로 보상 가치의 변화다. 잠시라면 속을 수 있지만 일단 행동의 결과가 우리에게 이롭지 않다는 점을 명확하게 알면 이미 아는 사실도 모르는 척할 수 없다.

알아차림 훈련을 시작한 후, 트레이시와 음식 간의 관계가 어떻게 바뀌었는지 확인하기 위해 그녀에게 그동안의 경험을 돌아봐 달라고 요청했다. 트레이시는 어느 정도 시간이 걸렸지만 "지금은 마음챙김 식사의 결과가 예전으로 퇴행하지는 않으리라고 생각합니다"라고 이메일을 보내왔다. 트레이시는 어떤 문제든 먹는다고 해서 해결되지는 않으리라는 생각으로 고군분투했다며, 특히 빨리 위안을 얻어야 한다는 절박함과 매우 이성적이며 올바른 생각이 맞서곤 하면서 자주 어려움을 겪었다고 했다. 그녀는 이렇게 설명했다.

> 이젠 생각하지 않아도 몸이 압니다. 내가 불안, 분노, 슬픔, 지루함, 혹은 다른 불편한 감정(그냥 썩 좋지는 않거나 실존주의적 문제이거나 상관없이)을 느낄 때, 내 몸에 필요한 양보다 더 많이 먹는 행동은 문제 해결에 전혀 도움되지 않는다는 사실을 '뼈저리게' 알았어요. 물론 때론 알아차림이 완벽하게 안 되기도 해요. 허겁지겁 음식에 손을 뻗다가도 곧 멈추고 "어, 이게 소용없는 짓이라는 걸 **아는데**… 불편한 감정에 백기를 들어야겠네. 어휴!"라고 생각할 때도 있죠. 분명한 건, 크든 작든 고통은 설탕 덩어리 과자나 지방 덩어리 간식, 칵테일, 담배, 쇼핑(내가 하려는 그 밖의 모든 것들) 그 어느 것으로도 치유되지 않는다는 걸 내가 알고 있다는 점입니다. 이보다 더 좋은 점은 탄수화물 크래시(혈당이 급

격히 떨어지면서 식사 후 시작되는 피로감-옮긴이), 당 두통, 칵테일 숙취, 죄책감을 처리할 필요가 없다는 거고요. 여러 해 동안 식습관에 관심을 기울이고, 이 쓸모없는 식습관을 자세히 관찰하고 어떤 식으로든 일어날 결과를 지켜보고 나자, 먹는 행동은 신체적인 허기만 충족할 수 있다는 사실을 깨달았습니다. 이 사실을 알고 나니 먹어도 감정적 허기가 누그러지지 않더라고요. 감정적 허기를 진정시키는 유일한 방법은 슬픔을 토해내고, 분노를 밀어내며, 불안할 때 잠시 멈추는 행위뿐임을 알았죠. (…) 그리고 감정은 언젠가는 반드시 지나간다는 사실도요. 더는 나 자신한테 이 사실을 확신시키지 않습니다. 나는 정말로 이 사실을 알고 있으니까요.

트레이시가 말해주듯이, 변화한 습관이 만족스러운 보상을 제공하고 그렇게 보상을 얻은 정보가 충분히 축적될 경우, 새로 형성된 습관을 되돌릴 방법은 없다. 그러나 이 과정을 일으키려면 자기 자신을, 자신의 뇌를 믿어야 한다. 호기심으로 가득한 알아차림을 반복하는 한, 안와전두피질은 우리를 절대로 배신하지 않는다. 하지만 여러분이 뇌를 신뢰하기까지는 시간이 다소 걸릴 수 있다. 특히나 오랫동안 다양한 길을 수없이 달렸지만 막다른 길 넘어 막힌 길만을 발견해왔다면 더 그럴 것이다.

자기를 신뢰할 경험 쌓기

여러분은 이 책에서 습관 변화를 위한 여러 개념을 익혔다. 지금쯤 여러분의 마음이 움직이는 방식을 더 깊이 이해했기를 바란다. 하지만 책을 읽기만 해서는 식습관을 마술처럼 바꿀 수 없다. 앞서 말했듯이, 사고하는 뇌가 느끼는 몸보다 더 강하다면 여러분은 지금 다른 상황에 부닥쳤을 것이다. 이럴 때 필요한 유일한 개념은 '멈추는' 것이다.

감각을 느끼는 몸은 행동을 이끈다. 다행히 여러분이 주의를 기울이고 몸이 보내는 신호를 잘 듣기만 해도 몸은 건강에 좋은 행동을 현명하게 선택한다. 따라서 이 책을 쉬지 않고 읽었든, 올바른 정보를 얻으려는 충동에 뇌에 주는 사탕처럼 대략 훑었든, 손에 형광펜을 들고 중간중간 메모하면서 주의 깊게 읽었든 다음 단계의 핵심은 여태껏 배운 개념을 굳건히 하기 위해 여러분이 직접 경험하는 것이다. 경험해야만 개념이 지혜로 바뀐다.

신뢰에는 두 가지 유형이 있다. 하나는 새로운 것을 시도할 때 나타나는 신뢰의 도약이다. 우리를 앞서가는 누군가를 보면서 이런 도약을 경험하곤 한다. 호수나 깊은 물웅덩이 속으로 뛰어들고 싶지만 물이 얼마나 차가울지 몰라 망설여진다면, 친구들이 먼저 뛰어들기를 기다릴 수 있다. 먼저 뛰어든 친구가 웃음을 띤 채 수면 위로 올라오면, 그제야 친구를 믿고 물속으로 뛰어든다.

내 환자들도 내가 흡연을 권하거나 그들 스스로 금지한 음식을 먹으라고 격려할 때 이런 신뢰의 도약을 경험하곤 한다. '그래,

의사가 하라고 했으니까.' 나를 믿고 내가 제안한 행동을 따른 환자들은 결과에 주의를 집중하면서 두 번째 시도가 어떻게 될지 처음으로 짐작할 수 있다. 이 과정을 통해 그들은 더 중요한 유형의 신뢰를 얻는다. 나는 이를 증거에 기반한 신뢰라고 부른다. 증거 기반 의학은 경험(연구)을 바탕으로 치료한다. 하지만 여기서 나는 "의사인 저를 믿으세요"에서 한발 더 나아가려 한다. 나는 환자들이 자기 자신을 신뢰하기를 바란다.

여러분이 이 책의 기획대로 하루에 한 장씩 따라왔다면 각 Day의 끝에 나오는 '오늘의 실천'에서 설명한 훈련이나 기법을 익혔을 것이다. 그러면서 자신에 대한 중요한 정보도 수집했을 것이다. 이 책에서 배운 훈련이나 기법은 여러분이 기반으로 삼을 증거를 직접 얻도록 돕는다. 지금까지 환멸감 정보은행 계좌를 얼마나 채웠는가? 건강에 해로운 음식으로 배를 채우고, 배고프지 않을 때 먹고, 탐닉의 절벽에서 떨어지는 일에 여러분의 뇌가 환멸감을 느끼게 할 증거는 얼마만큼 모았는가? 여러분의 기분을 좋게 하고 에너지를 공급하는 음식, 쾌락 안정기에 도달하면 자연스럽게 먹기를 멈추는 디저트의 적당한 양 등 매혹 정보은행을 구축할 증거는 얼마나 수집했는가?

내가 신경과학자, 혹은 신경과 의사니까 이 책에서 소개한 개념을 신뢰하라고 강요하는 것이 아니다. 내가 연구해서 사람들에게 효과가 있었으니까 이 프로그램을 믿으라고 권하는 것도 아니다. 덮어놓고 이 프로그램을 믿으라는 말도 아니다. 여러분은 이제 충분히 도구를 갖추었다. 지금 할 일은 도약하는 것뿐이다. 뛰어들어서 헤엄칠 수 있는지 직접 관찰하는 것이다. 여러분은 할 수 있다.

Eat Right Now 프로그램의 한 참여자는 다음과 같이 말했다.

우리는 스스로 이 연습을 해나갈 수 있다고 믿어야 하며, 이 믿음은 각자 수집한 자신의 증거로 굳건해질 수 있습니다. (…) 저는 이 프로그램이 효과가 있고, 제대로 연습하면 유익하다는 점을 확인했죠. 더불어 연습을 게을리하면 얼마나 쉽게 오래된 습관으로 회귀하는지도 알았고요. 새로운 습관을 정착시키려면 연습을 반복, 또 반복해야 합니다. 이런 연습의 과정을 새로운 습관으로 만들 수 있으며, 연습을 포기하고 오래된 습관으로 되돌아가지 않겠다는 자기의 믿음이 무엇보다 중요하고요.

매일 스스로 증거를 얼마나 쌓을 수 있는지 알아보자. 지혜는 경험에서 우러나온다. 여러분은 지금까지 삶의 경험에서 많은 지혜를 얻었다. 이 지혜를 바탕으로 호기심과 친절에 의지해서 더 많은 정보를 수집할 수 있다.

✅ 오늘의 실천

신뢰할 만한 경험을 얼마나 쌓았는가?

잠시 멈춰서 여러분이 얼마나 멀리 왔는지 확인해본다. 여러분이 이 일을 해낼 수 있다는 증거를 경험에서 얼마나 비축했는가? 마음챙김 식사를 몇 번이나 실천했는가? 쾌락 안정기를 탐색했는가? 허기 테스트를 해보았는가? 갈망의 도구 1과 2를 사용했는가? 돌아보기를 몇 번 했는가? 돌아보기는 여러분의 기억이 더 명확하고 생생해지는 데 얼마나 도움이 되었는가?

정보를 얼마 모으지 못했다면 바로 지금 앞으로 되돌아가 천천히, 훈련을 차례대로 해본다. 다음 장으로 성급하게 넘어가지 말고 각 장의 훈련을 충분히 활용해서 며칠 동안 정보를 수집해보자. 다음 몇 주 동안 정보를 얼마나 더 모을 수 있는지 알아본다. 그리고 거기서 멈추지 말자. 계속 정보를 수집하자!

Day 21

가장 위대하고
훌륭한 제안

최근에 Eat Right Now 프로그램을 시작한 참여자가 이렇게 물었다. "일해야 하는데 너무 피곤할 때는 어떻게 해야 할까요? 작업 효율을 높이려면 에너지를 주는 초콜릿을 먹어야 하지만 에너지가 달릴 때마다 초콜릿에 의존하는 습관을 없애고 싶습니다. 피로와 꼼짝달싹 못하는 기분 둘 다 어떻게 해야 할지 모르겠습니다."

이 질문은 우리가 삶을 얼마나 자주 난도질하는지 보여준다. 일하다 피곤하면 우리는 초콜릿을 먹거나 카페인이 든 음료를 마신다. 업무 시간이 부족하면 여러 일을 동시에 한다. 물론 우리는 피로해지고 싶지 않다. 생산성도 더 높이고 싶다. 젠장, 행복하기보다 스트레스받기를 더 바라는 사람이 누가 있겠는가?

욕구를 채우는 대신 필요를 충족하라

우리는 초콜릿이나 카페인이 든 음료로 에너지를 충전하는 단기 '해결책'에 갇혀 있지만, 그 결과에는 주의를 집중하지 않는다. 시간이 지날수록 더 많은 초콜릿과 카페인이 필요하고, 어느 순간 한계에 도달하면 추락할 것이다. 왜 그럴까? 생존과 번영에 유리한 필요를 충족하는 대신 단기 욕구를 채우는 데 급급하기 때문이다. 여기서 매슬로의 욕구 단계 이론 Maslow's hierarchy of needs 을 짚고 넘어가자.

심리학자 에이브러햄 매슬로 Abraham Maslow 는 인간이 가진 본능적인 욕구가 무엇이며 어느 것을 충족해야 신체 및 심리 건강에 이로울지에 깊은 관심을 보였다. 그는 후에 매슬로의 욕구 단계 이론으로 알려진 개념을 광범위하게 저술했다.

욕구 단계 이론은 층층이 쌓인 케이크처럼 생긴 피라미드 형태의 모델로, 생존을 위한 가장 기본적인 욕구에서 점차 고차원적인 심리적 욕구까지 욕구를 다섯 단계로 나누었다. 가장 아래층은 생리적 욕구로 여기에는 음식, 물, 온기, 휴식에 대한 욕구가 자리한다. 바로 위층은 안전의 욕구로 질서감, 안정감에 대한 욕구다. 그 위는 소속과 사랑의 욕구다. 우정이나 친밀한 관계에 대한 추구를 뜻한다. 마지막으로 케이크의 맨 꼭대기에는 자아실현의 욕구가 있다. 가장 고차원적인 욕구로 성취감이 여기에 속한다. 소속과 사랑의 욕구, 자아실현의 욕구는 심리적 욕구를 형성한다. 우리는 대체로 기본적인 욕구를 먼저 채운 후 심리적 욕구를 충족한다. 하지만 가끔 이 과정을 무시하고 결국 몸과 마음을 무시하는 법을 익히기도 한다.

우리의 욕구는 대개 필요에서 나온다. 칼로리가 필요하므로 음식을 원한다. 소속감을 느끼고 싶어서 친구나 친밀한 관계를 원한다. 하지만 이 책에서 설명했듯이, 우리는 실제 필요에 기반하지 않은 욕구의 순환 회로에 갇힐 수 있다. 초콜릿을 먹고 싶은 욕구는 배고픔이라는 필요에서 나왔을 수 있지만, 지루하거나 외로울 때 초콜릿을 먹도록 학습했을 수도 있다. 욕구의 목소리는 매우 커서 우리는 거기에 귀 기울이지 않을 도리가 없다. 욕구를 채우면 잠시 조용해지지만, 그것도 잠깐이다. 욕구를 채울 때마다 우리는 이 욕구 순환 회로를 강화한다. 결국 무엇이 필요한지 더는 모르거나 무시하면서 모든 시간을 욕구를 채우는 데 허비한다.

무엇이 필요한지에 주의를 기울여서 자신을 돌보는 일이 처음에는 낯설게 다가온다는 점은 실로 놀랍다. 우리는 더는 자신의 필요를 돌보는 데 집중하지 않는다. 하지만 우리는 필요를 채우는 편이 특별한 뇌 해킹법을 찾기보다 더 낫다는 사실을 상당히 빠르게 학습한다. 지금 여러분이 '마법의 총알'을 찾는 습관 회로에 갇혀 있다면 곧바로 본질적인 개념을 알려주겠다. 스스로 "지금 내게 무엇이 필요한가?"라고 물어보라. 물론 잘못된 음식을 먹는 일은 필요를 충족하는 대신 욕구를 채우는 좋은 사례다. 우리 안의 아이가 너무나 시끄럽게 소리 지르는 통에 우리는 자신이 무슨 생각을 하는지 들을 수 없다. 우리는 충동적으로 아이가 원하는 것을 쥐여주면서 부적 강화를 통해 무심코 탐닉의 단기 순환 회로를 돌린다.

단기와 장기를 모두 통틀어서, 욕구라는 가려움을 긁는 대신 필요를 충족하면 어떤 느낌인지 탐색한 적이 있는가? 재키는 둘 중 어느 쪽이 더 위대하고 지속성이 높은 제안인지 조사한 뒤, 이렇게 설명했다.

수면, 휴식, 자신에게 친절하기처럼 '필요'를 돌보는 법을 배운 것은 내겐 엄청난 변화였습니다. 나는 여전히 인간이라면 누구나 직면할 온갖 어려움을 겪고 있습니다. 마감으로 인한 스트레스, 가까운 이와 사별하고 겪는 압도적 슬픔…. 하지만 감정을 먹는 대신, 부정적인 결과를 가져오지 않는 방식으로 내 필요를 이해하고 돌보는 법을 배울 수 있었습니다. 식습관/음식 감옥에 시간과 에너지를 낭비하는 대신 뜨개질하기, 수채화 배우기, 자연을 즐기기 같은 즐거운 취미생활에 시간과 에너지를 쏟았죠. 이런 활동은 몸무게에 대한 스트레스를 케이크로 먹어 치워 억누르는 일보다 보상 가치가 훨씬 더 크고 즐겁습니다. 더불어 내 진짜 필요를 충족하기 위해 더 폭넓게 접근하는 법을 배웠어요. 바로 "지금 내게 진짜로 필요한 것은 무엇일까?"라고 묻는 것이죠.

Eat Right Now 프로그램 참여자들이 쓸모없는 습관을 바꾸는 성공의 열쇠를 '체화된 알아차림에서 나오는 자발적인 선택의 자유'라고 정의했던 것을 기억하는가? 재키는 가장 위대하고 훌륭한 제안을 발견했다. 우리는 생존과 더불어 번영까지 돕는 선택을 했을 때 기분이 좋아진다. 언제나 호기심을 가지고 자신에게 "내가 원하는 건 뭘까?" 대신 "내게 무엇이 필요할까?"라고 물어보자. 필요를 충족하면 기분이 좋아지므로 자연스럽게 필요를 충족하는 방향으로 움직이게 된다. 이는 만족스러운 방식의 보상이다. 덤으로 충분히 잠자고 영양가 높은 음식을 먹어서 에너지를 최적의 수준으로 유지하면 여러분이 짐작하듯이 '주도적으로 자신을 돌본다'는 느낌 때문에라도 생존 뇌가 우리를 사랑하게 된다.

아리엘 베차가 Eat Right Now 모임 참여자들을 연구하면서 발견한 '스스로 주도한다'는 느낌이 핵심이었다. 그러면 완벽히 이해된다. 우리 뇌는 외부 힘에 휘둘리기를 싫어한다(이런 외부 힘은 생존에 위협이 될 수 있기 때문이다). 따라서 우리가 주도권을 잡았다는 느낌이 들면 계획하는 뇌와 생존 뇌가 화합해서 의식적으로 선택하며 조화를 이룬다.

롭은 더 심도 있게 주의를 집중해서 유익한 습관 회로를 만들었던 경험을 아래와 같이 설명했다.

나는 습관 회로에서 현재의 경험에 주의를 집중하는 리듬을 매우 일정하게 지켰습니다. 더불어 폭식하고 정크푸드를 먹으면서 내 몸과 마음에서 느껴졌던 실제 감정을 헤아리며 기억을 되돌아보았죠. 이런 습관 회로들을 비난하지 않고 있는 그대로 직시하자, 진실을 알아차렸습니다. 그동안 나 자신을 얼마나 해치고 있었는지를요. 이걸 깨닫자 더는 폭식하고 싶지 않아졌습니다.

롭은 이렇게 덧붙였다.

이 사실을 깨우치자 더 이상 감정을 억누르고 싶지 않았습니다. 왜냐하면 살아 있다는 느낌이 훨씬 더 좋았기 때문이죠. 문제는 불안이 아니었고, 망할 아이스크림도 확실히 아니었어요. 죽을까 봐 무서운 것도 아니었고요. 죽어 있는 느낌이 어떤지 나는 이미 너무나 잘 알고 있었습니다. 그저 사는 것이 두려웠어요. 하지만 현명한 내 친구 알아차림이 한 번에 하나씩, 내가 할 수 있다고 알려주었어요.

과거에 일어났거나 일어나리라고 예측하지 못했던 일을 두고 자신을 비난하거나 자책하는 대신, 이 책에 설명한 훈련이나 기법들을 더 깊이 연습하면 현재에 머무르는 습관을 더 공고히 다질 수 있다. 그리고 이 새로운 습관은 여러분 자신을 인간으로 존재하게 도울 것이다. 제멋대로 구는 위원회를 주요 핵심 위원 두 명, 바로 호기심과 친절로 대체한 것과 같다. 호기심을 품은 알아차림은 삶이 여정이며 우리가 내딛는 걸음마다 항상 호기심을 가져야 한다고 상기시킨다. 친절은 우리에게 반복해서 말한다. "넌 인간이야. 자기를 항상 존중해야 해." 호기심과 친절은 우리에게 최고의 친구, 즉 가장 위대하고 훌륭한 제안이 될 수 있다.

호기심을 잃지 말고 항상 전진하라

가끔 마음챙김이라는 단어를 신비로운 마법의 단어로 여기는 사람들이 있다. "마음챙김은 만능이야! 널 괴롭히는 것은 무엇이든 치유해줄 거야!"라고 믿는 수준이다. 여러분도 어느 정도는 알고 있으리라 생각하지만, 어쨌든 이 말은 꼭 해야겠다. 그렇진 않다.

마음챙김은 만병통치약이 아니다. 여러분의 모든 순간을 황홀하게 만들어주지도 않는다(모든 순간을 끔찍하게 여기지 않게 돕기는 하겠지만). 하지만 여러분은 마음챙김을 통해 얻을 게 분명히 있다. 마음챙김을 기반으로 한 가장 좋은 학습법은 마음챙김으로써 열린 마음을 갖는 것이다. 자기만의 경험에서 배우면 지혜를 얻을 수 있다.

선 단체에서는 종종 '무아無我'나 '초심자'의 마음이라는 말을 사용한다. 이는 우리가 현재 순간에 임하는 **사고방식**을 가리킨다. 우리는 다른 습관과 똑같이 강화학습 기전으로 학습한 편견과 판단이라는 렌즈를 통해 세상을 볼 수도, 혹은 이 렌즈를 벗어던지고 새롭게 세상을 볼 수도 있다.

다시 한 번 말하지만, 마음챙김은 마술이 아니다. 다만 마음챙김을 통해 시야가 탁 트이면 그간 인지해오던 방식이나 학습된 편견 대신 더 큰 호기심을 가지고 세상을 있는 그대로 볼 수 있다. 백내장 수술을 하면 이전에는 적갈색 차에 담근 것처럼 보이던 세상이 전에 없이 밝게 보인다. 호기심 어린 알아차림을 발전시키면 바로 이런 일이 일어난다. 세상이 새롭게 보이고 신선하게 느껴진다.

호기심 어린 사고방식은 우리가 수년 동안 써왔던 예측이라는 색안경을 벗긴다. "아, 이거 어떻게 될지 알아. 이런 건 수백 번도 더 봤어"라는 생각으로 경험에 접근하는 일을 막는 대신, "와! 나 이거 본 적 있어. 이번에도 같은 방식으로 일어날까?"라고 생각하게 한다. 또한 경험을 외면하거나 잘 알고 있다는 생각에 빠져 주의를 집중하지 않는 대신, 마음을 열고 경험 그 자체를 수용하게 한다.

강렬한 갈망에 시달릴 때 우리는 호기심에 기댈 수 있다. 갈망은 불쾌하므로 우리 뇌는 불쾌감을 없애기 위해 무엇이든 하려 한다. "으악, 안 돼!"라고 외치며 다가오는 갈망을 어떻게든 없애려는 충동을 느낀다. 하지만 호기심은 "으악, 안 돼!"를 "어라?"로 바꾼다. 이 순간에 우리는 몸이 갈망을 어떻게 느끼는지 탐색할 수 있다. 이때 주목하기 기법과 관찰자 효과를 이용하면 갈망에 사로잡히지 않는다. RAIN 훈련을 사용해 갈망을 몰아내도 좋다.

나는 식습관 문제를 겪는 사람들에게 호기심 자체를 더 위대하고 훌륭한 제안으로서 탐색하라고 말한다. 일단, 갈망과 호기심 중 어느 쪽이 더 기분이 좋은지 묻는다. 백이면 백, 호기심이 갈망보다 낫다고 대답한다. 호기심이 위대하고 훌륭한 제안이라는 사실만 기억하면 다음번에 갈망이 나타나더라도 진정될 때까지 호기심을 가진 채 RAIN 훈련을 수행할 수 있다. 이렇게 함으로써 경험을 열린 마음으로 받아들이게 된다(RAIN 훈련의 A가 바로 이 뜻이었음을 떠올려보자). 기억하자. 저항하면 갈망은 지속된다. 얼빠진 소리처럼 들리겠지만 여기에 내가 최근에 깨달은 두 번째 문장을 덧붙여보려 한다. '저항하면 갈망은 지속된다. 그리고 느끼면 갈망은 치유된다.' 조금은 어리석게 들리겠지만, 내가 가장 좋아하는 '장애물이 가득한 길이 옳은 길'이라는 속담과도 상통한다.

우리는 종종 갈망을 견디거나 맞서야 할 장애물로 여기지만, 호기심을 갖고 경험을 들여다보면 갈망에서도 배울 점이 보인다. 호기심은 우리가 싸우는 대신 무장해제 하도록 돕는다. 우리는 마주한 갈망에 인사한 뒤 "여기서 내가 무엇을 배울 수 있을까?"라고 물을 수 있다. 이런 식으로 장애물은 앞으로 나아가는 길이 된다. 우리는 장애물에 의지하고, 거기서 배운다. 그러면 반드시 성장한다.

경험에서 배우면 뒤로 물러설 일이 없다. 호기심을 초능력처럼 활용하면 **모든** 장애물은 길이 된다. 삶은 배움이 끊임없이 이어지는 여정이 된다. 모든 한 걸음이 앞으로 나아가는 걸음이 된다. 오랜 습관의 진창에 처박혀 있는 상황과 비교하면 확실히 학습은 위대하고 훌륭한 제안이다.

멈추고, 자신에게 필요한 정보를 수집하고, 현재에 머무르고,

경험을 돌아보는 이 모든 일이 서두르고, 밀어붙이고, 습관적으로 혹은 무의식적으로 행동하는 것보다 더 위대하고 훌륭한 제안이다. 매 순간을 나 자신으로서 나의 경험으로 수용하면 몸과 마음이 과거 경험에서 배운 교훈을 되새길 수 있다. 심지어 예전에 억지로 하던 일에서도 뭔가를 얻었는지 돌아볼 수 있다. 삶이 자신만의 속도로 흘러가는 것을, 변화가 나만의 속도로 일어나는 것을, 조급함이 성장을 촉진하기보다는 늦춘다는 사실을 알 수 있다. 인내심은 우리 자신을 배려하는 방식이다. 인내심을 발휘할수록 기분 좋을 뿐만 아니라 역설적으로 전진하는 속도가 더 빨라진다는 사실을 깨닫게 된다.

나는 재키에게 지난 5년을 돌아봐 달라고 했다. 재키는 이 단순한 돌아보기가 "현재 삶이 어떤지 기분 좋게 상기시킨" 과정을 설명하는 진심 어린 글을 보내왔다. 재키는 음식 감옥에서 벗어난 것이 가장 큰 변화라고 고백했다. 지금의 재키는 전에는 전혀 상상하지 못했던 방식으로 삶, 음식, 자기 돌봄을 즐긴다. 예전에는 금지했던 음식을 "우아한 양"으로 음미하고, 만족감을 느낀다. 재키가 금지 음식을 먹을 때까지 갈망 괴물이 출몰하거나 주변에 숨어 힘을 비축하지도 않는다. 재키는 다음과 같이 설명했다.

나는 문자 그대로 '케이크를 먹을 수 있어요.' 음식 감옥에 갇히거나 감옥에서 달아나는 탈주자가 되는 대신, 그냥 친절하고 정직한 방식으로 음식을 먹은 결과를 전부 탐색하죠. 예를 들어,

'저것을 이때 먹는다=이것' 혹은 'X만큼 음식을 먹는다=Y'처럼요. 개인적으로 이 방법이 유용한지 아닌지 효과 같은 건 생각하지 않았어요. 이건 그저 내가 여정을 계속하는 데 필요한 정보일 뿐이죠. 나는 내 몸을 신뢰하라고 배웠고, 내 몸은 나를 신뢰하는 법을 배웠어요. 오랫동안 단절된 채 싸웠지만 지금 나와 내 몸은 아주 좋은 친구가 되었죠. 이건 전혀 예상하지 못했던 일이에요. 나는 쇼핑도, 요리도, 그리고 먹는 것도 그 어느 때보다 훨씬 더 즐기고 있어요! 식단을 지키면 지키는 대로, 폭식하면 폭식하는 대로 먹는 일은 항상 스트레스받는 일이었죠. 하지만 지금은 먹는 일이 또 하나의 자기 돌봄이자 즐거운 행위가 되었어요.

재키의 글을 읽으면서 나는 눈가가 젖어 들었다. 그녀의 호기심, 자기를 친절히 대하는 마음이 내게도 전해졌다. 여러분도 재키처럼 달라질 수 있다. 한 입 먹을 때마다 배우고 성장할 수 있다. 우리 뇌가 작동하는 원리를 총체적으로 활용해서 자신에게 적절한 방법을 찾을 수 있다. 그동안 절벽 저 아래쪽에 떨어진 적도 여러 번이었지만, 이제는 몸이 보내는 신호에 귀 기울이고 직접 경험하면서 성장하는 법을 배웠다. 이 모든 것은 지혜를 토대로 자신을 향한 굳건한 신뢰를 쌓게 한다.

시간을 들여서, 한 번에 한 입씩 먹으면 된다.

✓ **오늘의 실천**

지나온 21일을 돌아보자

이제 최후의 돌아보기 하나만 남았다. 기업에서 흔히 사용하는 말로 하면 '9킬로미터 높이에서 내려다보는 풍경'으로, 여러분이 얼마나 멀리 걸어왔는지 돌아볼 시점이다. 얼마나 달라졌는지 보다 확실히 비교하기 위해 1일 차 때를 돌아보기 훈련을 사용해 펼쳐보아도 좋다. 단순히 음식이 아니라 음식에 대한 접근법, 즉 오래된 습관과 새로운 습관을 비교한다. 차분히 앉아 1일 차에 먹었던 방식과 지금 먹는 방식이 얼마나 달라졌는지 몸으로 느껴본다.

활력 수준은 상대적으로 어떤가? 자기 자신에 대한 인식은 어떤가? 비난이 줄어들었나? 고요한 순간이 늘어났는가? 갈망이 주시한다는 느낌이 줄었나? 어느 편이 기분 좋은가, 갈망에 사로잡힌 삶, 혹은 호기심을 갖고 몸이 어떻게 느끼는지 탐색하는 삶? 습관적인 자기 비난을 깨닫고 자기 돌봄으로 바꿀 수 있었나?

만약 여러분의 마음이 "와, 정보가 엄청나게 많군", "이제 막 시작한 것 같아", "아직 완전히 새로워진 기분은 아닌걸", 혹은 그 밖의 여러 생각을 했다면, 그게 이 책의 미덕이다. 앞으로 돌아가서 다시 읽고 어떤 훈련이든 습관이 될 때까지 반복할 수 있다.

지금 돌아보기를 하는 여러분은 당연히 자신만의 더 위대하고 훌륭한 최종 제안을 찾을 수 있을 것이다. 마음챙김 식사는 쓸모없고 오랫동안 지속된 습관 회로보다 보상 가치가 더 높다.

여러분이 호기심과 친절을 동반자로 삼아 자신과 깊은 우정을 나누고, 음식과의 관계를 완전히 바꾸는 길을 계속 걸어갈 수 있길 바란다. 되돌아가는 길은 없다.

즐거운 여행이 되기를.

감사의 말

가장 먼저 이 책 그 자체라고 할 수 있는 모든 분, 재키, 롭, 앤, 트레이시, 잭, 메리 베스, 그 외 자신의 취약성을 인정하여-이 문구는 브레네 브라운^{Brene Brown}에게서 빌려왔다-강점으로 만든 분들, 이 투쟁의 이야기에 목소리를 부여해 힘을 실어준 분들께 깊은 감사의 인사를 드린다. 여러분은 투쟁이 투쟁일 필요가 없다는 사실도 보여주었다. 우리가 살아가는 동안 투쟁은 춤으로 바뀔 수도 있다. 감사한다. 너무나 고맙다.

　내 연구에 자원했던 많은 사람에게 끝없는 은혜를 입었다. 더 나은 세상을 만들겠다는 목표를 공유하면서 위대한 팀을 이뤄 연구를 수행해준 지금, 그리고 예전 연구원들, 알렉스(알렉산드라) 로이, 베로니크 테일러, 빌 나르디, 렘코 반 루터벨드, 수전 드루커, 리아 앤티코, 그 외 모두에게도 빚을 졌다. 더불어 Eat Right Now 앱의 첫 기전 연구를 이끌어준 애슐리 메이슨(그리고 캘리포니아대학교 샌프란시스코 캠퍼스에 있는 그의 연구팀)에게 특별한 감사를 드린다.

내 환자들은 끊이지 않는 영감과 겸손의 원천이며 내게 교과서만으로는 깨달을 수 없는 정신과학과 의학의 실제를 알려주었다. 여러분 모두에게 감사드린다!

내 편집자인 캐럴라인 서턴에게는 특별히 깊은 감사를 보낸다. 내가 책을 쓰도록 격려해주었고 매우 통찰력 깊은 피드백을 주었다(책의 구성에도 도움을 주었다). 또한 베키 콜과 리즈 스타인에게는 편집과 유용한 대화에 고마움을 표하고 싶다.

내 아내 마리 레너드-플렉먼에게도 고마움을 전한다. 내가 상상할 수 있는 최고의 인생 파트너가 되어주었을 뿐 아니라, 책의 전체 구조부터 어떤 사례와 이야기가 개념을 전달하는 데 적절한지까지 모든 의견을 나눌 수 있어서 정말 큰 도움을 받았다. 모임을 함께 이끌면서 사람들을 일깨우고 더 행복하고 건강한 삶을 살도록 돕는 모든 일을 함께 토론하는 영광을 누리게 해준 로빈 부데트 박사에게도 감사를 전한다. 그가 보여준 우정과 지혜, 그리고 너그러움에 감사한다.

세상을 더 나은 곳으로 만든다는 목표를 가진 마인드사이언스 MindSciences (지금은 셰어케어 Sharecare, Inc. 로 합병되었다)의 훌륭한 사람들과 함께 일하는 행운도 얻었다. 조시 로만, 마리아 니즈베스냐야, 그 외 경이로웠던 팀원 모두에게 감사한다.

내 대리인인 멜리사 플래시먼도 빠뜨릴 수 없다. 이 책의 초기 개념화에 큰 도움을 주었고 홍보 일을 도맡았다.

이 책의 여러 초고를 읽고 유용한 피드백과 제안을 준 많은 사람, 특히 재키, 롭, 앤, 트레이시, 다이애나 힐, 로빈 부데트, 미셸 브랜든, 다이앤 호르간, 빌 나르디, 섀넌 맥넬리, 그 외에도 혹시나 내가 부주의하게 빠트렸을지 모르는 모든 분들께 감사의 인사를 드린다.

참고 문헌

머리말

Ashley E. Mason et al., "Testing a Mobile Mindful Eating Intervention Targeting Craving-elated Eating: Feasibility and Proof of Concept," *Journal of Behavioral Medicine* 41, no. 2 (2018): 160–73; doi: 10.1007/s10865-017-9884-5.

Chapter 1. 우리는 왜 후회하고도 먹는 걸까?

Michael Moss, "The Extraordinary Science of Addictive Junk Food," *The New York Times Magazine*, February 20, 2013, https://www.nytimes.com/2013/02/24/magazine/the-extraordinary-science-of-junk-food.html.

"Doritos Celebrates One Millionth Ingredient," *The Onion*, May 14, 1996, https://www.theonion.com/doritos-celebrates-one-millionth-ingredient-1819563896.

Chapter 2. 식습관은 어떻게 만들어지는가?

Silverio García-Lara and Sergio O. Serna-Saldivar, "Corn History and Culture," in ed. Sergio O. Serna-Saldivar, *Corn: Chemistry and Technology*, 3rd ed. (Duxford, UK: Woodhead Publishing, 2019), 1–18.

Paul C. Mangelsdorf, "The Origin of Corn," *Scientific American*, August 1986, 80–87.

Christopher A. Zimmerman and Zachary A. Knight, "Layers of Signals That

Regulate Appetite," *Current Opinion in Neurobiology* 64 (2020): 79–88; doi: 10.1016/j.conb.2020.03.007.

Amy F. T. Arnsten, "Stress Signalling Pathways That Impair Prefrontal Cortex Structure and Function," *Nature Reviews Neuroscience* 10, no. 6 (2009): 410–22; doi 10.1038/nrn2648.

Amy F. T. Arnsten, "Stress Weakens Prefrontal Networks: Molecular Insults to Higher Cognition," *Nature Neuroscience* 18, no. 10 (2015): 1376–85; doi: 10.1038/nn.4087.

Amy F. T. Arnsten et al., "The Effects of Stress Exposure on Prefrontal Cortex: Translating Basic Research into Successful Treatments for Post-Traumatic Stress Disorder," *Neurobiology of Stress* 1 (2015): 89–99; doi: 10.1016/j.ynstr.2014.10.002.

M. L. Kringelbach and E. T. Rolls, "The Functional Neuroanatomy of the Human Orbitofrontal Cortex: Evidence from Neuroimaging and Neuropsychology," *Progress in Neurobiology* 72, no. 5 (2004): 341–72.

R. A. Rescorla and Allan R. Wagner, "A Theory of Pavlovian Conditioning: Variations in the Effectiveness of Reinforcement and Nonreinforcement," in ed. Abraham H. Black and William Frederick Prokasy, *Classical Conditioning II: Current Research and Theory* (New York: Appleton-Century-Crofts, 1972), 64–99.

Vincent D. Costa and Bruno B. Averbeck, "Primate Orbitofrontal Cortex Codes Information Relevant for Managing Explore–Exploit Tradeoffs," *Journal of Neuroscience* 40, no. 12 (2020): 2553–61; doi: 10.1523/JNEUROSCI.2355-19.2020.

M. A. Addicott et al., "A Primer on Foraging and the Explore/Exploit Trade-Off for Psychiatry Research," *Neuropsychopharmacology* 42, no. 10 (2017): 1931–39; doi: 10.1038/npp.2017.108.

Vincent D. Costa et al., "Dopamine Modulates Novelty Seeking Behavior During Decision Making," *Behavioral Neuroscience* 128, no. 5 (2014): 556–66; doi: 10.103/a0037128.

Jeff A. Beeler, Cristianne R. M. Frazier, and Xiaoxi Zhuang, "Putting Desire on a Budget: Dopamine and Energy Expenditure, Reconciling Reward and Resources," *Frontiers in Integrative Neuroscience* 6 (2012): 49; doi: 10.3389/fnint.2012.00049.

Chapter 3. 기존의 다이어트 이론이 소용없는 이유

Vicky Allan, "The Fat Controllers," *The Herald* (Scotland), January 7, 2006, https://www.heraldscotland.com/default_content/12445279.fat-controllers-battle-new-year-bulge-begins-vicky-allan-weighs-lives-behind-diets/.

Vicky Allan, "The Fat Controllers."

Susan Curry, G. Alan Marlatt, and Judith R. Gordon, "Abstinence Violation Effect: Validation of an Attributional Construct with Smoking Cessation," *Journal of Consulting and Clinical Psychology* 55, no. 2 (1987): 145–49; doi: 10.1037/0022-006X.55.2.145.

Brian Resnick, "Why Willpower Is Overrated," *Vox*, January 2, 2020, https://www.vox.com/science-and-health/2018/1/15/16863374/willpower-overrated-self-control-psychology.

Daniel Engber, "Everything Is Crumbling," *Slate*, March 6, 2016, https://www.slate.com/articles/health_and_science/cover_story/2016/03/ego_depletion_an_influential_theory_in_psychology_may_have_just_been_debunked.html.

Marina Milyavskaya and Michael Inzlicht, "What's So Great About Self-Control? Examining the Importance of Effortful Self-Control and Temptation in Predicting Real-Life Depletion and Goal Attainment," *Social Psychological and Personality Science* 8, no. 6 (2017): 603–11; doi: 10.1177/1948550616679237.

Sandra Aamodt, "Why Dieting Doesn't Usually Work," TEDGlobal 2013, https://www.ted.com/talks/sandra_aamodt_why_dieting_doesn_t_usually_work/transcript?language=en.

Andrew Luttrell et al., "Neural Dissociations in Attitude Strength: Distinct Regions of Cingulate Cortex Track Ambivalence and Certainty," *Journal of Experimental Psychology: General* 145, no. 4 (2016): 419–33; doi: 10.1037/xge0000141.

David A. Wiss and Timothy D. Brewerton, "Adverse Childhood Experiences and

Adult Obesity: A Systematic Review of Plausible Mechanisms and Meta-Analysis of Cross-Sectional Studies," *Physiology & Behavior* 223 (2020): 112964; doi: 10.1016/j.physbeh.2020.112964.

C. Laird Birmingham et al., "The Mortality Rate from Anorexia Nervosa," *International Journal of Eating Disorders* 38, no. 2 (2005): 143–46; doi: 10.1002/eat.20164.

Celeste Biever, "World's Most Sensitive Scales Weigh a Zeptogram," *New Scientist*, March 30, 2005, https://www.newscientist.com/article/dn7208-worlds-most-sensitive-scales-weigh-a-zeptogram/.

Research2Guidance, *Mobile Health Market Report 2013–2017*, https://research2guidance.com/product/mobile-health-market-report-2013-2017/.

Francesca Gino and Bradley Staats, "Your Desire to Get Things Done Can Undermine Your Effectiveness," *Harvard Business Review*, March 22, 2016, https://hbr.org/2016/03/your-desire-to-get-things-done-can-undermine-your-effectiveness.

Charles Goodhart, "Problems of Monetary Management: The U.K. Experience," *Papers in Monetary Economics* 1 (1975).

James Tapper, "A Step Too Far? How Fitness Trackers Can Take Over Our Lives," *The Guardian*, November 10, 2019, https://www.theguardian.com/lifeandstyle/2019/nov/10/counting-steps-fitness-trackers-take-over-our-lives-quantified-self.

Day 1. 현실적이고 실천 가능한 식습관 설정

Judson Brewer, *Unwinding Anxiety: New Science Shows How to Break the Cycles of Worry and Fear to Heal Your Mind* (New York: Avery, 2021). (《불안이라는 중독》, 저드슨 브루어 지음, 김태훈 옮김, 김영사, 2021)

Day 5. 허기인지 갈망인지 식별하기

Adrian Meule, "Twenty Years of the Food Cravings Questionnaires: A Comprehensive Review," *Current Addiction Reports* 7, no. 21 (2020): 30–43;

doi: 10.1007/s40429-020-00294-z.

Andreas Heinz et al., "Identifying the Neural Circuitry of Alcohol Craving and Relapse Vulnerability," *Addiction Biology* 14, no. 1 (2009): 108–18; doi: 10.1111/j.1369-1600.2008.00136.x.

Kent C. Berridge, "'Liking' and 'Wanting' Food Rewards: Brain Substrates and Roles in Eating Disorders," *Physiology & Behavior* 97, no. 5 (2009): 537–50; doi: 1016/j.physbeh.2009.02.044.

David A. Raichlen et al., "Wired to Run: Exercise-Induced Endocannabinoid Signaling in Humans and Cursorial Mammals with Implications for the 'Runner's High,'" *Journal of Experimental Biology* 215, no. 8 (2012): 1331–36; doi: 10.1242/jeb.063677.

George McGovern et al., *Dietary Goals for the United States*, 2nd ed., Report of the Select Committee on Nutrition and Human Needs, United States Senate, December 1977, https://naldc.nal.usda.gov/download/1759572/PDF.

P. K. Nguyen, S. Lin, and P. Heidenreich, "A Systematic Comparison of Sugar Content in Low-Fat vs Regular Versions of Food," *Nutrition & Diabetes* 6, no. 1 (2016): e193; doi: 10.1038/nutd.2015.43.

H. M. Espel-Huynh, A. F. Muratore, and M. R. Lowe, "A Narrative Review of the Construct of Hedonic Hunger and Its Measurement by the Power of Food Scale," *Obesity Science and Practice* 4, no. 3 (2018): 238–49; doi: 10.1002/osp4.161.

Michael R. Lowe et al., "Hedonic Hunger Prospectively Predicts Onset and Maintenance of Loss of Control Eating Among College Women," *Health Psychology* 35, no. 3 (2016): 238–44; doi: 10.1037/hea0000291.

Michael R. Lowe and Meghan L. Butryn, "Hedonic Hunger: A New Dimension of Appetite?," *Physiology & Behavior* 91, no. 4 (2007): 432–39; doi: 10.1016/j.physbeh.2007.04.006.

Step 2. 6~16일
오래된 식습관 회로를 끊어내는 알아차림의 기술

Agency for Healthcare Research and Quality, "Five Major Steps to Intervention (The

'5 A's')," https://www.ahrq.gov/prevention/guidelines/tobacco/5steps.html.

Judson A. Brewer et al., "Mindfulness Training for Smoking Cessation: Results from a Randomized Controlled Trial," *Drug and Alcohol Dependence* 119, no. 1–2 (2011): 72–80; doi: 10.1016/j.drugalcdep.2011.05.027.

Day 6. 주의를 집중하면 안와전두피질에 일어나는 변화

Judson A. Brewer, *The Craving Mind: From Cigarettes to Smartphones to Love—Why We Get Hooked & How We Can Break Bad Habits* (New Haven and London: Yale University Press, 2017).

Judson A. Brewer, "Feeling Is Believing: The Convergence of Buddhist Theory and Modern Scientific Evidence Supporting How Self Is Formed and Perpetuated Through Feeling Tone (*Vedanā*)," *Contemporary Buddhism* 19, no. 1 (2018): 1–14; doi: 10.1080/14639947.2018.1443553.

Day 7. 식욕과 식탐을 마주하는 경험, 마음챙김 식사법

"10 Principles of Intuitive Eating," http://intuitiveeating.org/10-principles-of-intuitive-eating/.

Celia Framson et al., "Development and Validation of the Mindful Eating Questionnaire," *Journal of the American Dietetic Association* 109, no. 8 (2009): 1439–44; doi: 10.1016/j.jada.2009.05.006.

Day 8. 내 몸과 다시 연결되는 바디 스캔 명상

Richard Gray, "'Island of the Brain' Explains How Physical States Affect Anxiety," *Horizon: The EU Research & Innovation Magazine*, August 2, 2018, https://ec.europa.eu/research-and-innovation/en/horizon-magazine/island-brain-explains-how-physical-states-affect-anxiety.

Day 9. 쾌락 안정기와 탐닉의 절벽 탐색하기

Kent C. Berridge, "Wanting and Liking: Observations from the Neuroscience and Psychology Laboratory," *Inquiry* 52, no. 4 (2009): 378–98; doi: 10.1080/00201740903087359.

Kathleen M. Zelman, "Slow Down, You Eat Too Fast," WebMD, https://www.webmd.com/diet/obesity/features/slow-down-you-eat-too-fast.

Juliette Steen, "We Found Out If It Really Takes 20 Minutes to Feel Full," *HuffPost*, November 9, 2016, https://www.huffpost.com/entry/we-found-out-if-it-really-takes-20-minutes-to-feel-full_n_61087613e4b0999d2084fcaf.

Day 10. 과식의 늪에서 벗어나기: 갈망의 도구 1

Bhikkhu Anālayo, "Overeating and Mindfulness in Ancient India," *Mindfulness* 9, no. 5 (2018): 1648–54; doi: 10.1007/s12671-018-1009-x.

Bhikkhu Bodhi, *In the Buddha's Words: An Anthology of Discourses from the Pāli Canon* (Wisdom Publications, 2005), 192–93. (《부처님의 당부》, 비구 보디 지음, 민우 옮김, 동현 감수, 사유수. 2025)

Véronique A. Taylor et al., "Awareness Drives Changes in Reward Value Which Predict Eating Behavior Change: Probing Reinforcement Learning Using Experience Sampling from Mobile Mindfulness Training for Maladaptive Eating," *Journal of Behavioral Addictions* 10, no. 3 (2021): 482–97; doi: 10.1556/2006.2021.00020.

Day 13. 상상하면 바뀔 수 있다: 갈망의 도구 2

https://encyclopediaofbuddhism.org/wiki/Sm%E1%B9%9Bti.

Day 16. 머릿속 위원회와 거리 두기

"Hawthorne Effect (Observer Effect): Definition and History," Statistics How To, https://www.statisticshowto.com/experimental-design/hawthorne-effect/.

Step 3. 17~21일
식습관 주도권을 되찾는 뇌의 힘과 몸의 지혜

Jordan A. Litman and Paul J. Silvia, "The Latent Structure of Trait Curiosity: Evidence for Interest and Deprivation Curiosity Dimensions," *Journal of Personality Assessment* 86, no. 3 (2006): 318–28; doi: 10.1207/s15327752jpa8603_07.

Tommy C. Blanchard, Benjamin Y. Hayden, and Ethan S. Bromberg-Martin, "Orbitofrontal Cortex Uses Distinct Codes for Different Choice Attributes in Decisions Motivated By Curiosity," *Neuron* 85, no. 3 (2015): 602–14; doi: 10.1016/j.neuron.2014.12.050.

Day 17. 선택의 자유가 습관을 쉽게 바꾼다

Ariel L. Beccia et al., "Women's Experiences with a Mindful Eating Program for Binge and Emotional Eating: A Qualitative Investigation into the Process of Change," *Journal of Alternative and Complementary Medicine* 26, no. 10 (2020): 937–44; doi: 10.1089/acm.2019.318.

Day 18. 우리가 먹는 음식이 우리의 기분이다

Eva Selhub, "Nutritional Psychiatry: Your Brain on Food," *Harvard Health Blog*, September 18, 2022.

Fahimeh Haghighatdoost et al., "Glycemic Index, Glycemic Load, and Common Psychological Disorders," *American Journal of Clinical Nutrition* 103, no. 1 (2015): 201–209; doi: 10.3945/ajcn.114.105445.

Donna McCann et al., "Food Additives and Hyperactive Behaviour in 3-Year-Old and 8/9-Year-Old Children in the Community: A Randomised, Double-Blinded, Placebo-Controlled Trial," *The Lancet* 370, no. 9598 (2007): 1560–67; doi: 10.1016/S0140-6736(07)61306-3.

Joshua D. Rosenblat et al., "Inflamed Moods: A Review of the Interactions Between Inflammation and Mood Disorders," *Progress in Neuro-Psychopharmacology & Biological Psychiatry* 53 (2014): 23–34; doi: 10.1016/j.pnpbp.2014.01.013.

Day 19. 친절이라는 선물

Yael Millgram et al., "Sad as a Matter of Choice? Emotion-Regulation Goals in Depression," *Psychological Science* 26, no. 8 (2015): 1216–28; doi: 10.1177/0956797615583295.

Kathleen A. Garrison et al., "BOLD Signal and Functional Connectivity Associated with Loving Kindness Meditation," *Brain and Behavior* 4, no. 3 (214): 337–47; doi: 10.1002/brb3.219.

Paul Gilbert et al., "Fears of Compassion: Development of Three Self-Report Measures," *Psychology and Psychotherapy: Theory, Research and Practice* 84, no. 3 (2011): 239–55; doi: 10.1348/147608310X526511.

Ariel L. Beccia, et al., "Women's Experiences with a Mindful Eating Program for Binge and Emotional Eating: A Qualitative Investigation into the Process of Change," *Journal of Alternative and Complementary Medicine* 26, no. 10 (2020): 937–44.

Plus page. 트라우마에 대해

Judson A. Brewer, Hani M. Elwafi, and Jake H. Davis, "Craving to Quit: Psychological Models and Neurobiological Mechanisms of Mindfulness Training as Treatment for Addictions," *Psychology of Addictive Behaviors* 27, no. 2 (2013): 366–79; doi: 10.1037/a0028490.

Matthew A. Killingsworth and Daniel T. Gilbert, "A Wandering Mind Is an Unhappy Mind," *Science* 330, no. 6006 (2010): 932; doi: 10.1126/science.1192439.

옮긴이 김보은

이화여자대학교 화학과를 졸업하고 동 대학교 분자생명과학부 대학원을 졸업했다. 가톨릭대학교 의과대학에서 의생물과학 박사 과정을 마친 뒤 바이러스 연구실에서 근무했다. 글밥 아카데미를 수료하고 현재 바른번역 소속 전문 번역가로 활동 중이다. 옮긴 책으로 《슈퍼유전자》, 《크리스퍼가 온다》, 《내 장은 왜 우울할까》, 《자신의 존재에 대해 사과하지 말 것》, 《페이크와 팩트》, 《세컨드 브레인》 등이 있으며, 〈한국 스켑틱〉 번역에 참여하고 있다.

식탐 해방

첫판 1쇄 펴낸날   2025년 5월 12일
**   4쇄 펴낸날**   2025년 6월 20일

지은이 저드슨 브루어
옮긴이 김보은
발행인 조한나
책임편집 김유진
편집기획 김교석 문해림 김하영 박혜인 함초원 조정현
디자인 한승연 성윤정
마케팅 문창운 백윤진 김민영
회계 양여진 김주연

펴낸곳 (주)도서출판 푸른숲
출판등록 2003년 12월 17일 제2003-000032호
주소 서울특별시 마포구 토정로 35-1 2층, 우편번호 04083
전화 02)6392-7871, 2(마케팅부), 02)6392-7873(편집부)
팩스 02)6392-7875
홈페이지 www.prunsoop.co.kr
페이스북 www.facebook.com/prunsoop   **인스타그램** @prunsoop

ⓒ 푸른숲, 2025
ISBN 979-11-7254-058-6 (03510)

* 잘못된 책은 구입하신 서점에서 바꾸어 드립니다.
* 본서의 반품 기한은 2030년 6월 30일까지입니다.